Reihenherausgeber:
Prof. Dr. Holger Dette · Prof. Dr. Wolfgang Härdle

Statistik und ihre Anwendungen

Azizi Ghanbari, S.
Einführung in die Statistik für Sozial- und Erziehungs-
wissenschaftler 2002

Brunner, E.; Munzel, U.
Nichtparametrische Datenanalyse 2003

Dehling, H.; Haupt, B.
Einführung in die Wahrscheinlichkeitstheorie und Statistik
2. Auflage 2004

Dümbgen, L.
Stochastik für Informatiker 2003

Falk, M.; Becker, R.; Marohn, F.
Angewandte Statistik 2004

Franke, J.; Härdle, W.; Hafner, C.
Einführung in die Statistik der Finanzmärkte
2. Auflage 2004

Greiner, M.
Serodiagnostische Tests 2003

Handl, A.
Multivariate Analysemethoden 2003

Hilgers, R.-D.; Bauer, R.; Scheiber, V.
Einführung in die Medizinische Statistik 2. Auflage 2007

Kohn, W.
Statistik Datenanalyse und Wahrscheinlichkeitsrechnung 2005

Kreiß, J.-P.; Neuhaus, G.
Einführung in die Zeitreihenanalyse 2006

Ligges, U.
Programmieren mit R 2. Auflage 2007

Meintrup, D.; Schäffler, S.
Stochastik Theorie und Anwendungen 2005

Plachky, D.
Mathematische Grundbegriffe der Stochastik 2002

Pruscha,H.
Statistisches Methodenbuch Verfahren, Fallstudien,
Programmcodes 2005

Schumacher, M.; Schulgen, G.
Methodik klinischer Studien 2. Auflage 2007

Steland, A.
Mathematische Grundlagen der empirischen Forschung 2004

Ralf-Dieter Hilgers · Peter Bauer
Viktor Scheiber

Einführung in die Medizinische Statistik

Unter Mitarbeit von Kai U. Heitmann

Zweite, verbesserte und überarbeitete Auflage

Mit 78 Abbildungen

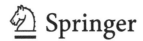 Springer

Prof. Dr. Ralf-Dieter Hilgers
Institut für Medizinische Statistik
Universitätsklinikum
der RWTH-Aachen
Pauwelsstraße 30
D-52074 Aachen
rdhilgers@ukaachen.de

Prof. Dr. Peter Bauer
Institut für Medizinische Statistik
Medizinische Universität Wien
Spitalgasse 23
A-1090 Wien
peter.bauer@meduniwien.ac.at

Prof. Dr. Viktor Scheiber
Semmeringgasse 48
A-2700 Wiener Neustadt

Dr. Kai U. Heitmann
Universität zu Köln
Institut für Medizinische Statistik,
Informatik und Epidemiologie
Joseph-Stelzmann-Str. 9
50931 Köln
kai.heitmann@medizin.uni-koeln.de

Mathematics Subject Classification (2000) : 92B15,62P10

ISBN-10 3-540-33943-4 Springer Berlin Heidelberg New York
ISBN-13 978-3-540-33943-4 Springer Berlin Heidelberg New York
ISBN 3-540-43374-0   (1. Auflage) Springer Berlin Heidelberg New York

Bibliografische Information der Deutschen Nationalbibliothek
Die Deutsche Nationalbibliothek verzeichnet diese Publikation in der Deutschen Nationalbibliografie; detaillierte bibliografische Daten sind im Internet über http://dnb.d-nb.de abrufbar.

Springer ist ein Unternehmen von Springer Science+Business Media

springer.de

© Springer-Verlag Berlin Heidelberg 2003, 2007

Herstellung: LE-TeX Jelonek, Schmidt & Vöckler GbR, Leipzig
Umschlaggestaltung: WMX Design GmbH, Heidelberg

SPIN 11749448   154/3100YL - 5 4 3 2 1 0   Gedruckt auf säurefreiem Papier

Vorwort

Die speziellen Probleme der Datenanalyse im Bereich der klinischen Forschung erfordern ein besonderes Verständnis biostatistischer Methoden. Das vorliegende Buch versteht sich als Begleitmaterial zu Kursen, die in dieses Themengebiet einführen. Die Monographie basiert auf einer Sammlung von Arbeitsblättern, die die Grundlage einer einsemestrigen Lehrveranstaltung bilden. Bei der Zusammenfassung dieser Arbeitsblätter in Buchform wurde weniger der redaktionellen Homogenität als vielmehr der Vermittlung medizinstatistischer bzw. biometrischer Grundprinzipien höchste Priorität eingeräumt. Zwar unterscheiden sich die einzelnen Kapitel hinsichtlich der formal mathematischen Argumentation, jedoch enthalten alle Kapitel zahlreiche, das Verständnis fördernde Beispiele. Darüber hinaus dienen die den Kapiteln anhängenden Aufgaben der Vertiefung des vermittelten Stoffes. Weitere Möglichkeiten des Selbststudiums, seien sie nun begleitender, ergänzender oder weiterführender Art, werden durch das Literaturverzeichnis angedeutet.

Das vorliegende Buch blickt auf eine lange Entstehungsgeschichte zurück. Die ersten "Arbeitsblätter zum Kurs Biomathematik für Mediziner" wurden ab 1975 am Institut für Medizinische Dokumentation und Statistik der Universität zu Köln nach dem Vorbild des 1974 vom Kollegium Biomathematik NRW herausgegebenen Textes "Biomathematik für Mediziner" zusammengestellt. Ab 1989 wurden die alten Arbeitsblätter vollständig überarbeitet und in vielen Punkten ergänzt. Im Jahre 1998 wurden die Arbeitsblätter ein weiteres Mal ergänzt und erstmals in Buchform unter dem Titel "Skript zum Kurs - Biomathematik für Mediziner" im Verlag Mönch und Haase publiziert.

Schnell wurde jedoch deutlich, dass aktuelle Themen und neue Zugänge zur Medizinischen Statistik eine grundlegende Überarbeitung des Skriptes notwendig machten. Dabei bildet der unter Leitung von Professor Helmut Schäfer entwickelte neue Gegenstandskatalog des Faches Medizinische Biometrie für den 1. Abschnitt der Ärztlichen Prüfung die Orientierung. Die Ergänzungen spiegeln sich beispielsweise in der Reorganisation einiger Kapitel sowie der Aufnahme des neuen Kapitels zur Dokumentation wider. Darüber hinaus wurden die Ausführungen um einige im Rahmen der klinischen Forschung beachtenswerter Aspekte wie etwa der Regression zur

Mitte, der Bewertung von Therapieeffekten, der statistischen Fallzahlplanung ergänzt.

Unser Dank gilt allen, die am langen Entwicklungsprozess teilhatten, wobei stellvertretend für alle Mitwirkenden Karl Köhne, Alexander Schütt und Hartmut Stützer genannt seien. Klaudia Hilgers half mit ihrem germanistischen Sachverstand. Wir danken Annemarie Müller für die Unterstützung bei der Redaktion des Textes und dem Springer Verlag für die Aufnahme des Buches in die Reihe "Statistik und ihre Anwendungen".

Ralf-Dieter Hilgers und Peter Bauer

Aachen und Wien im August 2002

Vorwort zur zweiten Auflage

Das überaus große Interesse an dem Lehrbuch zur Einführung in die Medizinische Statistik hat uns zu einer zweiten überarbeiteten und erweiterten Auflage veranlasst. An vielen Stellen wurde der Text um ausführliche Kommentare bzw. konkrete Beispiele ergänzt, so dass ein noch besseres Verständnis der dargestellten Materie erzielt werden kann. In diesem Zusammenhang sei etwa auf das neu überarbeitete Beispiel zur ROC-Analyse und die differenzierte Darstellung von Überlegenheits-, Äquivalenz- und Nicht-Unterlegenheitsnachweisen verwiesen. Gerade dieser letzte Aspekt trägt dem zunehmend breiter werdenden Interesse an der Methodik und Durchführung Klinischer Studien Rechnung.

Frau Braun und Frau Karg vom Springer Verlag, Heidelberg, sei für ihr Engagement bei der Drucklegung des Manuskriptes gedankt. Insbesondere gilt unser Dank jedoch den interessierten Leserinnen und Lesern, die durch konstruktive Fragen und kritische Anregungen zur jetzigen Ausgestaltung des Buches beigetragen haben.

Ralf-Dieter Hilgers und Peter Bauer

Aachen und Wien im Oktober 2006

Inhaltsverzeichnis

Beispielverzeichnis

Kapitel 0: Einleitung

Die Anwendung statistischer Verfahren in der Medizin ist eng mit den Begriffen "Zufall" und "Wahrscheinlichkeit" verbunden, die in der Geschichte der Wissenschaften immer wieder die menschliche Vernunft herausgefordert haben. Der Einzelne ist geneigt, dem Zufall allenfalls im Glücksspiel eine gewisse Bedeutung zuzuweisen. Er versteht im Allgemeinen nur schwer, welche Rolle dem "Zufall" bei der Erklärung eines Vorgangs in einem Individuum zukommt. Ein Grund dafür liegt in der naturwissenschaftlichen Vorstellung, dass sich alle Vorgänge in dieser Welt aus einer lückenlosen Kette aus Ursachen und Wirkungen ableiten lassen.

Die wissenschaftstheoretische Problematik dieser Arbeitshypothese soll hier nicht näher beleuchtet werden. Statt dessen muss als Faktum akzeptiert werden, dass Vorgänge in der belebten Welt für den Betrachter "zufällige" Komponenten enthalten, weil nicht alle kausalen Einflussfaktoren auf den biologischen Prozess bekannt sind (oder bekannt sein können). Solche zufälligen Komponenten werden zusätzlich durch den Vorgang der Messung selbst generiert.

So können wir nicht konkret für einen einzelnen Patienten voraussagen, wie hoch seine Blutdruckmessung 3 Stunden nach Gabe eines Antihypertonikums ausfallen wird. Wir wissen vielleicht, wie eine Gruppe ähnlicher Patienten unter ähnlichen Umständen "im Mittel" auf die Therapie reagiert hat. Wir wissen auch, dass bei einem Patienten aus einer derartigen Gruppe die "Wahrscheinlichkeit" für eine Blutdrucksenkung größer ist als für eine Blutdruckerhöhung; der genaue zu messende Wert entzieht sich jedoch einer exakten Prognose.

Abgelöst von der keineswegs als restlos geklärt anzusehenden Frage, was nun eigentlich hinter dem Begriff "Wahrscheinlichkeit" steckt, haben Mathematiker und Statistiker eine Fülle von Regeln und Modellen definiert, die festlegen, wie man mit Wahrscheinlichkeiten rechnen kann und Schlüsse aus zufällig schwankenden Größen gezogen werden können.

Da Zufallsschwankungen für den Betrachter eines Naturvorgangs ein wesenseigenes Element darstellen, ist streng genommen auch die Anwendung statistischer Methoden, die den Zufall mit ins Kalkül ziehen, ein wesenseigenes Element biologisch-medizinischer Tätigkeit und Forschung. Grundlage dafür bildet die sachgerechte Erhebung, Darstellung, Beschreibung und Interpretation von Daten. Darüber hinaus ist es jedoch für das Verständnis der Logik des statistischen Schließens erforderlich, sich auch mit den zugrunde liegenden formalen mathematischen Regeln auseinanderzusetzen.

Kapitel 1:
Univariate Statistik

1.1 Begriffsdefinitionen

1.1.1 Beobachtungseinheit, Merkmal

Die kleinste Einheit einer statistischen Auswertung, an der Beobachtungen durchgeführt werden, ist die *Beobachtungseinheit* (Versuchseinheit). Beispiele dafür sind der Patient, das Versuchstier oder ein Präparat. In der Statistik geht es darum, aus einer üblicherweise begrenzten Anzahl von Beobachtungseinheiten (*Stichprobe*) Schlüsse zu ziehen.

Ein *Merkmal* ist eine beobachtbare bzw. messbare Eigenschaft einer Beobachtungseinheit, welche in der Regel in unterschiedlichen *Ausprägungen* vorliegt (z. B. Merkmal: Geschlecht; Ausprägungen: männlich, weiblich).

1.1.2 Merkmalstypen

Zur Beschreibung der (theoretischen) Eigenschaften von Merkmalen unterscheidet man vielfach sowohl zwischen *qualitativen* und *quantitativen* als auch zwischen *diskreten* und *stetigen* Merkmalen. Ein Merkmal heißt quantitativ, wenn seine Ausprägungen durch Messen oder Zählen erfasst werden können (z. B. Blutdruck, Kinderzahl). Alle übrigen Merkmale heißen qualitativ (z. B. Blutgruppe, Geschlecht); ihre Merkmalsausprägungen stellen begriffliche Kategorien dar. Ein Merkmal heißt diskret, wenn die Werte oder Ausprägungen, die es annehmen kann, abgezählt werden können, wie dies beispielsweise für die Zahl der Kinder in einer Familie gilt. Stetige Merkmale werden gemessen und können (zumindest theoretisch) alle Werte in einem bestimmten Intervall annehmen; das gilt beispielsweise für die Körpergröße und das

Körpergewicht. In der Praxis werden die Werte eines stetigen Merkmals oft in Klassen zusammengefasst und damit "diskretisiert".

1.1.3 Skalenniveaus

Für die Deskription der Daten ist neben der Bestimmung des Merkmalstyps die Betrachtung der Skala, auf der die Messung des Merkmals erfolgt, von Interesse. Es wird zwischen folgenden Skalen unterschieden:

Verhältnisskala: Eine Skala, bei der Einheit und Nullpunkt durch die Merkmalsausprägungen definiert sind, heißt Verhältnisskala. So werden beispielsweise Längen und Gewichte in solchen Skalen gemessen.

Intervallskala: Ist der Nullpunkt einer Skala willkürlich festgelegt, jedoch die Einheit der Skala durch Differenzbildung fest definiert, so spricht man von einer Intervallskala, wie beispielsweise bei Temperaturmessungen (in Celsius) und Zeitmessungen.

Ordinalskala: Eine gröbere Skala ist die Ordinalskala. Die Werte dieser Skala repräsentieren lediglich eine Größer-Kleiner-Relation, wie beispielsweise bei Schulnoten, der Klassifizierung der Herzinsuffizienz (nach der New York Heart Association) oder Intelligenzmessungen.

Nominalskala: Erlauben die Merkmalsausprägungen keine Festlegung einer Rangfolge, fehlt also die Ordnungsrelation zwischen den Werten, wie beispielsweise bei Geschlecht, Blutgruppe oder Augenfarbe, so werden nur separierte, ungeordnete Werte beobachtet, die lediglich den Charakter von Namen oder Kategorien haben. Die zu Grunde liegende Skala nennt man Nominalskala.

Der Oberbegriff für Verhältnis- und Intervallskalen heißt *metrische Skala.*

1.1.4 Häufigkeiten

Liegen n Beobachtungen für ein Merkmal vor, so nennt man die Anzahl k der Beobachtungen, die die gleiche Ausprägung x aufweisen, die *absolute Häufigkeit* dieser Merkmalsausprägung. Der Quotient

$$\frac{k}{n} = \frac{\text{Zahl der Beobachtungen mit der Ausprägung } x}{\text{Gesamtzahl der Beobachtungen}}$$

heißt *relative Häufigkeit* für die Merkmalsausprägung x. Die relative Häufigkeit liegt immer zwischen 0 und 1. Gebräuchlich ist auch die Angabe der relativen Häufigkeit in Prozent.

In praktischen Situationen ergibt sich bei der Erhebung der Gesamtzahl der Beobachtungen dann ein Problem, wenn die Angaben zur Merkmalsausprägung für eine oder mehrere Beobachtungseinheiten fehlen oder ungültig sind. In solchen Fällen ist der Bezug auf die 'validen' Beobachtungen zu empfehlen. Dabei sollte jedoch auf eine explizite Auszählung bzw. Erwähnung der ungültigen oder fehlenden Messergebnisse nicht verzichtet werden, da diese gegebenenfalls als informativ anzusehen sind.

1.2 Grafische Darstellung

1.2.1 Kreisdiagramm und Stabdiagramm

Die Häufigkeitsverteilung der relativen bzw. absoluten Häufigkeiten eines qualitativen oder diskreten Merkmals ergibt sich aus den entsprechenden Häufigkeiten aller Merkmalsausprägungen. Grafisch wird die Häufigkeitsverteilung von nominal skalierten Merkmalen (wie etwa Farben) durch ein *Flächendiagramm* und von ordinal skalierten Merkmalen (wie etwa Bewertungszahlen) durch ein *Stabdiagramm* dargestellt.

Bei einem Flächendiagramm werden Flächen gegenübergestellt, die proportional zu den zu vergleichenden relativen oder absoluten Häufigkeiten gewählt werden. Eine Spezialform davon ist das so genannte *Kreisdiagramm*. Für die Erstellung eines Kreisdiagramms wird die Winkelsumme des Kreises proportional zu den Häufigkeiten der Ausprägungen des betrachteten Merkmals aufgeteilt. Diese Aufteilung des Kreises entspricht einer proportionalen Flächenaufteilung.

Beispiel 1.1: Kreisdiagramm der relativen Häufigkeiten des Merkmals Geschlecht von $n = 55$ Probanden
Für $n = 55$ Probanden (vgl. Tabelle 1.5 und 1.6 auf den Seiten 24 und 25) liegen Beobachtungen des Merkmals 'Geschlecht' vor. Die Häufigkeiten der einzelnen Ausprägungen sind in Tabelle 1.1 auf Seite 6 beschrieben. Daraus ergibt sich die Abbildung 1.1 auf Seite 6.

Beim Stabdiagramm werden in einem rechtwinkligen Koordinatensystem auf der Abszisse (x-Achse) die Merkmalsausprägungen und auf der Ordinate (y-Achse) die Häufigkeiten abgetragen.

Zum grafischen Vergleich mehrerer solcher Häufigkeitsverteilungen empfiehlt sich die Darstellung der relativer Häufigkeiten.

Tabelle 1.1. Häufigkeit des Geschlechts für $n = 55$ Probanden (vgl. Tabelle 1.5 und 1.6 auf den Seiten 24 und 25)

Geschlecht	Anzahl	prozentual [%]	Aufteilung der Winkelsumme [Grad]
männlich	28	51	$184 = 0.51 \times 360$
weiblich	27	49	176

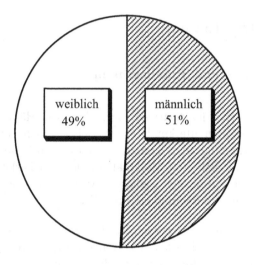

Abb. 1.1. Kreisdiagramm der relativen Häufigkeit [%] des Geschlechts von $n = 55$ Probanden (vgl. Tabelle 1.5 und 1.6 auf den Seiten 24 und 25)

Beispiel 1.2: Stabdiagramm der absoluten Häufigkeit des Merkmals "Anzahl der Kinder in den Familien" von $n = 55$ Probanden

Es wurden für 55 Probanden Angaben zum Merkmal "Anzahl der Kinder in den Familie" (vgl. Tabelle 1.5 und 1.6 auf den Seiten 24 und 25) erhoben. Für dieses Merkmal machten zwei Probanden keine Angaben (vgl. Tabelle 1.4 auf Seite 23). Diese Probanden wurden bei der folgenden Auszählung nicht berücksichtigt, so dass die Gesamtzahl der validen Beobachtungen hier $n = 53$ beträgt. Auf diesen Angaben basiert sowohl die Häufigkeitstabelle 1.2 als auch die Abbildung 1.2 auf Seite 7. Aufgrund von Rundungsfehlern kann die Summe der relativen Häufigkeiten von 1.00 abweichen.

Tabelle 1.2. Häufigkeit der "Anzahl der Kinder in den Familie" bei $n = 55$ Probanden (vgl. Tabelle 1.5 und 1.6 auf den Seiten 24 und 25)

Kinderzahl	absolute Häufigkeit	relative Häufigkeit
1	10	0.19
2	18	0.34
3	12	0.23
4	4	0.08
5	4	0.08
6	3	0.06
7	1	0.02
8	0	0.00
9	1	0.02

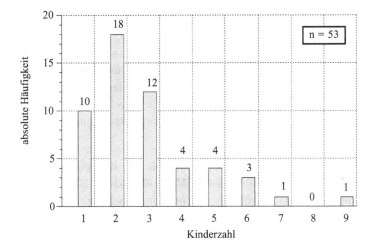

Abb. 1.2. Stabdiagramm der absoluten Häufigkeit des Merkmals "Anzahl der Kinder in den Familie" bei $n = 55$ Probanden (Für zwei der 55 Probanden des Datensatzes lagen keine Angaben vor.)

1.2.2 Histogramm

Die Häufigkeitsverteilung eines stetigen (auf einer metrischen Skala gemessenen) Merkmals wird grafisch in Form eines *Histogramms* dargestellt. Dazu wird die Messskala in Bereiche, die so genannten *Klassen* aufgeteilt. Von diesen Klassen ist zu fordern, dass sie den gesamten Wertevorrat überdecken

(Vollständigkeit) und sich gegenseitig nicht überschneiden *(Disjunktheit)*. Insbesondere ist festzulegen, zu welcher Klasse die einzelnen Klassengrenzen gehören. Vielfach wird nicht die untere Grenze sondern die obere Grenze der jeweiligen Klasse zugeordnet. Die daraus resultierenden Klassen heißen rechtsabgeschlossen, im umgekehrten Fall linksabgeschlossen. Rechtsabgeschlossene Klassen werden formal beschreiben durch: $(a_1, a_2]$. Dabei gehören alle Werte oberhalb von a_1 (symbolisiert durch eine runde Klammer) bis einschließlich a_2 (symbolisiert durch eine eckige Klammer) in diese Klasse, wobei natürlich a_1 kleiner als a_2 sein muss. Liegen insgesamt k vollständige und disjunkte Klassen $(a_0, a_1], (a_1, a_2], \ldots, (a_{k-1}, a_k]$ und insgesamt n Beobachtungen vor, so bezeichnen:

> n_j die absolute Häufigkeit der Beobachtungen, die in die j-te Klasse $(a_{j-1}, a_j]$ fallen

und

> $\frac{n_j}{n}$ die relative Häufigkeit der Beobachtungen in der j-ten Klasse $(a_{j-1}, a_j]$.

Beim Histogramm wird über den einzelnen Klassen ein Rechteck mit der Breite der Klasse gezeichnet, dessen Fläche proportional zur relativen Häufigkeit der Klasse ist. Es empfiehlt sich, gleichbreite Klassen zu wählen, wodurch sich die Konstruktion der Rechteckflächen vereinfacht. Dann kann die Höhe der Rechtecke proportional zur absoluten bzw. relativen Häufigkeit in der jeweiligen Klasse gewählt werden[1].

Beispiel 1.3: Histogramm der relativen Häufigkeit des Merkmals "systolischer Blutdruck" von $n = 55$ Probanden

Für die erste Messung des systolischen Blutdrucks der $n = 55$ Probanden des anliegenden Datensatzes (vgl. Tabelle 1.5 und 1.6 auf den Seiten 24 und 25) ergibt sich die Häufigkeitstabelle 1.3 auf Seite 9.

---

[1] An dieser Stelle sei angemerkt, dass sich bei der grafischen Veranschaulichungen von Messwerten in einem rechtwinkligen Koordinatensystem die Orientierung des Koordinatensystems am Punkt (0, 0) empfiehlt. Sollte dadurch jedoch die Übersichtlichkeit der Darstellung leiden, so empfiehlt sich entweder eine Unterbrechung der Koordinatenachse (vgl. Abbildung 1.3 auf Seite 9) oder aber die Verschiebung des Koordinatenursprungs (vgl. Abbildung 1.4 auf Seite 11). Dabei ist jedoch darauf zu achten, dass die Brechung nicht innerhalb des Wertebereiches verläuft und der theoretisch mögliche Wertebereich sich auf der Koordinatenachse wiederfindet. So sind beispielsweise bei einem Histogramm bzw. Stabdiagramm Achsenbrüche der Ordinate zu vermeiden, da hier absolute (Wertebereiche 1 bis n) bzw. relative (Wertebereiche 0 bis 1) Häufigkeiten vorliegen.

Die grafische Veranschaulichung der relativen Häufigkeiten in Form eines Histogramms zeigt die Abbildung 1.3.

Tabelle 1.3. Häufigkeiten des systolischen Blutdrucks der $n = 55$ Probanden (vgl. Tabelle 1.5 und 1.6 auf den Seiten 24 und 25)

Klasseneinteilung für den systolischen Blutdruck [mmHg]	absolute Häufigkeit n_j	relative Häufigkeit $\frac{n_j}{55}$
(90, 100]	3	0.05
(100,110]	6	0.11
(110,120]	13	0.24
(120,130]	14	0.25
(130,140]	10	0.18
(140,150]	6	0.11
(150,160]	0	0.00
(160,170]	3	0.05

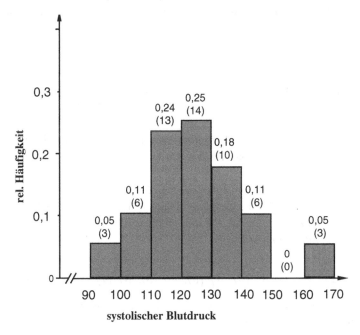

Abb. 1.3. Histogramm der relativen (absoluten) Häufigkeiten des systolischen Blutdrucks der ersten Messung von $n = 55$ Probanden (vgl. Tabelle 1.5 und 1.6 auf den Seiten 24 und 25)

1.2.3 Empirische Verteilungsfunktion

Die dem Histogramm zu Grunde liegende Klassenbildung bedeutet eine Zusammenfassung der Messergebnisse und damit eine Reduzierung der Information über die konkreten Daten. Eine grafische Veranschaulichung der Original-Messergebnisse eines quantitativen Merkmals ist die empirische Verteilungsfunktion. Dazu werden zu den Messwerten, die auf der Abszisse angegeben sind, die zugehörigen Summenhäufigkeiten auf der Ordinate abgetragen. Die relative Summenhäufigkeit zu einem Messwert x ist dabei gegeben durch den Anteil der Werte, die kleiner oder gleich diesem Wert x sind. Die entstehenden Punkte werden durch eine Treppenfunktion miteinander verbunden.

Formal lässt sich dies wie folgt beschreiben: Zur Erstellung der *empirischen Verteilungsfunktion* aus den n Beobachtungen $(x_1, \ldots, x_n)$ eines Merkmals sind zunächst die (nicht klassierten) Beobachtungen der Größe nach zu ordnen. Die resultierende Liste heißt *Rangliste* der n Beobachtungen und wird durch $x_{(1)} \leq x_{(2)} \leq \cdots \leq x_{(n)}$ beschrieben.[2] Die empirische Verteilungsfunktion wird durch eine Treppenfunktion mit Stufen (möglicherweise unterschiedlicher Höhe) über jedem Wert $x_{(i)}$ dargestellt. Dabei ist der Wert der empirischen Verteilungsfunktion an einer beliebigen Stelle x durch die relative Häufigkeit von Messwerten, die kleiner oder gleich x sind *(Summenhäufigkeit)* gegeben.

Die empirische Verteilungsfunktion enthält somit die gleiche Information wie die Rohdaten.

Beispiel 1.4: Empirische Verteilungsfunktion der relativen Häufigkeit des Merkmals "Blutzuckerkonzentration" bei $n = 52$ Probanden

Der folgende Datensatz (siehe Tabellen 1.4, 1.5 und 1.6 auf den Seiten 23, 24 und 25) enthält für das Merkmal "Blutzuckerkonzentration" Messergebnisse von lediglich $n = 52$ Personen. Nach Ordnen der Messwerte ergibt sich folgende Rangliste:[3]

62 (1), 75 (1), 79 (1), 81 (3), 84 (6), 86 (3), 87 (1), 88 (5), 90 (5),

---

[2] Üblicherweise werden für sortierte Messwerte geklammerte und für unsortierte Messwerte ungeklammerte Indizes verwendet.

[3] Angegeben werden lediglich die unterschiedlichen, in aufsteigender Reihenfolge geordneten Messwerte, gefolgt von einer Klammer, in der die zugehörige Häufigkeit des Messwertes notiert ist. So bedeutet beispielsweise 86 (3), dass 3 Probanden eine Blutzuckerkonzentration von jeweils 86 mg/100 ml aufwiesen.

92 (6), 94 (4), 96 (4), 98 (3), 100 (2), 109 (1), 111 (2), 113 (1), 115 (1), 119 (1), 125 (1).

Die empirische Verteilungsfunktion der Blutzuckerkonzentration ist in der Abbildung 1.4 dargestellt.

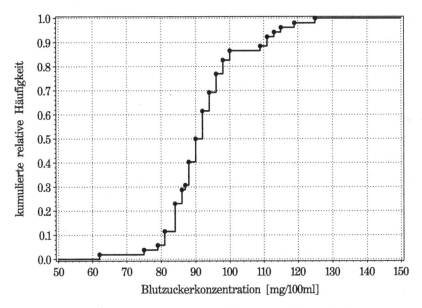

Abb. 1.4. Empirische Verteilungsfunktion der Blutzuckerkonzentrationen [mg/100 ml] von 52 Probanden (vgl. Tabelle 1.5 und 1.6 auf den Seiten 24 und 25. Für drei der ursprünglich 55 Probanden des Datensatzes lagen keine Messungen vor.)

1.3 Ausgewählte Kenngrößen

Neben den bisher beschriebenen grafischen Verfahren der Beschreibung von Daten, werden in der deskriptiven Statistik so genannte *Kenngrößen* berechnet. Hier geht es darum, typische Eigenschaften einer Messreihe mit wenigen Zahlen zu beschreiben. Dadurch wird bewusst eine radikale Reduktion der in den konkreten Daten enthaltenen Information angestrebt.

1.3.1 Ausgewählte Lagemaße

Zunächst werden Maßzahlen vorgestellt, die die Lage der Messwerte auf der Messskala und damit die zentrale Tendenz der Daten beschreiben.

1.3.1.1 Mittelwerte Zur Beschreibung einer Stichprobe wird häufig der Mittelwert verwendet:

$$\overline{x} = \frac{x_1 + x_2 + \cdots + x_n}{n} = \frac{1}{n}\sum_{j=1}^{n} x_j \,,$$

Dieser beschreibt den Schwerpunkt der Messwerte, wobei jeder einzelnen Beobachtung das gleiche Gewicht $1/n$ zukommt.

1.3.1.2 Quantile, Median Ein p-*Quantil* ist allgemein dadurch charakterisiert, dass mindestens der Anteil p der Werte kleiner oder gleich diesem Wert und mindestens der Anteil $1-p$ größer oder gleich diesem Wert ist. Das p-Quantil ist nicht immer eindeutig bestimmt. Es bezeichnen:

$\tilde{x}$, das 0.5-Quantil, *Median* genannt,

Q_1, das 0.25-Quantil, *unteres Quartil* genannt,

Q_3 , das 0.75-Quantil, *oberes Quartil* genannt.

Die 0.1-, 0.2-, ..., 0.9-Quantile heißen *Dezile*,

die 0.01-, 0.02-, ..., 0.99-Quantile *Perzentile*.

Das p-Quantil lässt sich aus der Rangliste von n Messwerten bestimmen. Dazu wird zunächst das Produkt $n \times p$ berechnet. Ist $n \times p$ keine ganze Zahl, so ist das p-Quantil der k-te Wert $x_{(k)}$ der Rangliste, wobei k die auf $n \times p$ folgende ganze Zahl ist. Falls jedoch $n \times p$ eine ganze Zahl ist, so wird zur Bestimmung des p-Quantils zwischen den Werten $x_{(n \times p)}$ und $x_{(n \times p+1)}$ interpoliert. Üblicherweise wird als Interpolation der Wert $\frac{1}{2}\left(x_{(n \times p)} + x_{(n \times p+1)}\right)$ gewählt.

Beispiel 1.5: Median und Quartile der "Blutzuckerkonzentrationen" von $n = 52$ Probanden

Für die $n = 52$ Werte der Blutzuckerkonzentration in Beispiel 1.4 auf Seite 10 liegen $n = 52$ Messwerte vor. Für die Berechnung des Medians ermitteln wir zunächst die Position in der Rangliste $n \times p = 52 \times 0.5 = 26$ und stellen fest, dass sich ein ganzzahliger Wert ergibt. Nach den obigen Rechenvorschriften erhält man daraufhin den Median als den mittleren Messwert zwischen dem 26. und 27. Messwert der Rangliste, d. h. der mediane Blutzucker beträgt $(90 + 92)/2[mg/100\ ml] =$

$91[mg/100 \ ml]$. *Entsprechend führt die Berechnung des unteren Quartils zu* $Q_1 = (86 + 86)/2[mg/100 \ ml] = 86[mg/100 \ ml]$ *(Mittelwert des 13. und 14. Wertes der Rangliste) bzw. des oberen Quartils zu* $Q_3 = (96 + 96)/2[mg/100 \ ml] = 96[mg/100 \ ml]$ *(Mittelwert des 39. und 40. Wertes der Rangliste). Da die Verteilung "annähernd symmetrisch" ist, liegt der Mittelwert von 92.4* $[mg/100 \ ml]$ *sehr nahe beim Median von 91* $[mg/100 \ ml]$.

1.3.1.3 Modalwert Der *Modalwert* ist der Messwert mit der größten absoluten Häufigkeit. Er ist nur sinnvoll, wenn er eindeutig ist.

Beispiel 1.6: Modalwert der Blutzuckerkonzentrationen von $n = 52$ **Probanden**

Beispiel 1.4 auf Seite 10 entnimmt man die Rangliste für die Messergebnisse des Merkmals "Blutzuckerkonzentration". Am häufigsten wurden die Werte 84 und 92 gemessen und zwar jeweils sechs mal. Damit ist der häufigste Messwert nicht eindeutig und somit der Modalwert nicht bestimmbar.

1.3.1.4 Anmerkungen zu Lagemaßen Die Lagemaße haben die gleiche Maßeinheit wie die ursprünglichen Messergebnisse.

Wird zu allen Messwerten ein konstanter Wert addiert, so berechnet sich das Lagemaß der transformierten Messergebnisse aus dem Lagemaß der untransformierten Werte durch Addition des konstanten Wertes. Dies gilt zwar für die meisten Lagemaße, wie den Mittelwert, die Quantile un den Modalwert, nicht jedoch für ein seltener verwendetes Lagemaß, das sogenannte *geometrische* Mittel. Dieses wird als die n-te Wurzel aus dem Produkt aller n-Beobachtungen berechnet.

Werden alle Messwerte mit einem konstanten Wert multipliziert, so berechnet sich das Lagemaß der transformierten Messergebnisse aus dem Lagemaß der untransformierten Werte durch Multiplikation mit dem konstanten Wert. Dies gilt auch für das geometrische Mittel.

Der Modalwert ist ein sehr einfach bestimmbares Lagemaß. Der Vorteil des Medians gegenüber dem Mittelwert besteht vor allem darin, dass der Median im allgemeinen im Gegensatz zum Mittelwert durch einzelne sehr große oder kleine Messwerte ("Ausreißer") nicht beeinflusst wird. Insofern ist der Median ein robustes Lagemaß. Die Vorteile des Mittelwertes hingegen bestehen im intuitiven Zugang und in der Möglichkeit Rechenoperationen direkt anwenden zu können.

1.3.2 Streuungsmaße

Zusätzlich zum Lagemaß sollte ein geeignetes *Streuungsmaß* angegeben werden, das die Breite der Verteilung der Messwerte um dieses Lagemaß herum beschreibt.

1.3.2.1 Spannweite Die Spannweite (engl. *range*) misst den Wertebereich der Messergebnisse. Sie wird als Abstand zwischen dem größten und dem kleinsten Messwert berechnet. Sind $x_{(1)}$ und $x_{(n)}$ die entsprechenden Werte der Rangliste, so gilt:

$$range = x_{(n)} - x_{(1)}.$$

Die Spannweite hat die gleiche Maßeinheit wie die ursprünglichen Messergebnisse.

1.3.2.2 Standardabweichung, Varianz Die Standardabweichung[4] ist folgendermaßen definiert:

$$s = \sqrt{\frac{1}{n-1} \sum_{j=1}^{n} (x_j - \overline{x})^2}$$

$$= \sqrt{\frac{1}{n-1} \left(\left(\sum_{j=1}^{n} x_j^2 \right) - \frac{1}{n} \left(\sum_{j=1}^{n} x_j \right)^2 \right)}$$

$$= \sqrt{\frac{1}{n-1} \left(\sum_{j=1}^{n} x_j^2 - n\overline{x}^2 \right)}.$$

Mit der Standardabweichung wird die Wurzel aus der mittleren quadratischen Abweichung vom Mittelwert gemessen. Die Standardabweichung hat die gleiche Maßeinheit wie die ursprünglichen Messergebnisse. Der zweifache Standardabweichungsbereich überdeckt mindestens 75 % der Messergebnisse.

Die Varianz s^2 ist definiert als das Quadrat der Standardabweichung.

Als Streuungsmaß für den Mittelwert einer Messreihe wird oft der *Standardfehler des Mittelwertes* (engl. *SEM: standard error of the mean*) angegeben. Dieser ergibt sich aus der Standardabweichung gemäß

---

[4] Ein Rechenblatt zur Berechnung der Standardabweichung findet sich im Anhang.

$$s_{\overline{x}} = \frac{s}{\sqrt{n}} \, .$$

Beispiel 1.7: Standardabweichung und Spannweite der "Blutzucker-konzentrationen" von $n = 52$ Probanden

Für die $n = 52$ Werte der Blutzuckerkonzentration in Beispiel 1.4 auf Seite 10 erhält man eine Standardabweichung von $11.24[mg/100\ ml]$ und eine Spannweite von $125 - 62 = 63[mg/100\ ml]$.

In den meisten Publikationen wird als Lagemaß der Mittelwert in Verbindung mit dem Streuungsmaß der Standardabweichung oder dem Standardfehler verwendet. Dabei ist zur Verdeutlichung die Schreibweise 20.5 (SD 10.8) – (engl. *SD: standard deviation*) – zu empfehlen, falls der Mittelwert $\overline{x} = 20.5$ und die Standardabweichung $s = 10.8$ betragen bzw. wenn der Stichprobenumfang n=100 beträgt, entsprechend 20.5 (SE 1.08) – (engl. *SE: standard error*).

In den folgenden Kapiteln, insbesondere 2: "Bivariate Statistik" und 8: "Testen von Hypothesen III" werden Streuungen und Mittelwert unter ähnlichen Gesichtspunkten diskutiert, wobei an den grundsätzlichen Strukturen der Formeln und Begriffe nur geringfügige Modifikationen vorzunehmen sind.

1.3.2.3 Quartilsabstand Der Quartilsabstand

$$Q_3 - Q_1$$

beschreibt die Lage der zentralen 50 % der Messwerte und lässt sich insofern als Streuungsmaß verwenden. In diesem Bereich liegen (mindestens) 50 % aller Messergebnisse. Der Quartilsabstand hat die gleiche Maßeinheit wie die ursprünglichen Messergebnisse.

Gebräuchlich ist auch der halbe Quartilsabstand $\dfrac{Q_3 - Q_1}{2}$ (engl. *semi interquartile range*).

1.3.2.4 Variationskoeffizient Der Variationskoeffizient ist ein auf das arithmetische Mittel $\overline{x}$ bezogenes dimensionsloses Streuungsmaß. Er ist sinnvoll für positive Messwerte x_i und definiert durch

$$v = \frac{s}{\overline{x}} 100\ [\%].$$

Der Variationskoeffizient eignet sich besonders zum Vergleich der relativen Genauigkeit verschiedener Messreihen.

1.3.2.5 Anmerkungen zu Streuungsmaßen Die meisten Streuungsmaße
bleiben gleich, falls ein konstanter Wert zu allen Messergebnissen addiert
wird. Wird mit einem konstanten Faktor multipliziert, dann werden auch die
Streuungsmaße mit dem Faktor multipliziert.

Die Spannweite ist das am einfachsten bestimmbare und leicht verständ-
liche Streuungsmaß; sie ist jedoch von "Ausreißern" stark beeinflusst. Dies
gilt in solchem Ausmaße weder für die Standardabweichung und noch für den
Quartilsabstand.

1.3.3 Box-Whisker-Plots

Da es nur empirisch begründete Empfehlungen für die zu verwendenden statistischen Maßzahlen gibt, werden vielfach bei der Beschreibung von Merkmalen mehrere Lage- und Streuungsmaße berechnet. Aus der Gegenüberstellung der Maßzahlen sollen Anhaltspunkte über die Verteilung der Daten
gewonnen werden. Dem Wunsch nach einer grafischen Veranschaulichung der
Daten und Maßzahlen kann in Form eines Box-Whisker-Plots (vgl. Abbildung 1.5 auf Seite 17) Rechnung getragen werden. Ausgangspunkt dieser
Darstellung (bei vertikaler Orientierung) bildet eine Box, deren untere und
obere Begrenzungslinien durch das untere und obere Quartil der Messergebnisse festgelegt sind. Innerhalb der Box wird der Median durch eine horizontale Linie und das arithmetische Mittel durch einen Punkt markiert. Die
Whiskers (vertikale Linienstücke) werden unterhalb bzw. oberhalb der Box
abgetragen. Die Linienendpunkte sind durch den größten und kleinsten Messwert definiert. Wenn allerdings diese Werte vom oberen bzw. unteren Rand
der Box zu weit entfernt liegen (mehr als $1.5(Q_3 - Q_1)$), endet die Linie bei
dem höchsten bzw. niedrigsten Messwert, der gerade noch innerhalb dieses
Bereiches liegen. Alle Messwerte die extremer sind, werden einzeln darstellt.

Beispiel 1.8: Box-Whisker-Plot des Merkmals "Cholesterin" von
$n = 40$ **Probanden**

Für die 40 Messwerte des Merkmals "Cholesterins" (siehe Tabellen 1.4,
1.5 und 1.6 auf den Seiten 23, 24 und 25) ergaben sich bei Messergeb-
nissen zwischen 67 (Minimum) und 283 (Maximum) ein Mittelwert von
168.7, ein Median von 156.5, ein unteres bzw. oberes Quartil von 146.5
bzw. 184.5. Daraus resultiert ein Quartilsabstand von $Q_3 - Q_1 = 38$. Da-
her werden die drei Werte, die über $184.5 + 1.5 \times 38 = 241.5$ liegen, bzw.
der eine Wert, der unter $146.5 - 1.5 \times 38 = 89.5$ liegt, einzeln dargestellt.
Der obere Endpunkt des Whiskers liegt beim vierthöchsten Messwert 239,
der untere Endpunkt des Whiskers beim zweitkleinsten Wert von 98. Da-

raus ergibt sich der in Abbildung 1.5 veranschaulichte Box-Whisker-Plot.

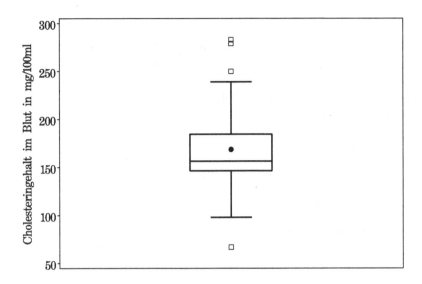

Abb. 1.5. Box-Whisker-Plot für das Merkmal "Cholesterin" für die 40 von 55 Probanden mit gültigen Messwerten (vgl. Tabelle 1.5 und 1.6 auf den Seiten 24 und 25)

1.4 Übungen

1.4.1 Testaufgaben

1. Es soll die Gerinnungszeit des Blutes gesunder Menschen untersucht werden. Diese wird im Rahmen eines Laborversuches aus dem Blut von 200 gesunden, zufällig ausgewählten Blutspendern jeweils mittels zweier verschiedener Methoden bestimmt. Die Beobachtungseinheit(en) in diesem Versuch ist (sind):

   (A) das Labor;

   (B) die zwei verschiedenen Messmethoden;

   (C) die möglichen verschiedenen Blutgruppen;

   (D) die 200 Blutspender;

   (E) jede einzelne Gerinnungszeit.

2. Welche der folgenden Merkmale sind diskret?

   (1.) Körpergewicht

   (2.) Körpergröße

   (3.) Blutgruppe

   (4.) Geschlecht

   (5.) Kopfumfang

   (6.) Taillenweite

   Wählen Sie unter den folgenden Aussagekombinationen die richtige aus.

   (A) nur (1.) und (2.) sind diskret;

   (B) nur (3.) und (4.) sind diskret;

   (C) nur (1.), (2.), (5.) und (6.) sind diskret;

   (D) nur (5.) und (6.) sind diskret.

   (E) Keines der sechs Merkmale ist diskret.

3. Unter der relativen Häufigkeit einer Merkmalsausprägung versteht man den Quotienten aus absoluter Häufigkeit dieser Merkmalsausprägung und der Anzahl ...

(A) der möglichen Merkmalsausprägungen;

(B) der beobachteten verschiedenen Merkmalsausprägungen;

(C) der Beobachtungseinheiten mit (validen) Beobachtungen;

(D) der beobachteten Merkmale.

(E) Keine der vorstehenden Antworten ist richtig.

4. Für das stetige Merkmal Körpergröße wurde folgende Klassierung gewählt:
(Klasse 1) bis einschließlich 140 cm;
(Klasse 2) über 140 cm bis einschließlich 160 cm;
(Klasse 3) über 160 cm bis einschließlich 180 cm;
(Klasse 4) über 180 cm bis einschließlich 200 cm;
(Klasse 5) über 200 cm.

Die Klassenmitte der 1. Klasse ...

(A) beträgt 140 [cm];

(B) beträgt $(0 + 140)/2 = 70$ [cm];

(C) beträgt $140 - 20 = 120$ [cm];

(D) beträgt $150 - 20 = 130$ [cm];

(E) ist nicht definiert.

5. Ordnet man die Daten der Urliste, die zu einem Merkmal gehören, der Größe nach, so erhält man ...

   (A)   eine Strichliste;

   (B)   eine Häufigkeitstabelle;

   (C)   eine Rangliste;

   (D)   ein Stabdiagramm;

   (E)   wieder die Urliste.

6. Nach einer bestimmten Behandlung wegen Krebs war die Überlebensdauer von neun Patienten 5, 3, 10, 4, 7, 6, 3, 14 und 4 Monate. Der Median der Überlebensdauer (in Monaten) dieser Gruppe beträgt ...

   (A)   4;

   (B)   4,5;

   (C)   6;

   (D)   5.

   (E)   Keine Antwort trifft zu.

7. Die Spannweite für die Werte $x_1, x_2, \ldots, x_n$ ist ...

   (A)   kein Streuungsmaß, weil nicht alle Werte berücksichtigt sind;

   (B)   ein Streuungsmaß für $x_1, x_2, \ldots, x_n$;

   (C)   ein Lagemaß, weil sie den größten und kleinsten Wert berücksichtigt;

   (D)   die Wurzel aus der (empirischen) Varianz.

   (E)   Keine der vorstehenden Antworten ist richtig.

8. Betrachten Sie das Histogramm in Abbildung 1.6 auf Seite 21. Für den Median und das arithmetische Mittel der Werte gelten:

(A)   Der Median ist kleiner als der arithmetische Mittelwert.

(B)   Der Median und der arithmetische Mittelwert sind gleich.

(C)   Der Median ist größer als der arithmetische Mittelwert.

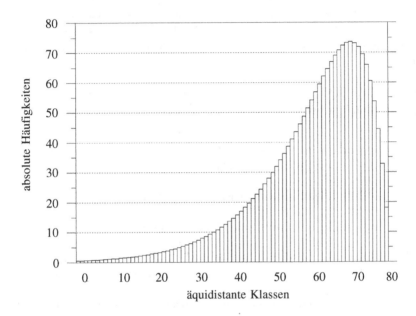

Abb. 1.6. Histogramm der absoluten Häufigkeiten eines klassierten stetigen Merkmals

1.4.2 Fragestellungen

Der auf den folgenden Seiten beschriebene Datensatz stellt einen Auszug der Ergebnisse einer epidemiologischen Querschnittstudie (vgl. Kapitel 11: "Epidemiologie") über kardiovaskuläre Risikofaktoren bei Jugendlichen dar. Im Rahmen der Untersuchung wurde im Jahre 1975 in 41 Gymnasien und Berufsschulen im Stadtgebiet von Köln an Hand einer Befragung in den Klassen 11, 12 und 13 (Gymnasien) und 1, 2 und 3 (Berufsschulen) die Verteilung ausgewählter kardiovaskulärer Risikofaktoren ermittelt. Ein Drittel der Probanden wurde im Jahre 1976 erneut untersucht. Die genaue Beschreibung des Studiendesigns entnehme man Laaser, U. (1977) bzw. Laaser, U. und Schütt, A. (1978).

Mit welchen Methoden der beschreibenden Statistik können die folgenden Fragestellungen bearbeitet werden?

(1)   Welches sind die Beobachtungseinheiten, welche der erfassten Merkmale sind qualitativ, quantitativ, welche diskret, stetig?

(2)   Stellen Sie das Skalenniveau der einzelnen Merkmale fest.

(3)   Wie groß ist der Prozentsatz der Nichtraucher im Kollektiv?

(4)   Die Altersverteilung der Jungen und Mädchen soll grafisch dargestellt werden. Ist diese bei den einzelnen Geschlechtern unterschiedlich?

(5)   Lässt sich eine Verschiebung der Häufigkeitsverteilung des Merkmals "systolischer Blutdruck" beim Übergang von der ersten zur zweiten Messung veranschaulichen? Versuchen Sie, die Verschiebung mit Hilfe von Histogrammen darzustellen. Lässt sich die Frage nach einer Niveauverschiebung zwischen erster und zweiter Blutdruckmessung an Hand von Lage- und Streuungsmaßen beantworten?

Tabelle 1.4. Beispiel einer Variablenliste

Abkürzung	Merkmal
LfdNr	interne Probandennummer ("laufende Nummer")
Alt	Alter des Probanden in Jahren
Sex	Geschlecht des Probanden
	1: männlich
	2: weiblich
Rs1	Systolischer Blutdruck 1. Messung [mmHg]
Rd1	Diastolischer Blutdruck 1. Messung [mmHg]
Rs2	Systolischer Blutdruck 2. Messung [mmHg]
Rd2	Diastolischer Blutdruck 2. Messung [mmHg]
Pls	Pulsschläge in 15 Sek.
Gr	Größe in cm
Gw	Gewicht in Kilogramm
Zuk	Blutzuckerkonzentration [mg/100 ml]
Chl	Cholesteringehalt im Blut [mg/100 ml]
GZ	Geschwisterzahl
	0 – 8: Anzahl der Geschwister
	–: keine Angabe
	(0: keine Geschwister;
	mehr als 8 Geschwister kamen nicht vor)
Zg	Zahl der gerauchten Zigaretten pro Tag

Tabelle 1.5. Kardiovaskuläre Risikofaktoren bei Jugendlichen

LfdNr	Alt	Sex	Rs1	Rd1	Rs2	Rd2	Pls	Gr	Gw	Zuk	Chl	GZ	Zg
20006	16	2	148	94	-	-	28	160	50	113	-	2	10
20230	19	1	166	80	160	76	22	186	76	86	250	8	0
20435	18	1	131	68	129	67	18	180	74	96	-	1	17
20602	17	2	98	48	98	48	24	161	48	111	283	5	5
20634	18	2	115	68	116	72	22	-	-	-	-	2	15
20808	16	1	124	70	120	75	17	171	61	115	122	2	0
20821	15	1	126	74	117	74	20	173	66	81	154	6	8
21128	18	2	125	67	119	66	19	172	66	96	146	1	0
21163	17	1	138	77	135	83	23	185	70	88	127	2	0
21255	15	2	105	63	107	63	21	169	50	87	-	1	0
21284	15	1	115	57	105	55	19	180	64	94	173	1	0
21442	19	2	116	54	111	50	20	173	60	96	188	5	25
21480	16	2	112	68	115	57	17	163	53	79	181	2	0
21528	18	2	126	68	122	64	18	172	62	92	128	4	0
21769	20	2	120	77	109	72	20	159	54	-	-	4	10
21994	17	2	99	60	97	59	18	166	65	98	181	3	0
22078	18	1	113	61	105	63	15	171	66	84	202	1	0
22113	18	1	140	67	125	72	20	180	72	88	98	0	2
22334	16	1	97	71	106	62	23	151	39	100	-	2	0
22624	18	1	121	78	119	73	17	179	65	96	147	0	0
22645	16	1	123	67	122	65	23	169	54	88	239	4	0
22654	17	1	143	67	134	70	30	180	84	92	150	0	0
22791	17	2	113	78	120	75	20	166	56	100	-	1	0
22969	18	1	122	74	122	68	17	190	82	86	279	2	0
23016	20	1	119	69	109	80	21	181	70	84	153	1	0
23026	20	1	146	76	144	78	20	176	68	94	157	0	5
23065	19	2	106	74	104	69	26	159	42	90	148	1	0
23267	16	2	108	70	102	62	20	168	50	84	-	1	2

Tabelle 1.6. Kardiovaskuläre Risikofaktoren bei Jugendlichen (Fortsetzung)

LfdNr	Alt	Sex	Rs1	Rd1	Rs2	Rd2	Pls	Gr	Gw	Zuk	Chl	GZ	Zg
23510	19	2	112	64	104	60	18	-	-	-	-	3	2
23735	19	1	132	64	124	58	22	188	66	86	107	1	20
23846	16	2	128	72	118	74	22	172	67	62	67	0	0
23963	17	1	130	64	122	62	16	173	63	94	-	1	0
24310	20	2	110	78	107	65	18	157	57	75	226	3	0
24390	17	2	136	72	126	80	25	165	64	92	163	0	15
24674	16	1	107	45	98	49	20	165	45	109	197	2	0
25240	19	2	138	66	132	68	23	163	79	125	234	0	0
25294	24	2	126	88	120	82	15	168	60	92	-	0	10
25609	19	1	136	74	136	78	27	188	67	81	165	–	10
25638	18	1	168	84	160	86	19	172	78	90	-	1	0
25727	18	1	144	66	136	62	25	181	66	81	202	0	4
25920	16	2	128	73	123	71	21	182	61	88	172	1	2
25993	17	2	108	61	111	64	19	164	64	84	155	–	7
26028	16	2	112	64	108	69	16	167	65	98	151	5	0
26119	18	1	168	58	135	64	25	170	72	92	177	1	0
26171	17	2	143	73	127	71	25	164	50	90	-	0	0
26188	16	2	128	75	122	72	27	153	52	98	145	1	6
26252	18	2	118	62	111	62	18	165	56	90	-	2	0
26582	17	1	136	85	122	79	17	176	68	119	146	2	1
26739	17	1	128	60	126	65	30	175	70	94	-	4	6
26817	18	2	134	70	126	69	29	172	62	90	156	2	0
27125	18	2	124	74	120	75	20	173	74	92	173	3	6
30005	16	1	148	105	132	95	24	177	60	88	144	1	2
30060	16	1	118	74	114	76	19	170	58	84	151	1	0
30147	17	1	115	73	113	71	18	185	77	111	152	2	0
30213	18	1	135	74	117	57	16	183	73	84	159	1	0

Kapitel 2:
Bivariate Statistik

2.1 Wertepaare, Punktwolke

Werden an mehreren Beobachtungseinheiten (z. B. an n Beobachtungseinheiten) je zwei stetige Merkmale gemessen, so lässt sich jedes Wertepaar durch einen Punkt in einem Koordinatensystem darstellen (*Punktwolke*).

2.2 Regression von y auf x

Das Problem einer Regression von y auf x liegt vor, wenn für das Merkmal x fest vorgegebene Werte x_j, z. B. Dosen oder Zeitpunkte und für das Merkmal y zugehörige Messwerte y_j, z. B. die Serumkonzentration eines Pharmakons erhoben werden. Häufig kann eine grafisch erkennbare Beziehung zwischen zwei Merkmalen (x und y genannt) näherungsweise durch eine Gerade beschrieben werden. Im folgenden gehen wir davon aus, dass n Wertepaare (x_j, y_j) vorliegen. Um nun behaupten zu können, dass die Wertepaare durch eine Gerade "gut beschrieben" werden, bedarf es einer Vorstellung darüber, was "gut" bedeutet. Um dies zu charakterisieren, liegt es nahe die Abstände zwischen der Geraden und den n Wertepaare als Gütekriterium zu betrachten. Da es mehrere Möglichkeiten gibt, Abstände geeignet zu berechnen, mag eine Verwendung der Abstände parallel zu y-Achse, der Variationsrichtung der Daten, vernünftig erscheinen. Die Summe der Abweichungen von der Geraden in Richtung der y-Achse (unter Berücksichtigung des Vorzeichens) eignet sich nicht als Gütekriterium, da eine horizontale Gerade durch den Mittelwert der y-Werte für diese Abweichungen immer die Summe 0 ergibt. Allerdings lässt sich unter gewissen mathematischen Voraussetzungen zeigen, dass zu den n Wertepaaren (x_j, y_j) genau eine Gerade ermittelt werden kann, die sich durch die kleinste Summe der quadrierten Abstände auszeichnet (Methode der kleinsten Quadrate). Die so aus den Anständen der einzelnen Messpunkte (x_i, y_i) zu der Geraden parallel zu y-Achse eindeutig bestimmte Gerade heißt *Regressionsgerade von y auf x*:

$$y = b_{yx}\, x + a_{yx}\;.$$

In dieser Gleichung wird b_{yx} *Regressionskoeffizient* genannt und beschreibt den *Anstieg* (Tangens des Anstiegswinkels der Geraden) der Regressionsgeraden. Der Regressionskoeffizient gibt an, um wieviel sich y im Durchschnitt ändert, wenn x um eine Einheit erhöht wird. Der Parameter a_{yx} bezeichnet den *Achsenabschnitt* (Schnittpunkt der Geraden mit der y-Achse). Beide Parameter ergeben sich aus den folgenden Formeln[1]:

$$b_{yx} = \frac{s_{yx}}{s_{xx}} \qquad,\quad \text{falls } s_{xx} \neq 0$$

$$a_{yx} = \overline{y} - b_{yx}\,\overline{x}$$

$$s_{yx} = s_{xy} = \frac{1}{n-1}\sum_{j=1}^{n}(x_j - \overline{x})(y_j - \overline{y})$$

$$= \frac{1}{n-1}\left(\left(\sum_{j=1}^{n}x_j y_j\right) - \frac{1}{n}\left(\sum_{j=1}^{n}x_j\right)\left(\sum_{j=1}^{n}y_j\right)\right)$$

$$= \frac{1}{n-1}\left(\left(\sum_{j=1}^{n}x_j y_j\right) - n\overline{x}\,\overline{y}\right)$$

$$s_{xx} = s_x^2 = \frac{1}{n-1}\sum_{j=1}^{n}(x_j - \overline{x})^2$$

$$= \frac{1}{n-1}\left(\left(\sum_{j=1}^{n}x_j^2\right) - n\overline{x}^2\right)\;.$$

Die Größe s_{xy} heißt *Kovarianz* und beschreibt die gemeinsame Streuung der x- und y-Werte, d. h. die Ausdehnung der Punktwolke. Für den Vergleich von Kovarianzen aus verschiedenen Messreihen empfiehlt sich die Normierung der Kovarianz (vgl. Korrelation).

Der Punkt $(\overline{x}, \overline{y})$ heißt *Schwerpunkt* der Punktwolke und ist ein Lagemaß für das Zentrum der Wertepaare.[2]

In manchen Situationen lässt sich eine lineare Beziehung erst nach Transformation der x- oder y-Wertepaare erkennen. Folgen z. B. die (x, y)-Wer-

---

[1] Rechenblätter zur Durchführung der Berechnungen finden sich im Anhang.

[2] Den Formeln ist zu entnehmen, dass die Regressionsgerade durch die Punkte $(0, a_{yx})$ und $(\overline{x}, \overline{y})$ verläuft.

tepaare einem exponentiellen Verlauf ($y = e^x$), so wird sich nach Logarithmierung der y-Werte ein linearer Zusammenhang ergeben. Mit den transformierten Messwerten wird dann eine Regressionsrechnung durchgeführt (vgl. Beispiel 2.1).

Beispiel 2.1: Regression des log-Adrenalins auf die Zeit

In einem Experiment über den Abbau von Adrenalin in der Leber wurden in bestimmten Zeitabständen nach Adrenalingabe die Konzentrationen im Blut gemessen (vgl. Tabelle 2.1 auf Seite 29).

Abbildung 2.1 auf Seite 30 veranschaulicht die Wertepaare in Form einer Punktwolke. Es liegt die Vermutung nahe, dass die Adrenalinwerte mit der Zeit exponentiell abfallen.

Tabelle 2.1. Abbau der Adrenalinkonzentration in der Leber über die Zeit

Nr.	Zeit nach Adrenalingabe [min]	Adrenalin [mg/l]
1	6	30.2
2	18	9.8
3	30	4.7
4	42	1.8
5	54	0.8

Wegen der grafisch erkennbaren Beziehung werden deshalb statt der Werte selbst ihre Logarithmen für die Regressionsrechnung verwendet, wobei die logarithmierten Werte[3] mit y bezeichnet werden. Bei der Berechnung werden also nicht die ursprünglichen Messwerte (Zeit, Adrenalin), sondern die transformierten Messwerte (Zeit, log(Adrenalin)) = (x, y) benutzt (vgl. Tabelle 2.2).[4]

Mit Hilfe von Tabelle 2.3 erhält man

$$\overline{x} = \frac{1}{5} 150 = 30$$

$$s_{xx} = \frac{1}{4} \left(5940 - 5 \times 30^2 \right) = 360$$

---

[3] log = Logarithmus zur Basis 10

[4] *Rechengenauigkeit:* Der Logarithmus sowie die folgenden Zwischenergebnisse wurden mit einer Genauigkeit von zwei Dezimalstellen berechnet und für die weiteren Rechenschritte verwendet. Die Werte fassen wir in einer Hilfstabelle zusammen, die alle zur Berechnung der Regressionsgeraden erforderlichen Größen enthält.

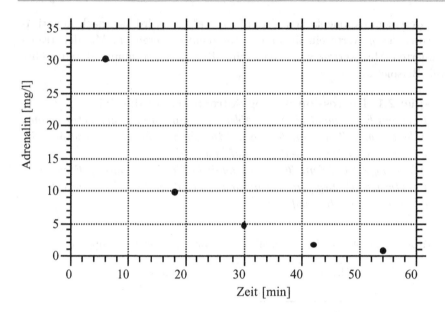

Abb. 2.1. Zusammenhang des Abbaus der Adrenalinkonzentration in der Leber über die Zeit (Original-Messwerte)

Tabelle 2.2. Abbau der Adrenalinkonzentration über die Zeit (Original-Messwerte und logarithmierte Adrenalinwerte)

Nr.	Zeit	Adrenalin	log(Adrenalin)
1	6	30.2	1.48
2	18	9.8	0.99
3	30	4.7	0.67
4	42	1.8	0.26
5	54	0.8	−0.10

$$\overline{y} = \frac{1}{5} \, 3.30 = 0.660$$

$$s_{yy} = \frac{1}{4} \left(3.697 - 5 \times 0.66^2 \right) = 0.38$$

$$s_{yx} = \frac{1}{4} \left(52.32 - 5 \times 30 \times 0.66 \right) = -11.67$$

und damit die Steigung der Regressionsgeraden von y auf x

$$b_{yx} = \frac{s_{yx}}{s_{xx}} = \frac{-11.67}{360} = -0.0324$$

Tabelle 2.3. Abbau der Adrenalinkonzentration über die Zeit (Rechentabelle zur Regressionsrechnung)

Nr.	Zeit x	Adrenalin	log(Adrenalin) y	xy	x^2	y^2
1	6	30.2	1.48	8.88	36	2.1904
2	18	9.8	0.99	17.82	324	0.9801
3	30	4.7	0.67	20.10	900	0.4489
4	42	1.8	0.26	10.92	1764	0.0676
5	54	0.8	−0.10	−5.40	2916	0.0100
$\sum$	150		3.30	52.32	5940	3.6970

sowie den Achsenabschnitt

$$a_{yx} = \overline{y} - b_{yx}\overline{x} = 0.66 + 0.0324 \times 30 = 1.632.$$

Die Gleichung der Regressionsgeraden lautet:

$$\mathbf{log(Adrenalin) = -0.0324 \times Zeit + 1.632}$$

und ist in der Abbildung 2.2 veranschaulicht.

2.3 Zusammenhangsmaße

Im folgenden Abschnitt werden zwei Maßzahlen vorgestellt, mit deren Hilfe sich der Zusammenhang zwischen zwei Merkmalen beschreiben lässt. Es sei bereits hier darauf hingewiesen, dass keines dieser Maße dazu dient, einen sachlogischen oder kausalen Zusammenhang nachzuweisen.

2.3.1 Korrelationskoeffizient

Der *Korrelationskoeffizient* r nach Pearson, im Folgenden kurz *Korrelationskoeffizient* genannt, ist ein quantitatives Maß für die Beziehung zwischen zwei stetigen Merkmalen und beschreibt die lineare Komponente des Zusammenhangs.

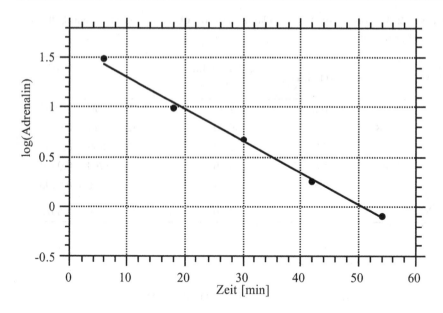

Abb. 2.2. Punktwolke und Regressionsgerade für den Abbau der logarithmischen Adrenalinkonzentrationen über die Zeit

$$r = \frac{s_{yx}}{\sqrt{s_{xx} \cdot s_{yy}}} \qquad , \text{ falls } s_{xx} \neq 0 \text{ und } s_{yy} \neq 0 .$$

Der Korrelationskoeffizient r kann nur Werte von -1 bis $+1$ annehmen. Da er das Vorzeichen der Kovarianz s_{yx} trägt, hat er das gleiche Vorzeichen wie die Steigung b_{yx}. In Abbildung 2.3 auf Seite 33 ist beispielhaft der Zusammenhang zwischen verschiedenen Punktwolken und dem jeweils zugehörigen Korrelationskoeffizienten veranschaulicht. Der Korrelationskoeffizient ist eine einheitenlose Größe.

Beispiel 2.2: Korrelationskoeffizient zwischen log-Adrenalin und Zeit

In Beispiel 2.1 auf Seite 29 zum "Abbau der Adrenalinkonzentration in der Leber über die Zeit" ergibt sich ein Korrelationskoeffizient von r

$$\frac{s_{yx}}{\sqrt{s_{xx}s_{yy}}} = \frac{-11.67}{\sqrt{360 \times 0.38}} = -0.998 \approx -1.$$

Im Zusammenhang mit der Regressionsrechnung gibt man häufig statt des Korrelationskoeffizienten das so genannte *Bestimmtheitsmaß* an. Das Bestimmtheitsmaß ist gleich dem Quadrat des Korrelationskoeffizienten. Es beschreibt, welcher Anteil an der Gesamtvarianz durch das Regressionsmodell bzw. die Regressionsgerade erklärt wird.

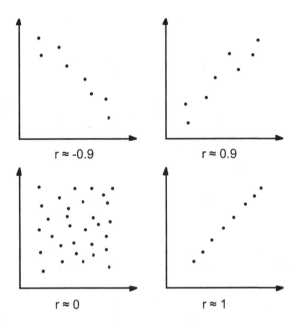

$r \approx -0.9$ $r \approx 0.9$

$r \approx 0$ $r \approx 1$

Abb. 2.3. Zusammenhang zwischen Punktwolken und Korrelationskoeffizienten (skizziert)

2.3.2 Rang-Korrelationskoeffizient

Ein alternatives Maß, Zusammenhänge zwischen Merkmalen zu beschreiben, ist durch den *Rang-Korrelationskoeffizienten* (Spearman Rang-Korrelationskoeffizient) gegeben. Dieser wird auf der Basis der Ränge der Messwerte berechnet. Das Konzept der Zuweisung von Rangzahlen zu Messwerten wurde bereits im Zusammenhang mit der Berechnung von Quantilen besprochen. Für die Berechnung des Rang-Korrelationskoeffizienten werden die n Beobachtungen durch Ihre Rangzahlen $(R(x_1), R(y_1)), \ldots, (R(x_n), R(y_n))$ ersetzt. Die entsprechenden Rangzahlen werden dabei getrennt für die x- und y-Werte bestimmt.[5] Daraus lässt sich mit den mittleren Rangzahlen $\overline{R(X)} = \frac{1}{n} \sum_{j=1}^{n} R(x_j)$ und $\overline{R(Y)} = \frac{1}{n} \sum_{j=1}^{n} R(y_j)$ analog zum Korrelationskoeffizienten nach Pearson der Rang-Korrelationskoeffizient berechnen an Hand von:

---

[5] Die Rangzahl steht in einem direkten Verhältnis zu der Rangliste. Im Kapitel 1 wurde die Schreibweise $x_{(k)}$ für den k-ten Wert der Rangliste der x-Werte verwendet. Der Wert k entspricht der Rangzahl. D. h. der kleinsten Messwert erhält den Rang "1", der größte Wert den Rang "n".

$$\frac{\frac{1}{n-1} \sum\limits_{j=1}^{n} \left(R(x_j) - \overline{R(X)} \right) \left(R(y_j) - \overline{R(Y)} \right)}{\sqrt{\frac{1}{n-1} \sum\limits_{j=1}^{n} \left(R(x_j) - \overline{R(X)} \right)^2} \sqrt{\frac{1}{n-1} \sum\limits_{j=1}^{n} \left(R(y_j) - \overline{R(Y)} \right)^2}} \quad .$$

Bei ordinalen Merkmalen beobachtet man häufig die Übereinstimmung der Messergebnisse mehrerer Beobachtungseinheiten. In einem solchen Fall werden den übereinstimmenden Messwerten mittlere Ränge zugeordnet. Beispiel 1.4 auf Seite 10 zeigt die Rangliste der Blutzuckerkonzentration. Jedem der drei Beobachtungen mit dem Ergebnis 81 [mg/100ml] wird die Rangzahl $(4 + 5 + 6)/3 = 5$ bzw. jedem der sechs Beobachtungen mit dem Ergebnis 84 [mg/100ml] wird die Rangzahl $(7 + 8 + 9 + 10 + 11 + 12)/6 = 9.5$ zugeordnet.

Dass die Originalmessergebnisse nur über ihre Position in den jeweiligen Ranglisten, also offensichtlich nur indirekt in die Berechnung des Rang-Korrelationskoeffizienten, einfließen, bedeutet eine Informationsreduktion. Allerdings ergibt sich dadurch auch der Vorteil, dass nichtlineare Zusammenhänge beschrieben werden können. Dies lässt sich am einfachsten dadurch erkennen, dass etwa durch eine logarithmische Transformation der y-Werte der Rangkorrelationskoeffizient im Gegensatz zum Korrelationskoeffizienten nach Pearson unverändert bleibt. Durch eine "monotone" Transformation eines Merkmals bleiben die Rangzahlen erhalten. Der Rang-Korrelationskoeffizient liefert Werte von -1 bis 1, wobei die Werte -1 und 1 einen streng monoton fallenden bzw. steigenden Zusammenhang beschreiben.

Beispiel 2.3: Rang-Korrelationskoeffizient zwischen Adrenalinkonzentration und Zeit

In Beispiel 2.1 auf Seite 29 konnte ein linearer Zusammenhang zwischen dem Logarithmus des Adrenalins und der Zeit beobachtet werden. Gleichzeitig ist jedoch auch der Zusammenhang zwischen dem Adrenalinabbau und der Zeit von Interesse. Der nichtlineare Zusammenhang zwischen den Adrenalinwerten und der Zeit lässt die Angabe des Korrelationskoeffizienten nicht sinnvoll erscheinen. In einer derartigen Situation mag jedoch eine qualitative Aussage über die Monotonie des Zusammenhangs ausreichen. Dazu berechnen wir mit Hilfe der Angaben in Tabelle 2.4 auf Seite 35 den Rang-Korrelationskoeffizienten[6]

$$\frac{\frac{1}{4}\left(35 - 5 \times 3 \times 3 \right)}{\sqrt{\frac{1}{4}\left(55 - 5 \times 3^2 \right)}\sqrt{\frac{1}{4}\left(55 - 5 \times 3^2 \right)}} = -1.$$

---

[6] Die Berechnung erfolgt analog zu Tabelle 2.3 auf Seite 31 unter Verwendung der Rangzahlen anstelle der ursprünglichen Beobachtungen.

Tabelle 2.4. Abbau der Adrenalinkonzentration über die Zeit (Rechentabelle zum Rang-Korrelationskoeffizienten)

Nr.	Zeit x	Ränge $R(x)$	Adrenalin y	Ränge $R(y)$	$R(x)R(y)$	$R(x)^2$	$R(y)^2$
1	6	1	30.2	5	5	1	25
2	18	2	9.8	4	8	4	16
3	30	3	4.7	3	9	9	9
4	42	4	1.8	2	8	16	4
5	54	5	0.8	1	5	25	1
$\sum$		15		15	35	55	55

Durch den Wert von -1 wird also ein streng monoton fallender Zusammenhang nahe gelegt.

2.3.3 Interpretation der Ergebnisse der Regressions- bzw. Korrelationsrechnung

Zur Interpretation der Ergebnisse der Regressions- bzw. Korrelationsrechnung müssen folgende Sachverhalte beachtet werden:

1. Eine Extrapolation der Regressionsgeraden über den Bereich der Punktwolke hinaus ist im Allgemeinen nicht zulässig.

2. Die Parameter der Regressionsgleichung sind maßstabsabhängig, der Korrelationskoeffizient – als einheitenlose Größe – jedoch nicht. Wird der lineare Zusammenhang zwischen einer Zeitangabe (X) und einer Gewichtsangabe (Y) untersucht, so bedeutet der Übergang bei der Zeitgabe von Stunden zu Minuten eine Division des auf Minutenwerten basierenden Regressionskoeffizienten durch 60; der Achsenabschnitt bleibt dabei gleich. Ändert man jedoch die Einheit der Gewichtsangabe von Gramm in Milligramm, so wird der auf den Angaben in Gramm basierende Regressionskoeffizient und der Achsenabschnitt jeweils durch 1000 dividiert.

3. Ein nicht-linearer Zusammenhang kann zu Korrelationskoeffizienten nahe Null führen. Ein Korrelationskoeffizient nahe Null muss nicht bedeuten, dass kein Zusammenhang zwischen den betrachteten Merkmalen vorliegt.

4. Einzelne extreme Wertepaare (sog. "Ausreißer") können sowohl den Korrelationskoeffizienten als auch die Parameter der Regressionsgleichung erheblich beeinflussen.

5. Besteht zwischen zwei Merkmalen X und Y kein Zusammenhang, d. h. X und Y sind unkorreliert, so ergibt sich dennoch ein von Null verschiedener Korrelationskoeffizient, wenn der Zusammenhang von X und $X - Y, X + Y, X/Y$ oder anderen Funktionen von X und Y untersucht wird ("rechnerische Korrelation"). Es ist zu beachten, dass die rechnerische Korrelation zwischen X und $X \pm Y$ ungefähr 0.7 beträgt, falls X und Y gleich streuen.

6. Eine beobachtete Korrelation zwischen zwei Merkmalen bedeutet nicht ohne weiteres einen sachlogischen Kausalzusammenhang zwischen diesen beiden Merkmalen; oftmals sind beide Merkmale von einer dritten Größe abhängig (z. B. Geschlecht, Zeit).

Aus den obigen Anmerkungen folgt, dass es *unbedingt* notwendig ist, vor der Berechnung bzw. bei der Interpretation eines Korrelationskoeffizienten und einer Regressionsgleichung die zugrunde liegende Punktwolke zu zeichnen (vgl. Abbildung 2.2 auf Seite 32).

2.4 Anmerkungen

Im folgenden Abschnitt werden einige spezielle, aber typische Fragestellungen diskutiert, die die Grenzen und Möglichkeiten der Nutzung von Regressions- und Korrelationsrechnungen aufzeigen sollen.

2.4.1 Beschreibung der internen Konsistenz

Ausgangspunkt der folgenden Betrachtung ist die Frage nach der Bewertung der Eignung einer Messgröße zur Beschreibung eines klinischen Zustandes, eine Eigenschaft, die man als Validität der Messgröße (engl. *validity*) bezeichnet. So mag die Frage interessieren, ob das forcierte 1 Sekunden Volumen ein geeignetes Maß zur Beschreibung der Lungenfunktion bei Patienten mit chronischer obstruktiver Bronchitis ist. Eine valide Messgröße muss akurat (engl. *accuracy*) und reliabel (engl. *reliability*) sein. Dabei bezeichnet man eine Messung als akurat, wenn bei der Messung des Körpergewichtes eines Patienten der Wert von 68 kg ermittelt wurde und dieser Wert als "übereinstimmt" mit dem "wahren" Körpergewicht des Patienten von 67.57 kg angesehen werden kann. Die Reliabilität einer Messung hingegen beschreibt die Fähigkeit einer wiederholten Messung unter gleichen Bedingungen (engl. *repeatability*) bzw. unter verscheidenen Bedingungen (engl. *reproducibility*) das gleiche Resultat zu liefern. Es ist jedoch zu beachten, das eine akurate und reliable Messung nicht notwendig valide sein muss, wenn nämlich die Messung den klinischen Zustand nicht geeignet wiedergibt. Ähnlich Überlegungen gelten auch für die Bewertung von Schätzern im Bereich der Statistik, (vgl. Kapitel 5: "Punktschätzer, Konfidenzintervalle").

In vielen medizinischen Anwendungen müssen komplexe Eigenschaften, wie beispielsweise die Lebensqualität, eines Patienten bewertet werden. Häufig lassen sich solche Eigenschaften nur durch die Erfassung einer Vielzahl von Einzelmerkmalen (Items) beschreiben. Die simultane Bewertung dieser Einzelmerkmale stellt ein komplexes Problem dar. Zeigen alle Items tendenziell in dieselbe Richtung (ein höherer Wert jedes Items entspricht einem Gewinn an Lebensqualität), so ist die additive Zusammenfassung der Items zu einem Score oder Index naheliegend. Es gibt viele Beispiele solcher Indizes (Spitzer Index, Karnofsky Index und SF-36 zur Beschreibung der Lebensqualität).

Die Zusammenfassung verschiedener Items zu einem Index ist jedoch nur dann sinnvoll, wenn alle einzelnen Merkmale dasselbe messen; man spricht in diesem Fall von *interner Konsistenz* oder *Reliabilität* des Index. Dabei geht man davon aus, dass – wenn alle Merkmale miteinander hoch korreliert sind – die interne Konsistenzforderung erfüllt ist. Als summarische Bewertungszahl betrachtet man in diesem Zusammenhang *Cronbachs-α*

$$\alpha = \frac{k}{k-1}\left(1 - \frac{\sum\limits_{i=1}^{k} s_{ii}}{\sum\limits_{i=1}^{k}\sum\limits_{j=1}^{k} s_{ij}}\right).$$

Diese Zahl repräsentiert im Wesentlichen den Anteil der Variabilität zwischen den Items an der Gesamtvarianz der Messung. Dabei wird die Variabilität zwischen den Items durch die Summe der paarweisen Kovarianzen s_{ij} und die Gesamtvarianz durch die Summe aller paarweisen Kovarianzen s_{ij} und Varianzen beschrieben.

Im günstigsten Falle der internen Konsistenz – alle Items sind korreliert mit $r = 1$ – ist $\alpha = 1$; im ungünstigsten Fall – alle Items sind unkorreliert mit $r = 0$ – ist $\alpha = 0$.

2.4.2 Nachweis der Gleichheit zweier Messmethoden

Eine klinisch bedeutsame Fragestellung, zu deren Beantwortung die Regressionsrechnung nur wenig beitragen kann, betrifft den Nachweis der "Gleichheit zweier Messmethoden" oder besser: der "Übereinstimmung zweier Messmethoden". Die positive Beantwortung dieser Frage zielt gegebenenfalls auf den Ersatz der einen Messmethode durch die andere. Deshalb ist der Nachweis der Gleichheit nur auf der Basis des Vergleichs bzw. der Übereinstimmung der individuellen klinischen Ergebnisse der Messmethoden zu führen. Stimmen nämlich die Mittelwerte zweier Messreihen überein, so besagt dies nicht dass die zwei zugrunde liegenden Merkmale über dem gesamten Messbereich übereinstimmen. Offensichtlich dient also der Vergleich der mittleren Ergebnisse beider Messmethoden nicht der Beantwortung der Frage. Entsprechend können sowohl Regressions- als auch Korrelationsrechnung nur zur Klärung von Nebenfragen eingesetzt werden, aber nicht zur Beantwortung der Frage nach der (individuellen) Übereinstimmung von Messmethoden. Dabei liegt der Verwendung der Regressionsrechnung meist der folgende unzulässige Schluss zugrunde: Stimmen die beiden Messmethoden perfekt überein, so liegen alle Werte auf der *Winkelhalbierenden* des x, y-Koordinatensystems. Diese Winkelhalbierende verläuft insbesondere durch den Nullpunkt. Also scheint es vernünftig zu sein, die Regressionsgerade der y-Werte auf die x-Werte zu berechnen. Man erwartet die näherungsweise Übereinstimmung des Achsenabschnitts mit dem Nullpunkt und des Regressionskoeffizienten mit dem Wert 1, d. h. der Steigung der Winkelhalbierenden. Gegen eine solche Vorgehensweise ist einzuwenden, dass individuelle (x, y)-Paare markante Abweichungen $x - y$ aufweisen können, obwohl der Regressionskoeffizient recht nahe bei 1 und der Achsenabschnitt nahe bei Null liegt. Schließlich ist zu beachten, dass die Regressionsgerade es lediglich ermöglicht, zu einem x-Wert den mittleren y-Wert vorherzusagen. Offensichtlich benötigt man jedoch keine mittlere Übereinstimmung, sondern eine Übereinstimmung von Wertepaaren. Entsprechendes gilt für eine Argumentation an Hand des Korrelationskoeffizienten. Der Nachweis einer hohen Korrelation – also eines strengen linearen Zusammenhangs zwischen den beiden Messmethoden – ist nicht ausreichend, da der Korrelationskoeffizient keine systematischen Abweichungen zwischen den beiden Messmethoden erfasst. Der Korrelationskoeffizient ändert sich auch unter (linearen) Maßstabsänderungen nicht. Eine solche Maßstabsänderung kann allerdings die Übereinstimmung der beiden Messmethoden entscheidend beeinflussen. Ferner ist zu beachten, dass der Korrelationskoeffizient steigt, wenn der Wertebereich größer wird, ein Effekt, der nicht die Übereinstimmung von Messmethoden reflektiert. Schließlich ist auch anzumerken, dass der Korrelationskoeffizient ein Maß für die Assoziation, nicht aber für die Gleichheit ist.

Letztlich bleibt festzustellen, dass die individuellen Differenzen für die Bewertung der Gleichheit zu betrachten sind (vgl. Bland und Altman, 1986). Die Regressionsrechnung kann in diesem Zusammenhang verwendet werden, um die Beziehung zwischen den individuellen Differenzen $x - y$ und dem individuellen mittleren Niveau $(x + y)/2$ zu klären. Dies ist eine Möglichkeit zu explorieren, ob die Unterschiede systematisch über dem Messbereich (Wertebereich) variieren oder nicht. Im ersten Fall ist ein von Null verschiedener Regressionskoeffizient zu erwarten.

2.4.3 Regression zur Mitte

Ein häufig in der klinischen Forschung zu beobachtendes Phänomen wird kurz *Regression zur Mitte* genannt. Damit wird der Effekt beschrieben, dass die Folgemessung von Patienten mit initial extrem hohen Ergebnissen häufig im Normbereich liegt. Dies ist besonders in der klinischen Forschung ein wichtiges Phänomen von weitreichender Bedeutung. So werden beispielsweise in klinischen Studien häufig Patienten eingeschlossen, die extreme Werte aufweisen, etwa besonders hohe Blutdruckwerte. Soll nun die Behandlung zu einer Verbesserung der Blutdruckwerte führen, so ist zu erwarten, dass auch ohne spezifische Behandlung spontane Blutdruckverbesserungen auftreten werden. Nehmen wir an, es handelt sich bei der unbehandelten Erkrankung um ein längerfristig stabiles Phänomen, bei dem zwischenzeitlich immer wieder Höhen und Tiefen des Blutdrucks auftreten. Wird ein Patient immer dann in die Studie eingeschlossen, wenn seine Blutdruckwerte gerade hoch sind, so ist die Chance für eine nachfolgend beobachtete Blutdrucksenkung höher als für eine Blutdrucksteigerung. In einer solchen Situation gilt es sicherzustellen, dass der Therapieeffekt größer ist als der spontan zu beobachtende Effekt.

Beobachtet wurde dieser Effekt erstmals von Galton. Er analysierte die Körpergröße von Vätern und deren Söhnen. Dabei beobachtete er, dass große Väter erwartungsgemäß auch große Söhne haben. Jedoch fällt die mittlere Größe der Söhne großer Väter geringer aus als die mittlere Größe der großen Väter selbst.

Methodisch lässt sich dies am Beispiel der Regression von y auf x erklären. Verändert x sich um eine Standardabweichung $\sqrt{s_{xx}}$, so ändert sich y um $b_{yx}\sqrt{s_{xx}} = r\sqrt{s_{yy}}$ Einheiten. Da r eine Zahl kleiner als 1 ist, variieren die Werte von y weniger um den y-Mittelwert.

2.5 Kontingenztafeln

Werden gleichzeitig zwei qualitative oder quantitative, jedoch diskrete Merkmale an jeder Beobachtungseinheit gemessen, so stellt man die Daten in Form einer *Kontingenztafel* dar.

Beispiel 2.4: Kontingenztafel zur Beschreibung des Zusammenhangs zwischen dem Rauchverhalten und dem Geschlecht
Die Beziehung zwischen den Merkmalen "Geschlecht" und dem Rauchverhalten bei Jugendlichen, basierend auf der Studie zu den koronaren Risikofaktoren (vgl. Tabellen 1.4, 1.5 und 1.6 auf den Seiten 23, 24 und 25), ist in Tabelle 2.5 veranschaulicht.

Tabelle 2.5. Kontingenztafel des Rauchenverhaltens in Abhängigkeit vom Geschlecht bei $n = 55$ Probanden (vgl. Tabelle 1.5 auf Seite 24 und Tabelle 1.6 auf Seite 25)

Geschlecht	Rauchverhalten			
	Nicht-raucher (0 Zig.)	Gelegenheits-raucher (1 – 4 Zig.)	Raucher (> 4 Zig.)	Zeilen-summe
männlich	18	4	6	28
weiblich	14	3	10	27
Spalten-summe	32	7	16	55

Eine spezielle Form der Kontingenztafel liegt vor, wenn der Zusammenhang zweier dichotomer ('0' bzw. '1' kodierter) Merkmale tabelliert wird. Die resultierende Tafel heißt *Vierfeldertafel.* Verfahren zur statistischen Analyse von Vierfeldertafeln werden in den Kapiteln 7: "Testen von Hypothesen II" und 11: "Epidemiologie", aber auch in Kapitel 4: "Bedingte Wahrscheinlichkeiten und Diagnostische Tests" besprochen.

2.6 Multivariate Analysen

Die obigen Betrachtungen legen natürlich auch die Möglichkeit der Analyse des Einflusses nicht nur einer, sondern mehrerer Einflussvariablen auf eine Zielvariable nahe. So ist etwa auch der simultane Einfluss verschiedener Dosierungen einer Substanz bei verschiedenen Applikationsdauern und unterschiedlichen Umgebungstemperaturen auf das Zellwachstum von Interesse. Ist die Zielvariable als stetig zu betrachten, so muss für die Analyse ein *multiples lineares Regressionsmodell* verwendet werden (es handelt sich also um eine Erweiterung der linearen Regressionsrechnung). Soll hingegen der Einfluss mehrerer Faktoren – etwa Exponiertheit, Nicht-Exponiertheit, Expositionsdauer, etc. – auf eine dichotome Zielvariable bewertet werden, so verwendet man häufig ein *logistisches Regressionsmodell*. Schließlich wird im Rahmen der Analyse von Überlebenszeiten (vgl. Kapitel 9: "Analyse von Überlebenszeiten") der multivariate Zusammenhang häufig mittels des von Cox (1972) vorgeschlagenen Regressionsmodells bewertet.

Bei der Formulierung eines multivariaten Modells stehen Fragen nach der Auswahl von Einflussvariablen (*Variablenselektion*) und dem möglichen gemeinsamen Effekt von Variablenkombinationen (*Wechselwirkungen, Interaktionen*, engl. *interaction*) eine besondere Rolle. Eine ausführliche Besprechung solcher multivariater Modelle geht jedoch über den Rahmen dieser Einführung hinaus. Als Einstieg in die Diskussion sei auf die Monographie von Fisher und van Belle (1993) hingewiesen.

2.7 Übungen

2.7.1 Testaufgaben

1. Die Regressionsgerade $y = b_{yx} x + a_{yx}$ minimiert die Summe der quadrierten Abstände der Punkte (x_j, y_j) von der Regressionsgeraden ...

   (A)   parallel zur Regressionsgeraden;

   (B)   parallel zur x-Achse;

   (C)   parallel zur y-Achse;

   (D)   senkrecht zur Regressionsgeraden.

   (E)   Keine der vorgenannten Antworten ist richtig.

2. Die Regressionsgerade von y auf x geht stets durch ...

   (A)   den Nullpunkt des Koordinatensystems;

   (B)   den Schwerpunkt $(\overline{x}, \overline{y})$;

   (C)   den Nullpunkt und den Schwerpunkt;

   (D)   mindestens zwei Punkte der Punktwolke;

   (E)   keinen Punkt der Punktwolke.

3. Beobachtet man an jeder Beobachtungseinheit zwei stetige Merkmale, so ist die geeignete Darstellungsform ...

   (A)   das Histogramm;

   (B)   das Stabdiagramm;

   (C)   die Kontingenztafel;

   (D)   die Punktwolke;

   (E)   das Flächendiagramm.

4. Für den Korrelationskoeffizienten r gilt stets:

(A) $0 \leq r$;

(B) $0 \leq r \leq 1$;

(C) $-1 \leq r \leq 1$;

(D) $-1 < r < 1$;

(E) $r \geq 1$.

5. Ein Versuch habe die folgenden Wertepaare geliefert: $(2; 8)$, $(3; 6)$, $(4; 4)$, $(5; 2)$. In diesem Fall beträgt der Korrelationskoeffizient ...

(A) $r = 0.5$;

(B) $r = 1$;

(C) $r = -0.5$;

(D) $r = -1$;

(E) $r = 0$.

6. Der Regressionskoeffizient b_{yx} der Regression von y auf x gibt an, um wie viele Einheiten ...

(A) die x-Werte sich im Mittel ändern, wenn die y-Werte um eine Einheit größer werden;

(B) die y-Werte sich im Mittel ändern, wenn die x-Werte um eine Einheit größer werden;

(C) y_j zunimmt, wenn x_j eine Einheit größer wird;

(D) x_j zunimmt, wenn y_j eine Einheit größer wird;

(E) y zunimmt, wenn x eine Standardabweichung größer wird.

2.7.2 Fragestellungen

1. In einem Versuch sollte das Absinken der Blutalkoholkonzentration bei einem 20-jährigen, gesunden Probanden (Körpergröße: 176 cm, Körpergewicht: 72 kg) bestimmt werden. Dazu musste der vor dem Trinkversuch ($t = 0$) nüchterne Proband innerhalb von 45 Minuten 0.75 Liter Rotwein trinken. Jeweils nach 1, 2, 4 und 10 Stunden wurde der Blutalkoholspiegel quantitativ in Promille [‰] bestimmt. Dabei ergaben sich die Messwerte in der folgenden Tabelle 2.7 .

Tabelle 2.6. Absinken der Blutalkoholkonzentration bei einem 20-jährigen gesunden Probanden über die Zeit

Nr.	Zeit [Stunden]	Blutalkohol [‰]
1	1	1.8
2	2	1.7
3	4	1.4
4	10	0.4

(A) Zeichnen Sie die zu dieser Messreihe gehörige Punktwolke.

(B) Berechnen und zeichnen Sie die Regressionsgerade.

(C) Interpretieren Sie das Ergebnis. Wann etwa (bezogen auf den Beginn des Trinkversuchs) ist der Blutalkoholspiegel unter 0.8 ‰ gesunken?

(D) Geben Sie für den Fall, dass ...

   (i) die Zeit in der obigen Messreihe in Minuten (statt Stunden) ...

   (ii) die Zeit zwar in Stunden, der Blutalkoholspiegel jedoch in Prozent (statt Promille) ...

   angegeben wird, den Anstieg der jeweiligen Regressionsgeraden an.

2. Zur Bestimmung einer Titrationskurve wurden zur Dosis (d) Extinktionen (y) gemessen (siehe Tabelle 2.7).

Tabelle 2.7. Extinktionen in Abhängigkeit von der Dosis

Nr.	Dosis (d)	Extinktion (y)
1	1	1.20
2	4	0.80
3	16	0.52
4	64	0.28

(A) Zeichnen Sie die Punktwolke der Originalwerte.

(B) Zeichnen Sie die Punktwolke der Extinktion in Abhängigkeit vom Logarithmus der Dosen. (Hinweis: Die Berechnungen vereinfachen sich, wenn Sie den Logarithmus zur Basis 2 verwenden.)

(C) Berechnen Sie die Regressionsgerade der Extinktion in Abhängigkeit vom Logarithmus der Dosen.

(D) Bestimmen Sie die aus der Regressionsgeraden berechnete Extinktion zur Dosis 8.

3. Es soll die Frage geklärt werden, ob zwei verschiedene Arten (A, B) der forcierten Darmentleerung zu unterschiedlichen Geschmacksirritationen führten. Im Rahmen einer randomisierten Doppelblindstudie (vgl. Kapitel 10: "Studienplanung") wurden mit jeder der beiden Methoden 190 Patienten behandelt. Von 97 Patienten ohne Geschmacksirritation waren 35 mit der Methode A behandelt worden. Von 208 Patienten mit mäßiger Geschmacksirritation waren 105 mit der Methode B behandelt worden. Schließlich klagten 75 über starke Geschmacksirritationen. Erstellen Sie die Kontingenztafel und beschreiben Sie den Effekt, den die Darmentleerungen auf die Häufigkeit der Geschmacksirritationen hatten.

4. Versuchen Sie, folgende Ergebnisse und Aussagen unter den in den Anmerkungen (Kapitel 2.6) genannten Gesichtspunkten kritisch zu bewerten!

(A) Die Merkmale Körpergewicht und Körpergröße der Schüler der Urliste zeigen einen deutlichen Zusammenhang ($r = 0.69$). Die Regressionsgerade des Gewichts auf die Größe lautet "Gewicht = 0.83 × Größe − 77.4" und bietet die Möglichkeit, das Durchschnittsgewicht für bestimmte Körpergrößen zu schätzen.

(B) Bei der Untersuchung der Zusammenhänge der verschiedenen Blutdruckparameter fand man folgende Korrelationskoeffizienten:

Tabelle 2.8. Beispiele für Korrelationskoeffizienten

Merkmal X	Merkmal Y	Korrelationskoeffizient r
Systol. 1. Msg.	Diastol. 1. Msg.	$r = 0.41$
Systol. 1. Msg.	Amplitude	$r = 0.77$
Diastol. 1. Msg.	Amplitude	$r = -0.27$
Systol. 1. Msg.	Systol. 2. Msg.	$r = 0.90$
Systol. 1. Msg.	Systol. Abfall 1. zu 2. Msg.	$r = 0.52$

(C) Bei Schulkindern im Alter von 6 bis 10 Jahren wurde eine Untersuchung über den Zusammenhang zwischen manueller Geschicklichkeit und Körpergewicht durchgeführt. Aus den Daten ergab sich ein Korrelationskoeffizient von $r = 0.45$ (Pfanzagl, 1972, 1974).

(D) Die Zahl der Geburten in Deutschland ist mit der Zahl der Störche positiv korreliert.

(E) Die Schuhgröße von Arbeitnehmern ist mit ihrem Einkommen positiv korreliert.

Kapitel 3:
Wahrscheinlichkeitsrechnung

3.1 Wahrscheinlichkeit und relative Häufigkeit

Die Ergebnisse medizinischer Behandlungen lassen sich als "zufällige" Ergebnisse verstehen, da in der Regel nicht alle Faktoren bekannt sind, die auf das Ergebnis einwirken. Die Angabe von Wahrscheinlichkeiten zielt dabei auf die Quantifizierung des Zufalls. Insofern ist der Begriff "Wahrscheinlichkeit in der medizinischen Statistik von grundlegender Bedeutung. Jedoch ist zu beachten, dass dem Begiff "Wahrscheinlichkeit" ein theoretisches Konzept zugrunde liegt, dem in der Praxis nur annähernd entsprochen werden kann. In diesem Rahmen muss angemerkt werden, dass oftmals ein fehlendes oder falsches Verständnis des Wahrscheinlichkeitsbegriffes zu Fehlinterpretationen führt. Betrachten wir etwa den Fall, dass ein Arzt einem Tumorpatienten mitteilt, dieser habe nach einer Chemotherapie eine 50%ige Chance die nächsten zwei Jahre zu überleben. Diese Aussage ist nicht dahingehend zu verstehen, dass von zwei gleichzeitig behandelten Patienten der eine innerhalb der ersten beiden Jahre verstirbt, der andere jedoch dann mit 100%iger Sicherheit die zwei Jahre überlebt. Vielmehr ist die Aussage so zu verstehen, dass in einem großen Kollektiv von Patienten nahezu die Hälfte die nächsten zwei Jahre überlebt, die andere Hälfte jedoch nicht. Ein individuelles Schicksal wird durch diese Aussage nur indirekt impliziert. Bedingt ist dies durch den Umstand, dass dem behandelnden Arzt nicht alle Einflussfaktoren bekannt sein können, die eine sichere, individuelle Prognose gestatten.

In der klinischen Praxis sind uns Wahrscheinlichkeiten nicht unmittelbar zugänglich. Stattdessen beobachten wir lediglich Häufungen von Ereignissen. Diese beschreiben wir mit absoluten oder relativen Häufigkeiten.

Im Folgenden wird ein eher pragmatischer Zugang zur Wahrscheinlichkeitsrechnung vorgestellt. Eine mehr formale Darstellung findet sich in Kapitel 4: "Bedingte Wahrscheinlichkeiten und Diagnostische Tests".

Beispiel 3.1: Relative Häufigkeiten des Geschlechts von Neugeborenen in sieben Kliniken

Nehmen wir an, dass auf Grund von Beobachtungen der Geschlechtsverteilung von Neugeborenen in sieben Kliniken innerhalb eines Monats die Geschlechtsverteilung in einer Stadt vorhergesagt werden soll.

Tabelle 3.1. Häufigkeiten für männliche und weibliche Neugeborene in sieben Kliniken (absolute und relative Häufigkeiten, absolute und relative Summenhäufigkeiten)

Klinik	An-zahl	kum. An-zahl	abs. Hfk.	rel. Hfk. [%]	abs. Summen-hfk.	rel. Summen-hfk. [%]	abs. Hfk.	rel. Hfk. [%]	abs. Summen-hfk.	rel. Summen-hfk. [%]
				männlich				weiblich		
A	8	8	5	62.5	5	62.5	3	37.5	3	37.5
B	13	21	4	30.8	9	42.9	9	69.2	12	57.1
C	18	39	11	61.1	20	51.3	7	38.9	19	48.7
D	19	58	6	31.6	26	44.8	13	68.4	32	55.2
E	24	82	13	54.2	39	47.6	11	45.8	43	52.4
F	16	98	5	31.3	44	44.9	11	68.8	54	55.1
G	14	112	13	92.9	57	50.9	1	7.1	55	49.1

Abbildung 3.1 auf Seite 49 veranschaulicht die relativen Häufigkeiten für männliche Neugeborene der einzelnen Kliniken aus Tabelle 3.1. Es zeigen sich starke Abweichungen zwischen den einzelnen Kliniken, die jedoch durch die relativen Summenhäufigkeiten ausgeglichen werden (Stabilität der relativen Häufigkeiten). Dies ist ein Effekt, der sich in ähnlicher Weise auch bei sehr großen Gruppen von Personen zeigen wird, etwa bei der Erhebung aller Geburten einer Stadt oder eines Landes.

In dem vorangehenden Beispiel konnte man beobachten, dass die "Schätzung" der *Wahrscheinlichkeit* eines Ereignisses durch die relative Häufigkeit bzw. die relative Summenhäufigkeit immer genauer wird, je größer die Versuchsreihe wird (*long run*). Dieser Zusammenhang wird das *Gesetz der großen Zahlen* genannt.

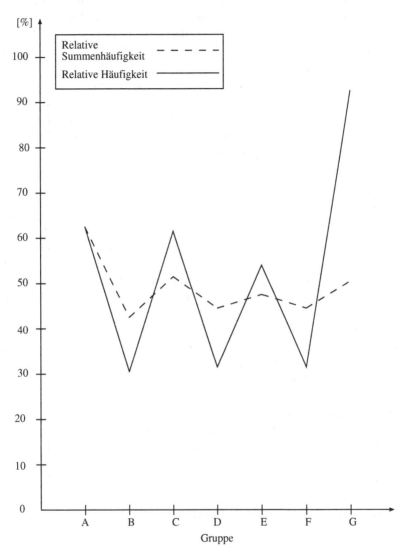

Abb. 3.1. Relative Häufigkeiten und Summenhäufigkeiten der männlichen Neugeborenen in sieben Kliniken

Für die Beschreibung der relativen Häufigkeiten in Beispiel 3.1 durch ein "Wahrscheinlichkeitsmodell" sind die folgenden Vorüberlegungen hilfreich: In der Regel geht man davon aus, dass es keine Unausgewogenheit hinsichtlich der Geschlechtsverteilung gibt. Das heißt, es gibt zunächst keinen einleuchtenden Grund dafür, dass Jungen häufiger geboren werden als Mädchen. Dies würde dafür sprechen, dass Jungen mit der gleichen Wahrscheinlichkeit geboren werden wie Mädchen. In diesem Fall wäre die Wahrscheinlichkeit 0.5. Ein solcher Wert von 0.5 sollte sich idealerweise als relative Häufigkeit in "sehr großen" Beobachtungsreihen ergeben. Diese implizite Definition der "Wahrscheinlichkeit" führt dazu, dass sich für Wahrscheinlichkeiten Eigenschaften analog zu denen der relativen Häufigkeiten formulieren lassen. Offensichtlich ordnen wir Wahrscheinlichkeitsangaben Zahlen im Bereich von 0 bis 1 oder, prozentual ausgedrückt, im Bereich von 0 bis 100 % zu. Unwahrscheinlichen Ereignissen wird dabei eine Wahrscheinlichkeit nahe bei Null zugeordnet. Entsprechend erhält das "sichere" Ereignis die Wahrscheinlichkeit 1.

3.1.1 Additionssatz

Soll die Wahrscheinlichkeit für ein nicht normalgewichtiges Neugeborenes[1] angegeben werden, so lässt sich diese Wahrscheinlichkeit durch die Summe der Wahrscheinlichkeiten für ein Neugeborenes unter 2500 [g] plus die Wahrscheinlichkeit für ein Neugeborenes über 4500 [g] berechnen. Dies gelingt, weil ein solches Kind bei der Geburt entweder ein Gewicht unter 2500 oder über 4500 [g] aufweist. Beides gleichzeitig ist nicht möglich. Man spricht von "unvereinbaren" (*disjunkten*) Ereignissen. Die obige additive Eigenschaft der Wahrscheinlichkeit beschreibt der *Additionssatz*. Dieser besagt: Wenn zwei Ereignisse disjunkt sind, so ergibt sich die Wahrscheinlichkeit für das "Gesamtereignis" – die Vereinigung der beiden Ereignisse – als Summe der Wahrscheinlichkeiten der Einzelereignisse. Als Konsequenz des Additionssatzes zeigt sich, dass die Wahrscheinlichkeit für ein Neugeborenes unter (oder gleich) 2500 [g] berechnet werden kann als 1 minus der Wahrscheinlichkeiten für ein Neugeborenes über 2500 [g]. Der Grund dafür ist, dass die "Geburtsgewichte unter (oder gleich) 2500 [g]" und "Geburtsgewichte über 2500 [g]" sich gegenseitig ausschließen und in der Summe das sichere Ereignis, das mit Wahrscheinlichkeit 1 auftritt, ergeben.

3.1.2 Multiplikationssatz

Eine andere Eigenschaft der Wahrscheinlichkeit bezieht sich auf unabhängige Ereignisse. Die Eigenschaft wird insbesondere im Kapitel 4: "Bedingte Wahrscheinlichkeiten und Diagnostische Tests" Anwendung finden. Man nennt zwei Ereignisse unabhängig, wenn die Wahrscheinlichkeit für das gemeinsame

---

[1] Das Normalgewicht eines Neugborenen ist zwischen 2500 und 4500 [g] definiert.

Auftreten der Ereignisse gleich dem Produkt der Wahrscheinlichkeit für die Einzelereignisse ist (*Multiplikationssatz*).

Um diese Eigenschaft zu verstehen, betrachten wir das folgende Beispiel:

Beispiel 3.2: Multiplikationssatz bei relativen Häufigkeiten

Nehmen wir an, es ist die Wahrscheinlichkeit dafür anzugeben, dass das ältere Kind einer Familie mit zwei Kindern ein Mädchen und das jüngere Kind ein Junge ist. Für die Berechnung der Wahrscheinlichkeit wollen wir wieder von der idealisierten Wahrscheinlichkeit von 0.5 für die Geburt eines Mädchens ausgehen. Offensichtlich können die Kinder der Familien dem Alter nach geordnet werden. Nun betrachten wir eine Gruppe von 400 Familien mit je zwei Kindern, wobei wir Zwillinge ausschließen. Wenn unsere Wahrscheinlichkeitsannahme zutrifft, dürfen wir erwarten, dass bei 200 Familien das ältere Kind ein Mädchen ist, ganz egal welches Geschlecht das jüngere Kind aufweist. Eine weitere vernünftige Annahme besagt, dass das Geschlecht des zweiten Kindes vom Geschlecht des ersten Kindes unbeeinflusst ist. Wir sagen, das Geschlecht des ersten Kindes ist unabhängig vom Geschlecht des zweiten Kindes. Dies impliziert, dass bei den 200 Familien, bei denen das ältere Kind ein Mädchen ist, in 50 % (100 Familien) das jüngere Kind ein Junge sein wird. Damit hätten wir für das gesuchte Geschwisterpaar einen Anteil von 100 zu 400 oder eine Wahrscheinlichkeit von 1/4. Dies entspricht aber auch der Wahrscheinlichkeit für einen Jungen multipliziert mit der Wahrscheinlichkeit für ein Mädchen: 1/2 × 1/2. Zusammenfassend ergibt sich also, dass die Wahrscheinlichkeit dafür, dass in einer Familie mit zwei Kindern das ältere Kind ein Mädchen und das jüngere Kind ein Junge ist, gleich der Wahrscheinlichkeit für einen Jungen multipliziert mit der Wahrscheinlichkeit für ein Mädchen ist. Implizit wurde dabei angenommen, dass das Geschlecht des ersten Kindes unabhängig vom Geschlecht des zweiten Kindes ist.

In diesem Zusammenhang sei auf folgenden Aspekt hingewiesen: Die Menge der möglichen Ereignisse in diesem Experiment besteht nicht mehr aus dem Geschlecht "Junge" oder "Mädchen", sondern aus der Menge aller Zweier-Kombinationen von Geburten "Junge – Mädchen". Dabei ist wiederum zu beachten, dass auf Grund der Reihenfolge – älteres und jüngeres Kind – die Kombinationen (Junge, Mädchen) und (Mädchen, Junge) unterschiedliche Ereignisse darstellen (vgl. die Ausführungen zum Wahrscheinlichkeitsbaum weiter unten).

3.1.3 Laplace-Experimente

Von besonderer Bedeutung sind so genannte *Laplace-Experimente*. Bei einem solchen Experiment sind alle Ereignisse, die sich aus nur einem Ergebnis zusammensetzen, gleich wahrscheinlich. Die Wahrscheinlichkeit eines Ereignisses lässt sich in diesem Fall durch den Quotienten aus der Anzahl der "günstigen" und der Anzahl der "möglichen" Ergebnisse bestimmen.

Laplace-Experimente haben eine besondere Bedeutung bei der Stichprobenauswahl. Sollen beispielsweise im Rahmen einer epidemiologischen Studie Beobachtungen zu einer bestimmten Fragestellung auf Basis einer "repräsentativen" Stichprobe gewonnen werden, so wählt man meist eine "Zufallsstichprobe", bei der jede Person aus der zu betrachtenden Gesamtheit die gleiche Wahrscheinlichkeit hat, in die Stichprobe aufgenommen zu werden (vgl. Kapitel 10: "Studienplanung").

3.1.4 Wahrscheinlichkeitsbaum

Grafisch lässt sich im Falle endlich vieler möglicher Ergebnisse (Merkmalsausprägungen) das Wahrscheinlichkeitsmodell, das dem Experiment zugrunde liegt, durch eine Baumstruktur veranschaulichen. Die Äste der Baumstruktur repräsentieren dabei die Übergangswahrscheinlichkeiten von einem Knoten zum anderen. Die Knoten repräsentieren Ereignisse.

Beispiel 3.3: Wahrscheinlichkeiten für die möglichen Kombinationen von Blutgruppen bei zwei Personen

Die Blutgruppen des AB0-Systems kommen in Mitteleuropa mit folgenden Wahrscheinlichkeiten vor (näherungsweise):

$$P(\text{A}) = 9/20; P(0) = 8/20; P(\text{B}) = 2/20; P(\text{AB}) = 1/20.$$

Betrachtet man nur die Blutgruppenzugehörigkeit, d. h. man vernachlässigt z. B. Rhesusfaktoren, so könnte für die Vorratslagerung in einer Blutbank das Ereignis $\mathcal{V}$ – ein Empfänger und ein Spender haben verträgliche Blutgruppen – von Interesse sein. Dabei kann von der Faustregel "0 ist Universalspender" und "AB ist Universalempfänger" ausgegangen werden, wobei zur Vereinfachung angenommen wird, dass der notwendige Kreuztest kein widersprüchliches Ergebnis liefert.

Das Ereignis $\mathcal{V}$ "verträgliche Blutgruppen" liegt vor, wenn ein Spender Blutgruppe 0 (Universalspender), ein Empfänger Blutgruppe AB (Universalempfänger) oder Empfänger und Spender übereinstimmende Blutgruppen aufweisen. Dann gilt mit den obigen Angaben $P(\mathcal{V}) = 0.6425$

Spender   Empfänger   Wahrscheinlichkeiten
Blutgruppe   Blutgruppe

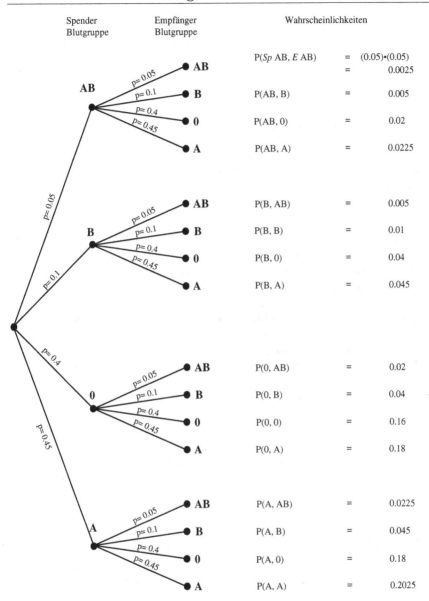

$P(Sp\ AB, E\ AB)$ =   (0.05)•(0.05)
                     =   0.0025

$P(AB, B)$ =   0.005

$P(AB, 0)$ =   0.02

$P(AB, A)$ =   0.0225

$P(B, AB)$ =   0.005

$P(B, B)$ =   0.01

$P(B, 0)$ =   0.04

$P(B, A)$ =   0.045

$P(0, AB)$ =   0.02

$P(0, B)$ =   0.04

$P(0, 0)$ =   0.16

$P(0, A)$ =   0.18

$P(A, AB)$ =   0.0225

$P(A, B)$ =   0.045

$P(A, 0)$ =   0.18

$P(A, A)$ =   0.2025

Abb. 3.2. Wahrscheinlichkeitsbaum für die möglichen Kombinationen von Blutgruppen bei einem Blutspender und einem Blutempfänger

(vgl. Abbildung 3.2, Seite 53). Zu beachten ist, dass bei den Berechnungen nur zwei einfache Regeln der Wahrscheinlichkeitsrechnung verwendet wurden: Die Unabhängigkeit (Multiplikation der Wahrscheinlichkei-

ten für die Blutgruppen von Spendern und Empfängern) sowie der Additionssatz (Summieren der Wahrscheinlichkeiten für alle verträglichen Blutgruppenkonstellationen).

3.2 Binomialverteilung

Spenden 10 Personen Blut, so könnte die Frage interessieren, wie groß die Wahrscheinlichkeit für mindestens vier Universalspender ist. Diese Frage lässt sich mit Hilfe eines Wahrscheinlichkeitsbaums lösen. Dabei ist zu beachten, dass dieser Baum zwei Äste (Universalspender mit der Wahrscheinlichkeit $p = 8/20$ bzw. kein Universalspender mit der Wahrscheinlichkeit $1 - p = 12/20$) und 10 Knoten hat, d. h. $2^{10} = 1024$ Enden. Ein Zugang über den Wahrscheinlichkeitbaum ist nicht mehr praktikabel, so dass ein formaler Zugang notwendig wird.

Beispiel 3.4: Wahrscheinlichkeit für $k = 4$ Universalspender unter 5 Blutspendern (Binomialverteilung)

Beispielhaft berechnen wir zunächt die Wahrscheinlichkeit für $k = 4$ Universalspendern unter 5 Blutspendern. Dazu nehme man zunächst an, dass die ersten vier Spender der Stichprobe Universalspender sind und der letzte nicht, so dass die Wahrscheinlichkeit für eine solche Konstellation

$$p^4(1 - p)^1 = 0.4^4(1 - 0.4)^1 = 0.0154$$

beträgt, wenn eine Unabhängigkeit zwischen den Individuen vorausgesetzt wird. Dabei beachte man, dass die Exponenten die Anzahl der Erfolge bzw. Misserfolge in der Stichprobe und die Summe der Exponenten der Gesamtzahl der Individuen entsprechen.

Fragt man jedoch allgemeiner nach der Wahrscheinlichkeit für genau 4 Universalspender (Erfolge) unter 5 Spendern, so können mehrere Abfolgen auftreten. Bezeichnet man "Universalspender" mit "1" und "kein Universalspender" mit "0", so können sich die Abfolgen

$$(1, 1, 1, 1, 0); \ (1, 1, 1, 0, 1); \ (1, 1, 0, 1, 1); \ (1, 0, 1, 1, 1); \ (0, 1, 1, 1, 1)$$

ergeben.[2] Da diese Abfolgen alle mit der gleichen Wahrscheinlichkeit von $0.4^4(1 - 0.4)^1$ auftreten, gilt (Additionssatz für disjunkte Ereignisse):

$$P(genau \ 4 \ Universalspender) = 5 \times 0.4^4(1 - 0.4)^1 = 0.0768 \ .$$

---

[2] Bildet man die Summe der "1" in jeder Abfolge, so ergibt sich die Anzahl $k = 4$.

Entsprechende Überlegungen führen im Falle von genau 3 Universalspendern unter 5 Spendern zu:

$$P(\text{genau 3 Universalspender}) = 10 \times 0.4^3(1 - 0.4)^2 = 0.2304 \,.$$

Die Wahrscheinlichkeitsfunktion für die Zahl der Universalspender (Erfolgswahrscheinlichkeit $p = 0.4$) unter $n = 5$ Spendern ist in Abbildung 3.3 dargestellt.

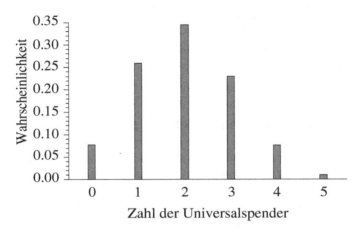

Abb. 3.3. Wahrscheinlichkeitsfunktion ($\mathcal{B}(5, 0.4)$) der Zahl der Universalspender in einer Stichprobe vom Umfang $n = 5$

Die obige Vorgehensweise lässt sich nun auf Stichproben mit größerem Umfang anwenden. Dazu wollen wir davon ausgehen, dass als Ergebnis jedes einzelnen Versuchs ein Erfolg (Eintrittswahrscheinlichkeit p) oder ein Misserfolg (Eintrittswahrscheinlichkeit $1 - p$) beobachtet wird. Offensichtlich beträgt die Wahrscheinlichkeit für eine bestimmte Abfolge von k Erfolgen unter n Experimenten gerade

$$p^k(1 - p)^{n-k} \,.$$

Vorausgesetzt, die Annahme der unabhängigen Versuchsausgänge für die n Experimente ist gerechtfertigt, so treten in k der n Experimente Erfolge mit Eintrittswahrscheinlichkeit p und in den restlichen $n - k$ Experimenten Misserfolge mit den Eintrittswahrscheinlichkeiten $1 - p$ auf. Die Zahl der möglichen Abfolgen berechnet man mit Hilfe der *Binomialkoeffizienten*. Sind von n Experimenten genau k erfolgreich verlaufen, so gibt es dafür $\binom{n}{k}$ (sprich "n über k") verschiedene (disjunkte) Versuchsserien, die jeweils mit der Wahrscheinlichkeit $p^k(1 - p)^{n-k}$ auftreten. Dabei ist $\binom{n}{k}$ definiert durch

$$\binom{n}{k} = \frac{n!}{k!\,(n - k)!} = \frac{n \times (n - 1) \times \cdots \times (n - k + 1)}{1 \times 2 \times \cdots \times k} \,.$$

Es gelten

$$\binom{n}{0} = \binom{n}{n} = 1 \; ; \quad \binom{n}{k} = \binom{n}{n-k} \quad \text{und} \quad \binom{n+1}{k+1} = \binom{n}{k} + \binom{n}{k+1} \; .$$

Beispiel 3.5: Berechnung des Binomialkoeffizient für $n = 5$ und $k = 4$

Für $n = 5$ und $k = 4$ ergibt sich:

$$\binom{5}{4} = \frac{5 \times 4 \times \cdots \times 2}{1 \times 2 \times \cdots \times 4} = 5 \; .$$

Damit ist die Wahrscheinlichkeit für genau k Erfolge bei der Durchführung von n unabhängigen Experimenten

$$\binom{n}{k} p^k (1-p)^{n-k} \; ,$$

wenn die Wahrscheinlichkeit für einen Erfolg in einem Einzelexperiment p beträgt.

Die vorangehenden Bemerkungen lassen sich wie folgt zusammenfassen: Im Rahmen eines Zufallsexperimentes wurde bei n Versuchen die Gesamtzahl k der Erfolge (Erfolgswahrscheinlichkeit p) ermittelt. Diese Gesamtzahl variiert offensichtlich zufallsabhängig zwischen 0 und n. In der deskriptiven Statistik haben wir das entsprechende Merkmal "Gesamtzahl der Erfolge" als diskret bezeichnet. Um nun zum Ausdruck zu bringen, dass den Ausprägungen des Merkmals Wahrscheinlichkeiten zuzuordnen sind, nennt man das diskrete Merkmal eine *diskrete Zufallsvariable*. So wie in der beschreibenden Statistik die relativen Häufigkeiten des diskreten Merkmals an Hand eines Stabdiagramms visualisiert werden, werden auch die Wahrscheinlichkeiten der diskreten Zufallsvariablen grafisch veranschaulicht. Die entsprechende Darstellung heißt hier jedoch *Wahrscheinlichkeitsfunktion* (vgl. Abbildung 3.3, Seite 55).

Im vorangehenden Spezialfall nennt man die diskrete Zufallsvariable, die als Werte die Zahl der Erfolge k bei der n-fachen Wiederholung unabhängiger Experimente mit Erfolgswahrscheinlichkeit p aufweist, *binomialverteilt* nach $\mathcal{B}(n,p)$.

Aus der Symmetrie des Binomialkoeffizienten ergibt sich, dass die Wahrscheinlichkeit, in n Experimenten genau k Erfolge mit der Erfolgswahrscheinlichkeit p zu beobachten, gleich der Wahrscheinlichkeit für genau $n-k$ Erfolge unter n Experimenten mit der Erfolgswahrscheinlichkeit $1-p$ ist:

$$\binom{n}{k} p^k (1-p)^{n-k} = \binom{n}{n-k} (1-p)^{n-k} p^k \; .$$

3.3 Stetige Zufallsvariable und Dichtefunktion

Im vorangehenden Abschnitt haben wir so genannte diskrete Zufallsvariablen vorgestellt worden. Die Argumentation lässt sich für Merkmale mit kontinuierlichen Werten wie folgt modifizieren: Betrachten wir das Beispiel der Bestimmung der Körpergröße von Patienten im Rahmen einer klinischen Studie. Über die Körpergröße des nächsten, in die Studie eingeschlossenen männlichen Patienten lässt sich zunächst keine exakte, sondern nur eine Wahrscheinlichkeitsaussage treffen. Es ist zu erwarten, dass die Messung der Körpergröße eines erwachsenen Mannes eher einen Wert in der Nähe von 1.75 m als in der Nähe von 1.40 m oder 2.10 m liefert. Somit sind die Werte um 1.75 m "wahrscheinlicher" als Werte um 1.40 m oder 2.10 m. Beobachtete Messergebnisse liegen dichter um 1.75 m als um 1.40 m oder 2.10 m. Dabei nehmen wir an, dass zumindest theoretisch innerhalb eines Messbereichs jeder beliebige Messwert möglich ist. Das betrachtete Merkmal (hier die Körpergröße) wird in diesem Sinne als *stetige Zufallsgröße* bezeichnet.

Die oben beschriebene Charakteristik stetiger Zufallsvariablen des unterschiedlich dichten Auftretens von Messwerten x kann als Wahrscheinlichkeitsbelegung der Messskala aufgefasst werden und wird formal durch einen funktionalen Zusammenhang ausgedrückt. Die sich ergebende Funktion nimmt nur nicht-negative Werte an und heißt *Dichte* bzw. *Dichtefunktion $f(x)$ der Zufallsvariablen* $\mathcal{X}$, wobei x den Messwert (die Realisation) der Zufallsvariablen $\mathcal{X}$ bezeichnet. Sie ist das theoretische Analogon zum Histogramm zur Darstellung der relativen Häufigkeiten von n Messwerten eines stetigen Merkmals.

Flächenstücke unter der Dichtefunktion über einem Intervall der x-Achse geben die Wahrscheinlichkeit an, mit der die Zufallsgröße Werte innerhalb dieses Intervalls annimmt. Folgerichtig entspricht der Flächeninhalt unter der Gesamtkurve der Wahrscheinlichkeit des sicheren Ereignisses und hat daher den Wert 1. Da einem isolierten Punkt auf der x-Achse unter der Dichtefunktion die Fläche 0 zukommt, ist die Wahrscheinlichkeit, dass die Zufallsgröße einen bestimmten festen Wert annimmt, gleich 0 (im Beispiel etwa die Wahrscheinlichkeit, dass ein Wehrpflichtiger eine Körpergröße von exakt 1.7000... m hat; beliebige Messgenauigkeit vorausgesetzt). Ordnet man jedem Wert x auf der Abszisse die Wahrscheinlichkeit zu, mit der die Zufallsgröße $\mathcal{X}$ Werte bis zu der Zahl x annimmt, so heißt diese Zuordnung *Verteilungsfunktion $(F(x))$*. Für jedes x ist $F(x)$ somit die Fläche unter der Dichte f von $-\infty$ bis zur Stelle x, also als Integral darzustellen:

$$F(x) = \int_{-\infty}^{x} f(u)du \,.$$

Diese Verteilungsfunktion ist das theoretische Analogon zur empirischen Verteilungsfunktion in einer Stichprobe (Kapitel 1: "Univariate Statistik"). Die gedankliche Brücke für den Übergang von der empirischen zur theoretischen Verteilungsfunktion bildet die folgende vereinfacht formulierte Überlegung: Die empirische Verteilungsfunktion eines stetigen Merkmals beobachtet in einer beliebig großen Stichprobe mit beliebig großer Messgenauigkeit ist gleich der (theoretischen) Verteilungsfunktion.

Im Folgenden werden beispielhaft die Normalverteilung und die log-Normalverteilung besprochen. Weitere Beispiele, nämlich die χ^2-Verteilung und die t-Verteilung, werden in den Kapiteln 6 und 7: "Testen von Hypothesen I und II" erörtert.

3.3.1 Kenngrößen der Verteilung einer Zufallsvariablen

Zur Charakterisierung der Verteilung einer Zufallsgröße lassen sich, ähnlich wie im Rahmen der Beschreibung von Merkmalen, Kenngrößen angeben wie *Erwartungswert* $E(\mathcal{X})$, *Varianz* $Var(\mathcal{X})$ oder *Verteilungsquantile*. So ist beispielsweise das 0.95-Quantil jener Wert, unter dem im longrun 95 % der Beobachtungen liegen werden.

Wie bei der obigen Einführung von Zufallsvariablen sowie analog zu den Betrachtungen in der beschreibenden Statistik ist zwischen diskreten und stetigen Zufallsgrößen zu unterscheiden. Kehren wir zunächst zu den diskreten Zufallsvariablen zurück. Für eine solche Zufallsvariablen $\mathcal{Y}$ lässt sich der *Erwartungswert* $E(\mathcal{Y})$ an Hand der möglichen Beobachtungen y_j und der Wahrscheinlichkeit p_j ihres Auftretens berechnen durch

$$E(\mathcal{Y}) = \sum_j y_j \, p_j \; .$$

Der Erwartungswert ist ein gewichtetes Mittel. Im "physikalischen" Sinne entspricht er dem Schwerpunkt mit den entsprechenden Wahrscheinlichkeiten als Massen.

Die *Varianz* einer diskreten Zufallsvariablen $\mathcal{Y}$ ist allgemein definiert durch

$$Var(\mathcal{Y}) = \sum_j [y_j - E(\mathcal{Y})]^2 p_j \; .$$

Sie ist ein Streuungsmaß für die Verteilung. Für eine nach $\mathcal{B}(n,p)$ binomialverteilte Zufallsvariable $\mathcal{Y}$ ergeben sich der Erwartungswert

$$E(\mathcal{Y}) = n \cdot p$$

und die Varianz
$$\mathrm{Var}(\mathcal{Y}) = n \cdot p \cdot (1 - p) \, .$$

Beispiel 3.6: Erwartungswert und Varianz der Binomialverteilung mit $n = 5$ und $p = 0.4$

Für die Binomialverteilung bei $n = 5$ Spendern mit der Erfolgswahrscheinlichkeit 0.4 in Beispiel 3.4 auf Seite 54 ergeben sich der Erwartungswert

$$\mathrm{E}(\mathcal{Y}) \quad = \quad 2.0$$

und die Varianz

$$\mathrm{Var}(\mathcal{Y}) \quad = \quad 1.2 \, .$$

Für stetige Zufallsvariablen $\mathcal{X}$ müssen bei der Berechnung der Parameter wie Erwartungswert und Varianz anstatt der Wahrscheinlichkeiten die Werte der Dichtefunktionen berücksichtigt werden. Darüber hinaus ist die Summation über die (möglichen) Werte der Zufallsgröße durch die Integration zu ersetzen. Dann ergeben sich:

$$\mathrm{E}(\mathcal{X}) = \int_{-\infty}^{\infty} x \, f(x) \, dx$$

$$\mathrm{Var}(\mathcal{X}) = \int_{-\infty}^{\infty} (x - \mathrm{E}(\mathcal{X}))^2 \, f(x) \, dx$$

3.3.2 Standardisierung einer Zufallsvariablen

Subtrahiert man von jedem Wert der Zufallsgröße $\mathcal{X}$ den Erwartungswert $\mathrm{E}(\mathcal{X})$ (was einer Verschiebung der Messskala entspricht) und teilt das Ergebnis durch die Wurzel aus der Varianz $\mathrm{Var}(\mathcal{X})$ (was einer Normierung der Messskala entspricht), so resultiert eine neue Zufallsgröße $\mathcal{Z}$, die *Standardisierung* von $\mathcal{X}$

$$\mathcal{Z} = \frac{\mathcal{X} - \mathrm{E}(\mathcal{X})}{\sqrt{\mathrm{Var}(\mathcal{X})}} \, .$$

Diese ist dadurch charakterisiert, dass sie den Erwartungswert $\mathrm{E}(\mathcal{Z})=0$ und die Varianz $\mathrm{Var}(\mathcal{Z})=1$ hat. Die standardisierte Zufallsgröße gibt an, um wieviele Standardabweichungen eine Beobachtung über bzw. unter dem Erwartungswert liegt. Der standardisierte Wert wird von einfachen Maßstabsänderungen (z. B. Centimeter anstatt Meter, Grad Celsius anstatt Fahrenheit) nicht beeinflusst.

Beispiel 3.7: Standardisierung des Risikogeburtsgewichtes für Knaben und Mädchen

Nach der WHO-Norm spricht man von einer Risikogeburt, wenn das Geburtsgewicht eines Neugeborenen unter 2.700 [g] liegt. Aus langjährigen Beobachtungen weiss man, dass die Geburtsgewichte in NRW bei Knaben im Mittel bei 3.400 [g] (SD 400 [g]) und bei Mädchen im Mittel bei 3.300 [g] (SD 350 [g]) liegen. Damit betragen die standardisierten Geburtsgewichte von Risikogeburten bei

$$\text{Knaben:} \quad \frac{2700 - 3400}{400} = -1.75 \,,$$

$$\text{Mädchen:} \quad \frac{2700 - 3300}{350} = -1.71 \,.$$

3.4 Zentraler Grenzwertsatz und Normalverteilung

Wird eine Zufallsgröße durch viele unabhängige Einflüsse mit kleiner Wirkung bestimmt, beobachtet man oft, dass sowohl die Wahrscheinlichkeitsfunktion als auch die Wahrscheinlichkeitsdichte eine charakteristische Form annehmen: die der *Gauss'schen Fehler-* oder *Normalverteilung*. Der Kurvenverlauf dieser Verteilung ist glockenförmig; die Kurve verläuft symmetrisch um den Erwartungswert, besitzt im Abstand einer Standardabweichung vom Erwartungswert Wendepunkte und nähert sich asymptotisch der x-Achse. Der obige Sachverhalt der Beobachtung einer Normalverteilung beim unabhängigen, additiven Zusammenwirken vieler kleiner Einflussgrößen wird durch den *zentralen Grenzwertsatz* beschrieben. Bei Zufallsexperimenten, wo diese Annahmen als zutreffend angesehen werden können, wird die Normalverteilung als Modell zugrunde gelegt. In den Abbildungen 3.4 und 3.5 auf den Seiten 61 und 62 wird dieser Sachverhalt visualisiert. Ausgehend von einer diskreten Verteilung der Episoden von Otitis Media in den ersten zwei Lebensjahren eines Säuglings beobachtet man, dass bereits die Verteilung der mittleren Anzahl der Episoden von n=5 Säuglingen eine nahezu symmetrische Verteilung aufweist. Weiter unten ist am Beispiel der Binomialverteilung dargestellt, wie wiederum eine diskrete symmetrische Verteilung durch eine Normalverteilung approximiert werden kann (vgl. Abbildung 3.8 auf Seite 69 und 3.9 auf Seite 70).

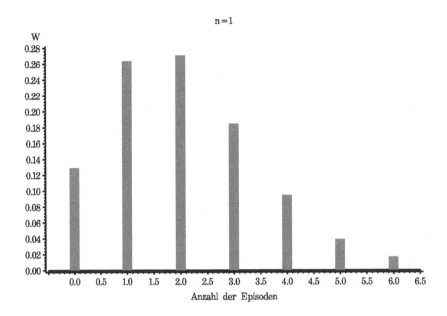

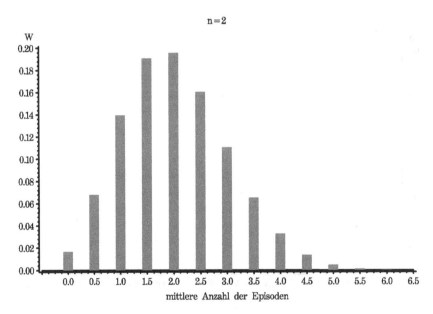

Abb. 3.4. (Mittlere) Anzahl der Episoden von Otitis Media in den ersten zwei Lebensjahren in Stichprobe der Größe $n = 1, 2$

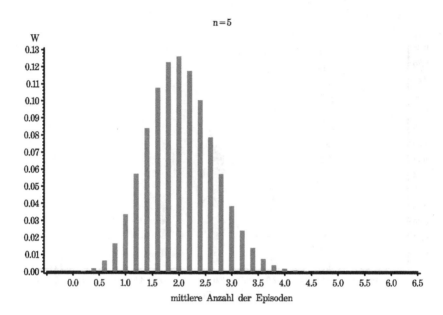

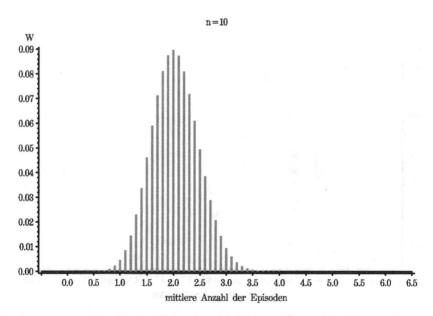

Abb. 3.5. Verteilung der mittleren Anzahl der Episoden von Otitis Media in den ersten zwei Lebensjahren in Stichproben der Größe $n = 5$ bzw. $n = 10$ Kindern

Die Dichte einer normalverteilten Zufallsvariablen wird eindeutig durch den Erwartungswert μ sowie die Varianz σ^2 festgelegt und durch die folgende Funktion beschrieben:

$$f(x) = \frac{1}{\sigma\sqrt{2\pi}}\, e^{-\frac{1}{2}\left(\frac{x-\mu}{\sigma}\right)^2}.$$

Die Zufallsvariable heißt dann (μ, σ^2)-normalverteilt oder $\mathcal{N}(\mu, \sigma^2)$. Ihre Dichte ist in Abbildung 3.6 dargestellt. Die zur Präzisierung der Dichte

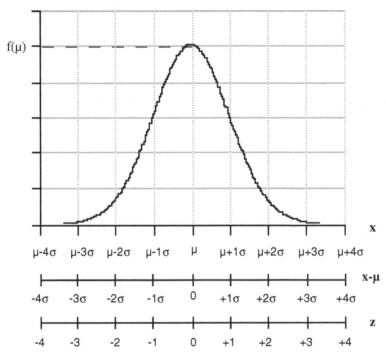

Abb. 3.6. Dichte der Normalverteilung $\mathcal{N}(\mu, \sigma^2)$; beachte: $f(\mu) = \dfrac{1}{\sigma\sqrt{2\pi}}$.

benötigten Parameter werden in praxi durch Stichprobenkenngrößen geschätzt, z. B. der Erwartungswert $E(\mathcal{X})$ durch den "Stichproben"-Mittelwert und die Varianz $\mathrm{Var}(\mathcal{X})$ durch die "Stichproben"-Varianz (vgl. Kapitel 1: "Univariate Statistik" sowie Kapitel 5: "Punktschätzer und Konfidenzintervalle").

Selbstverständlich gilt dies in analoger Weise für die Erfolgsrate p der oben beschriebenen Binomialverteilung.

Bei praktischen Auswertungen erweist sich die Möglichkeit der Standardisierung einer normalverteilten Zufallsvariablen als überaus hilfreich. Durch die Ausnutzung dieser Eigenschaft lassen sich die Quantile einer beliebigen Normalverteilung auf diejenigen der Standardnormalverteilung zurückführen, so dass nur die Verteilung der letzteren tabelliert zu werden braucht. Man findet die Quantile der Standardnormalverteilung sowie diejenigen anderer Verteilungen in vielen Statistikbüchern (etwa: Wissenschaftliche Tabellen Geigy, Teilband Statistik (1985), S. 26ff) bzw. kann sie mittels entsprechender Statistikprogramme berechnen (vgl. Tabelle 3.4, Seite 66). Häufig verwendete Wahrscheinlichkeiten der Standardnormalverteilung und symmetrische Intervalle $[-z, +z]$ sind in Tabelle 3.2 aufgelistet (auf 3 Dezimalstellen gerundet). Entsprechend erhält man zu gegebenen Wahrscheinlichkeiten in Tabelle 3.3 die beschriebenen symmetrischen Intervalle (bei Rundung der Intervallgrenze auf zwei Dezimalstellen).

Tabelle 3.2. Wahrscheinlichkeiten der Standardnormalverteilung für symmetrische Intervalle $[-z, +z]$

$-z$	$+z$	$P(-z \leq \mathcal{Z} \leq +z)$
-1.00	1.00	0.683
-2.00	2.00	0.954
-3.00	3.00	0.997

Tabelle 3.3. Symmetrische Intervalle $[-z, +z]$ für ausgewählte Wahrscheinlichkeiten der Standardnormalverteilung

$P(-z \leq \mathcal{Z} \leq +z)$	$-z$	$+z$
0.900	-1.64	1.64
0.950	-1.96	1.96
0.990	-2.58	2.58
0.999	-3.29	3.29

Man beachte, dass sich die Standardnormalverteilung gemäß der Rücktransformation $x = \sigma z + \mu$ in die nicht standardisierte Form überführen lässt.

Beispiel 3.8: Wahrscheinlichkeiten für Risikogeburten bei Knaben und Mädchen

Die erwarteten Anteile der Risikogeburten unter den Knaben- und Mäd-chengeburten in NRW lassen sich mit Hilfe der standardisierten Risiko-geburtsgewichten unter der Normalverteilungsannahme berechnen (vgl. Beispiel 3.7, Seite 60). Für Geburtsgewichte kleiner als 2700 [g], was bei den Knaben dem standardisierten Risikogeburtsgewicht von -1.75 entspricht, erwarten wir einen Anteil von 4.0% bzw. bei den Mädchen (standardisiertes Risikogeburtsgewicht von -1.71) von 4.4% (vgl. Tabelle 3.4 auf Seite 66). Diese Wahrscheinlichkeitsangaben treffen jedoch nur dann zu, wenn die Geburtsgewichte tatsächlich normalverteilt sind.

Um Abweichungen der Verteilung einer Beobachtungsserie von der Normalverteilung zu erkennen, bieten sich vor allem beschreibende Verfahren an. Es sei in diesem Zusammenhang daran erinnert, dass sich die Form der Verteilung einer Messreihe graphisch mittels eines Histogramms, eines Box-Whisker-Plots bzw. eines *Normal-Probability-Plots*[3] überprüfen lässt. Es e-xistieren auch zahlreiche numerische Methoden zur Quantifizierung der Abweichung von der Normalverteilung (z. B. Maße für die Schiefe und die zentrale Tendenz).

3.4.1 Tabelle der Normalverteilung

Bei der Tabellierung der Normalverteilung greift man üblicherweise auf die Verteilungsfunktion $(F(z))$ zurück. Die Werte von $F(z)$ entnimmt man (auszugsweise) Tabelle 3.4 auf Seite 66 .

Die Wahrscheinlichkeit, Werte z kleiner oder gleich -1.53 zu beobachten, beträgt 0.0630, falls die Werte standardnormalverteilt $\mathcal{N}(0,1)$ sind. Diese Zahl steht in der mit -1.5 benannten Zeile und mit .03 benannten Spalte. Auf Grund der Symmetrie der Dichte der Standardnormalverteilung um den Wert '0' folgt für die zugehörige Verteilungsfunktion $F(z)$:

$$F(-z) = 1 - F(z).$$

Damit ergibt sich unmittelbar, dass die Wahrscheinlichkeit 0.9370 beträgt und bei der $\mathcal{N}(0,1)$-Verteilung ein Wert vorkommt, der kleiner oder gleich 1.53 ist.

---

[3] Beim Normal-Probablility-Plot werden die standardisierten beobachteten Messwerte den unter der Standardnormalverteilung erwarteten Messwerten gegenübergestellt.

Tabelle 3.4. Wichtige Werte der Verteilungsfunktion $F(z)$ der Standardnormal-verteilung ($F(z)$: Fläche unter der $\mathcal{N}(0,1)$-Dichte von $-\infty$ bis z)

z	.00	.01	.02	.03	.04	.05	.06	.07	.08	.09
-3.0	.0013	.0013	.0013	.0012	.0012	.0011	.0011	.0011	.0010	.0010
-2.9	.0019	.0018	.0018	.0017	.0016	.0016	.0015	.0015	.0014	.0014
-2.8	.0026	.0025	.0024	.0023	.0023	.0022	.0021	.0021	.0020	.0019
-2.7	.0035	.0034	.0033	.0032	.0031	.0030	.0029	.0028	.0027	.0026
-2.6	.0047	.0045	.0044	.0043	.0041	.0040	.0039	.0038	.0037	.0036
-2.5	.0062	.0060	.0059	.0057	.0055	.0054	.0052	.0051	.0049	0048
-2.4	.0082	.0080	.0078	.0075	.0073	.0071	.0069	.0068	.0066	.0064
-2.3	.0107	.0104	.0102	.0099	.0096	.0094	.0091	.0089	.0087	.0084
-2.2	.0139	.0136	.0132	.0129	.0125	.0122	.0119	.0116	.0113	.0110
-2.1	.0179	.0174	.0170	.0166	0162	.0158	.0154	.0150	.0146	.0143
-2.0	.0228	.0222	.0217	.0212	.0207	.0202	.0197	.0192	0188	.0183
-1.9	.0287	.0281	.0274	.0268	.0262	.0256	.0250	.0244	.0239	.0233
-1.8	.0359	.0351	.0344	.0336	.0329	.0322	.0314	.0307	.0301	.0294
-1.7	.0446	.0436	.0427	.0418	.0409	.0401	.0392	.0384	.0375	.0367
-1.6	.0548	.0537	.0526	.0516	.0505	.0495	.0485	.0475	.0465	.0455
-1.5	.0668	.0655	.0643	.0630	.0618	.0606	.0594	.0582	.0571	.0559
-1.4	.0808	0793	.0778	.0764	.0749	.0735	.0721	.0708	0694	.0681
-1.3	.0968	.0951	.0934	.0918	.0901	.0885	.0869	.0853	.0838	.0823
-1.2	.1151	.1131	.1112	.1093	.1075	.1056	.1038	.1020	.1003	.0985
-1.1	.1357	.1335	.1314	.1292	.1271	.1251	.1230	.1210	.1190	1170
-1.0	.1587	.1562	.1539	.1515	.1492	.1469	.1446	.1423	.1401	.1379
-0.9	.1841	.1814	.1788	.1762	.1736	.1711	.1685	.1660	.1635	.1611
-0.8	.2119	.2090	.2061	.2033	.2005	.1977	.1949	.1922	.1894	.1867
-0.7	.2420	.2389	.2358	.2327	.2296	.2266	.2236	.2206	.2177	.2148
-0.6	.2743	.2709	.2676	.2643	.2611	.2578	.2546	.2514	.2483	.2451
-0.5	.3085	.3050	.3015	.2981	.2946	.2912	.2877	.2843	.2810	.2776
-0.4	.3446	.3409	.3372	.3336	.3300	.3264	.3228	.3192	.3156	.3121
-0.3	.3821	.3783	.3745	.3707	.3669	.3632	.3594	.3557	.3520	.3483
-0.2	.4207	.4168	.4129	.4090	.4052	.4013	.3974	.3936	.3897	.3859
-0.1	.4602	.4562	.4522	.4483	.4443	.4404	.4364	.4325	.4286	.4247
-0.0	.5000	.4960	.4920	.4880	.4840	.4801	4761	.4721	.4681	.4641

Umgekehrt lässt sich natürlich auch das so genannte γ-Quantil $z(\gamma)$ der Standardnormalverteilung aus dieser Tabelle ermitteln. Für $\gamma = 0.05$ findet man im 'Innern' der Tabelle die Werte 0.0505 bzw. 0.0495. Die zugehörigen z-Werte sind -1.64 bzw. -1.65. Durch lineare Interpolation ergibt sich das 0.05-Quantil zu -1.645. Entsprechend ergibt sich das 0.975-Quantil durch (zweimaliges) Verwenden der Symmetrie als $z(0.975) = -z(1 - 0.975) = -z(0.025) = -(-1.96) = 1.96$.

3.4.2 Logarithmische Normalverteilung

Zahlreiche biologische Größen sind durch den Sachverhalt gekennzeichnet, dass ihre Werte nach unten in natürlicher Weise begrenzt sind (meistens durch den Messwert 0), die Werte nach oben aber sehr stark streuen können. Messwerte mit dieser Eigenschaft können oft nach logarithmischer Transformation als annähernd normalverteilt angesehen werden. Dies bedeutet, dass statt der stetigen Zufallsvariable $\mathcal{X}$, die die ursprünglichen Messwerte beschreibt, eine neue Zufallsgröße $\mathcal{Y} = \ln(\mathcal{X})$ betrachtet wird. Ist diese neue Zufallsgröße $\mathcal{Y}$ normalverteilt mit dem Erwartungswert μ und der Varianz σ^2, so heißt $\mathcal{X}$ *lognormalverteilt*. Die Dichtefunktion für $\mathcal{X}$ ist in Abbildung 3.7 skizziert.

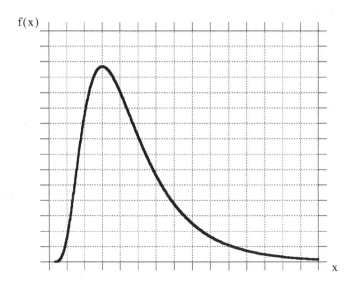

Abb. 3.7. Skizze der Dichte einer log-Normalverteilung

Die analytische Form der Dichtefunktion lautet:

$$f(x) = \begin{cases} \dfrac{1}{\sigma x\sqrt{2\pi}}\, e^{-\left(\dfrac{\ln x - \mu^2}{2\sigma^2}\right)^2} & : \quad x > 0 \\[2ex] 0 & : \quad x \le 0 \, . \end{cases}$$

Der Erwartungswert und die Varianz einer lognormalverteilten Zufallsvariablen lauten:

$$E(\mathcal{X}) = e^{\mu + \sigma^2/2} \quad , \quad Var(\mathcal{X}) = e^{2\mu + \sigma^2}(e^{\sigma^2} - 1) \ .$$

Es ist zu beachten, dass der Erwartungswert μ und die Varianz σ^2 der logarithmierten Messwerte wie üblich aus dem Stichprobenmittelwert $\overline{y}$ und der Stichprobenvarianz s^2 geschätzt werden können. Eine statistisch gute Schätzung für den Erwartungswert und die Varianz der ursprünglichen Messwerte ($\mathcal{X}$) lässt sich daraus auf Grund der logarithmischen Skalentransformation jedoch nur näherungsweise und über komplizierte arithmetische Ausdrücke gewinnen (vgl. Johnson und Kotz (1970)).

3.5 Approximation der Binomialverteilung durch die Normalverteilung

Betrachtet man eine Binomialverteilung mit $p = 0.5$, so fällt der symmetrische Verlauf der Wahrscheinlichkeitsfunktion auf (vgl. Abbildungen 6.1, 6.5 und 6.6 auf den Seiten 120, 128 und 129). Bei großem n ist zu beobachten, dass die Enden der Stäbe der Wahrscheinlichkeitsfunktion durch eine Normalverteilung begrenzt scheinen. Genau dies ist die Begründung für die Verwendung der entsprechend angenäherten Normalverteilung. So werden häufig in Computerprogrammen Quantile der Binomialverteilungen für große n nicht mehr exakt berechnet, sondern es werden entsprechend angenäherte Normalverteilungsquantile angegeben. Die Annäherung wird im Allgemeinen als hinreichend gut bezeichnet, wenn das Produkt $np(1 - p) \geq 10$ ist. In diesem Fall geht man davon aus, dass die binomialverteilte Zufallsvariable mit den Parametern n und p durch eine normalverteilte Zufallsvariable mit gleichem Erwartungswert $\mu = np$ und gleicher Varianz $\sigma^2 = np(1 - p)$ approximiert werden kann (vgl. Abbildung 3.8 und 3.9 auf den Seiten 69 und 70). Um darüber hinaus zu einer standardnormalverteilten Zufallsgröße zu gelangen, führt man die entsprechende Standardisierung durch:

$$\mathcal{Z} = \frac{k - np}{\sqrt{np(1 - p)}}$$

(vgl. Kapitel 5: "Punktschätzer und Konfidenzintervalle"). Kongruente Aussagen lassen sich auch für andere Verteilungen formulieren, so dass die Normalverteilung als Approximation vieler Verteilungen dienen kann.

n = 10

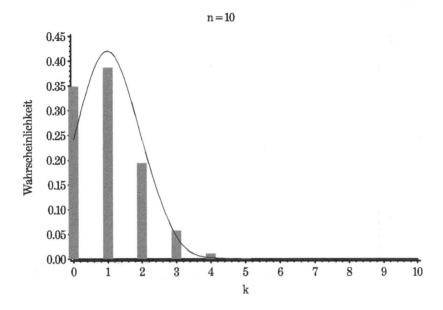

n = 20

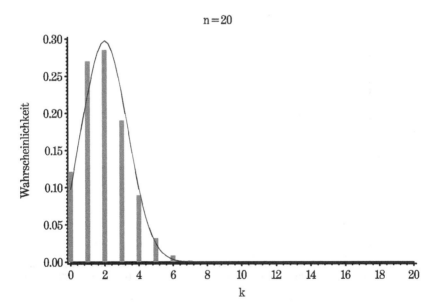

Abb. 3.8. Approximation der Binomial- $(p = 0.1)$ durch die Normalverteilung in Abhängigkeit von $n = 10, 20$

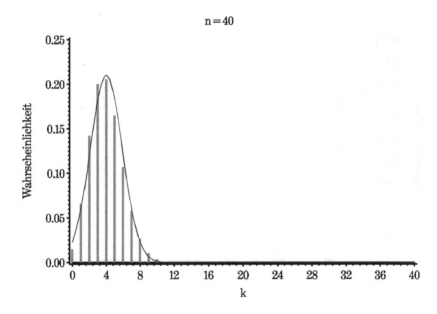

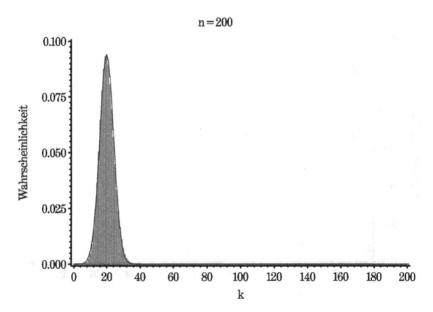

Abb. 3.9. Approximation der Binomial- ($p = 0.1$) durch die Normalverteilung in Abhängigkeit von $n = 40, 200$

3.6 Übungen

3.6.1 Testaufgaben

1. Zur Schätzung der Sterbewahrscheinlichkeit 30- bis 34-jähriger Frauen innerhalb eines Jahres wird ein Quotient gebildet, dessen Zähler aus der Zahl der Todesfälle der 30- bis 34-jährigen Frauen des entsprechenden Jahres besteht. Welche Zahl kommt in den Nenner?

   (A) die Gesamtzahl der Bevölkerung;

   (B) die Gesamtzahl der weiblichen Bevölkerung;

   (C) die Zahl der Todesfälle in der weiblichen Bevölkerung;

   (D) die Zahl der 30- bis 34-jährigen Frauen in der Bevölkerung;

   (E) die Zahl der 30- bis 34-jährigen Personen in der Bevölkerung.

2. Nimmt man an, dass die Wahrscheinlichkeit für eine Knabengeburt $1/2$ ist, dann beträgt die Wahrscheinlichkeit, dass eine Familie mit 3 Kindern genau einen Jungen hat,

   (A) $1/3$;

   (B) $1/4$;

   (C) $1/8$;

   (D) $3/8$;

   (E) $1/2$.

3. Für eine binomialverteilte Zufallsvariable gilt:

   (A) Ihre Verteilungsfunktion ist stetig.

   (B) Ihre Verteilungsfunktion ist symmetrisch.

   (C) Die Zufallsvariable nimmt nur nicht-negative Werte an.

   (D) Die Werte der Wahrscheinlichkeitsfunktion sind immer kleiner als 0.5.

4. Betrachten Sie unter 5 zufällig ausgewählten Personen die Anzahl derjenigen, deren Blutgruppe A ist. Dann berechnet sich die Wahrscheinlichkeit, mindestens 2, jedoch höchstens 4 Personen mit Blutgruppe A zu erhalten ($P(A) = 0.45$), zu

   (A)   0.3346,

   (B)   0.7253,

   (C)   0.0007,

   (D)   0.0838,

   (E)   0.3903.

5. Beim Wiegen von mehr als 1000 neugeborenen Kindern findet man einen Mittelwert von 3400 [g] und eine Standardabweichung von 250 [g]. Wenn die Geburtsgewichte einer Normalverteilung folgen, ist der zu erwartende Prozentsatz der Kinder mit einem Geburtsgewicht zwischen 2900 und 3900 [g] ungefähr

   (A)   5 %;

   (B)   9 %;

   (C)   95 %;

   (D)   91 %;

   (E)   98 %.

6. Ist eine Zufallsgröße normalverteilt, dann gilt nicht notwendig:

   (A)   ihre Dichte ist glockenförmig;

   (B)   ihre Dichte ist symmetrisch;

   (C)   ihre Verteilung ist stetig;

   (D)   die Zufallsgröße nimmt nur positive Werte an;

   (E)   ihre Dichte ist stets positiv.

7. In Abbildung 3.10 auf Seite 73 ist die Wahrscheinlichkeitsfunktion einer binomialverteilten Zufallsvariablen ($\mathcal{B}(5,p)$) qualitativ veranschaulicht. Welche Aussage lässt sich über die Erfolgsrate p machen?

(A) $p = 0$,

(B) $p < 0.5$,

(C) $p > 0.5$,

(D) $p = 0.5$,

(E) $p = 1$.

(F) Keine der vorstehenden Aussagen ist richtig.

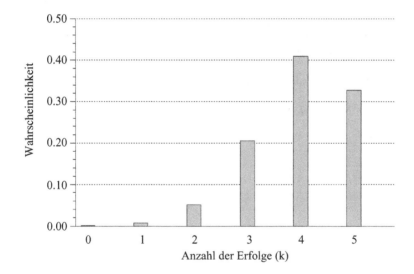

Abb. 3.10. Wahrscheinlichkeitsfunktion einer $\mathcal{B}(5,p)$-verteilten Zufallsvariablen

8. Ist $\mathcal{X}$ eine Zufallsvariable mit der Verteilungsfunktion $F(x)$ und $F(0) = 0$, so bedeutet dies:

   (A) $\mathcal{X}$ kann nur von 0 verschiedene Werte annehmen;

   (B) $\mathcal{X}$ kann nur den Wert 0 annehmen;

   (C) die Wahrscheinlichkeit, dass $\mathcal{X}$ negative Werte annimmt, ist 0;

   (D) die Wahrscheinlichkeit, dass $\mathcal{X}$ positive Werte annimmt, ist 0.

   (E) Keine der Aussagen A – D ist richtig.

9. Für die Verteilung der Anzahl der Mädchen in Familien mit 3 Kindern wählt man als Modell am besten

   (A) die Binomialverteilung;

   (B) die Gleichverteilung;

   (C) die Lognormalverteilung;

   (D) die Normalverteilung.

3.6.2 Fragestellungen

1. Während des Sommerurlaubs bereisen der Vater und die Mutter einer Familie das Land A, der Sohn bereist Land B. In beiden Ländern besteht das Risiko der Infektion mit einer nicht von Mensch zu Mensch übertragbaren Krankheit und zwar in Land A in zehn von 100 Fällen und in Land B in zwei von 100 Fällen.

   Zeichnen Sie einen Wahrscheinlichkeitsbaum und beantworten Sie die folgenden Fragen:

   (A) Wie hoch ist die Wahrscheinlichkeit dafür, dass der Sohn gesund heimkehrt?

   (B) Wie hoch ist die Wahrscheinlichkeit dafür, dass nur der Sohn gesund heimkehrt?

   (C) Wie hoch ist die Wahrscheinlichkeit dafür, dass Vater und Mutter gesund heimkehren?

   (D) Wie hoch ist die Wahrscheinlichkeit für mindestens einen erkrankten Urlauber?

   (E) Wie hoch ist die Wahrscheinlichkeit für genau einen erkrankten Urlauber?

2. Es ist bekannt, dass in bestimmten Endemiegebieten eine Zeckenart sowohl FSME-Viren als auch Borrelien den Menschen durch Biss auf übertragen kann. Die Wahrscheinlichkeit für die Durchseuchung der Zeckenpopulation seien:

1. Nur FSME-Virus:	1/1000
2. Nur Borrelien:	1/10
3. Gleichzeitig FSME-Virus und Borrelien:	1/5000

   Es sei angenommen, dass der Biss einer infizierten Zecke auch tatsächlich zu einer Übertragung führt.

   (A) Ein Waldarbeiter ist in einem solchen Endemiegebiet von einer Zecke gebissen worden. Wie groß ist die Wahrscheinlichkeit, dass bei ihm

   a) kein Erreger übertragen wurde?

   b) höchstens einer der beiden Erreger übertragen wurde?

(B) Ein anderer Waldarbeiter ist in einem solchen Endemiegebiet innerhalb kurzer Zeit von zwei Zecken gebissen worden. Wie groß ist die
Wahrscheinlichkeit, dass bei ihm

a) mindestens ein Erreger übertragen wurde?

b) beide Erreger übertragen wurden?

Arbeitsanleitung:
Geben Sie die Ergebnisse in Brüchen oder auf 8 Dezimalstellen
genau an. Zeichnen Sie zur Lösung des Teils b) den Wahrscheinlichkeitsbaum.

3. Nehmen Sie an, dass sich ein Student bei den letzten 6 Fragen einer
multiple-choice Klausur unter großer Zeitnot rein zufällig für eine von je
5 möglichen Antworten entscheidet (genau eine Antwort ist für jede Frage
richtig). Berechnen Sie die Wahrscheinlichkeit für folgende Ereignisse:

(A) das Ereignis, keine Frage richtig zu beantworten

(B) das Ereignis, keine Frage falsch zu beantworten und

(C) das Ereignis, mindestens die Hälfte dieser Fragen richtig zu beantworten.

4. Im Rahmen der epidemiologischen Querschnittstudie über kardiovaskuläre Risikofaktoren bei Jugendlichen in Köln (vgl. die Tabellen
1.4 – 1.6 auf den Seiten 23 – 25) wurden klinische Parameter von über
5000 Jugendlichen bestimmt. Da bekannt ist, dass zahlreiche Messgrößen
geschlechtsabhängig sind, werden im Folgenden nur die männlichen
Probanden (n = 2077) betrachtet. Für das Merkmal "Diastolischer Blutdruck" ergab sich die Häufigkeitsverteilung in Tabelle 3.5.

(A) Zeichnen Sie die Häufigkeitsverteilung der Zufallsgröße "Diastolischer Blutdruck".
Aus grafischen Betrachtungen und durch Literaturstudium gelangt
man zur Überzeugung, dass die Zufallsgröße "Diastolischer Blutdruck" als normalverteilt angesehen werden kann. Wir nehmen an,
dass wir die Parameter "Erwartungswert" und "Varianz" dieser
Verteilung durch den Stichprobenmittelwert bzw. die Stichprobenvarianz hinreichend genau schätzen können.

Tabelle 3.5. Häufigkeitsverteilung für das Merkmal "diastolischer Blutdruck" von $n = 2077$ männlichen Probanden

Klasse	Mitte	abs. Hfk.	rel. Hfk. (%)	rel. Summenhfk. (%)
(25,35]	30	5	0.2	0.2
(35,45]	40	34	1.6	1.8
(45,55]	50	176	8.5	10.3
(55,65]	60	473	22.8	33.1
(65,75]	70	758	36.5	69.6
(75,85]	80	502	24.2	93.8
(85,95]	90	114	5.5	99.3
(95,105]	100	12	0.6	99.9
(105,115]	110	3	0.1	100.0
Summe		2077	100.0	

Mittelwert   69.0 [mmHg]

Standardabweichung   11.0 [mmHg]

(B)   Wie groß ist die Prävalenz der männlichen Schüler zur diastolischen Hypertonie (mehr als 90 mmHg)? Welche Konsequenzen hat die Änderung eines derartigen Grenzwertes?

(C)   In welchem symmetrischen Bereich um den Erwartungswert sind 90 % aller Werte zu erwarten?

(D)   In Ihre Praxis kommt ein junger Mann, bei dem Sie Übergewicht, Atemnot und Nikotinabusus feststellen. Schätzen Sie qualitativ die Wahrscheinlichkeit dafür ab, dass er zusätzlich einen diastolischen Blutdruck über 90 mmHg hat?

5. Die Serumspiegel von α-Tocopherol (Serum-Vitamin E) von Normalpersonen gelten als annähernd normalverteilt mit einem Erwartungswert von 860 μg/dl und einer Standardabweichung von 340 μg/dl.

(A)   Welcher Anteil von Personen mit einem Serum-α-Tocopherolspiegel zwischen 550 und 1500 μg/dl ist unter diesen Annahmen zu erwarten?

(B) Mit welcher Wahrscheinlichkeit wird bei Einzelpersonen ein Serum-
     α-Tocopherolspiegel von 1600 μg/dl und mehr auftreten?

(C) Wie groß ist die erwartete Anzahl von Personen mit einem Serum-
     α-Tocopherolspiegel von 860 μg/dl und weniger, wenn 10 Einzelper-
     sonen untersucht werden?

(D) Wie groß ist die Wahrscheinlichkeit, dass von 10 untersuchten
     Einzelpersonen genau 3 Personen Serum-α-Tocopherolspiegel von
     weniger als 860 μg/dl aufweisen?

6. Vor der Auszählung des Differentialblutbildes wird ein kleiner Tropfen
   Blut auf einem Objektträger verstrichen. Das Blut trocknet an und
   wird zur besseren Differenzierung der Zellen gefärbt. Bei der Auszählung
   fährt man mit dem Mikroskop mäanderförmig über den Objektträger
   und identifiziert jeden Leukozyten, der in das Blickfeld gerät, bis insgesamt 100 weiße Blutkörperchen erfasst sind. In einer Strichliste wird
   vermerkt, wieviele neutrophile, eosinophile und basophile Granulozyten
   bzw. Monozyten und Lymphozyten auftreten.

(A) Beschreiben Sie den "Zufall" bei diesem Experiment.

(B) Welche Rolle spielt die "Unabhängigkeit" bei der Auszählung?

Bei 1000 Auszählungen desselben Blutes, d. h. also bei 100.000 registrier-
ten Zellen, fanden sich im arithmetischen Mittel bei 58.7 % neutrophile
Granulozyten.

(A) Berechnen Sie die Wahrscheinlichkeit, höchstens 4 und mindestens
     95 neutrophile Granulozyten in einer Stichprobe vom Umfang $n = $
     100 zu finden.

(B) Welche Zahl von neutrophilen Granulozyten erwarten Sie in einer
     Stichprobe vom Umfang 500? Mit welcher Zahl streuen die Werte
     einer solchen Auszählung?

Kapitel 4:

Bedingte Wahrscheinlichkeiten und diagnostische Tests

4.1 Die bedingte Wahrscheinlichkeit

Bedingte Wahrscheinlichkeiten finden in vielen Bereichen der klinischen Forschung Eingang. Der Begriff wird nachstehend an Hand eines Beispiels einführend erläutert. Daran anschließend wird die Rolle der bedingten Wahrscheinlichkeit für die Methodik diagnostischer Tests besprochen. Dabei wird bei manchen Erläuterungen ein höheres Ausmaß an formaler Darstellung verwendet als bisher, das jedoch für das Veständnis späterer Kapitel nicht erforderlich ist.

Im Rahmen eines Screeningtests zur Erkennung von Tumorpatienten interessiert beispielsweise die Wahrscheinlichkeit für einen tatsächlich erkrankten Probanden (K^+) unter den Testpositiven (T^+). Man beachte, dass möglicherweise auch tatsächlich Gesunde (K^-) als testpositiv bzw. tatsächlich Kranke als testnegativ (T^-) beurteilt werden können. Für die Berechnung der obigen Wahrscheinlichkeit ist das Ereignis "tatsächlich krank und testpositiv" zu betrachten, d. h. die Menge aller Probanden, die einen positiven Test haben und krank sind. Dies ist ein Teilkollektiv der testpositiven Probanden. Die Wahrscheinlichkeit für einen tatsächlich Erkrankten unter den Testpositiven lässt sich als Quotient der Wahrscheinlichkeit für gemeinsames Auftreten von Krankheit und positivem Test $(K^+ \cap T^+)$ und der Wahrscheinlichkeit für einen positiven Test (T^+) berechnen:[1]

$$P(K^+|T^+) = \frac{P(K^+ \cap T^+)}{P(T^+)}, \quad \text{falls } P(T^+) > 0 \,.$$

---

[1] Das Symbol "$A \cap B$" wird verwendet, um in einfacher Weise das gemeinsame Auftreten von Ereignissen A und B zu beschreiben.

Die allgemein übliche Schreibweise $P(K^+|T^+)$ trennt dabei die Bedingung von dem gesuchten Ereignis. Rechts von dem senkrechten Strich innerhalb der Klammer wird die Bedingung – Bezugsmenge – notiert, links das interessierende Ereignis. $P(K^+|T^+)$ heißt die *bedingte Wahrscheinlichkeit* für die Krankheit K^+ unter der Bedingung, dass ein positives Testresultat T^+ vorliegt.

Intuitiv ermittelt man die bedingte Wahrscheinlichkeit für einen tatsächlich Erkrankten unter den Testpositiven, indem man die Zahl der Testpositiven, die gleichzeitig erkrankt sind, auf die Gesamtzahl der Testpositiven bezieht.

Im Folgenden werden die Eigenschaften der bedingten Wahrscheinlichkeit an Hand einiger Spezialfälle diskutiert.

a)   Zunächst betrachten wir den Fall, dass alle testpositiven Probanden zugleich krank sind. Dann ist die Menge $K^+ \cap T^+$ gleich der Menge aller Testpositiven (T^+). In diesem Fall gilt, dass die bedingte Wahrscheinlichkeit für Krankheit unter den Testpositiven gleich 1 ist.

b)   Würde man an Stelle eines diagnostischen Tests eine Münze werfen, so wäre das Testergebnis sicher unabhängig vom Auftreten der Krankheit. In diesem Fall wäre die bedingte Wahrscheinlichkeit $P(K^+|T^+) = P(K^+)$, da auf Grund des Multiplikationssatzes die Wahrscheinlichkeit $P(K^+ \cap T^+)$ für das gemeinsame Auftreten von Krankheit und positivem Test gleich dem Produkt der Wahrscheinlichkeit für positiven Test $P(T^+)$ und Krankheit $P(K^+)$ ist, $P(K^+ \cap T^+) = P(K^+)P(T^+)$.

c)   Für das Verständnis der nächsten Eigenschaft ist zu beachten, dass die Ereignisse K^+ und K^- sich gegenseitig ausschließen. Addiert man nun die bedingten Wahrscheinlichkeiten für die Ereignisse, "krank" zu sein unter den Testpositiven $(P(K^+|T^+))$ und "nicht krank" zu sein unter den Testpositiven $(P(K^-|T^+))$, so ergibt sich nach dem Additionssatz:[2]

$$P(K^+|T^+) + P(K^-|T^+) = P(K^+ \cup K^-|T^+) = P(\mathcal{S}|T^+) = 1.$$

Dabei ist zu beachten, dass alle Testpositiven durch die Ereignisse $K^+|T^+$ und $K^-|T^+$ erfasst werden, so dass $P(\mathcal{S}|T^+) = 1$ ist. Insgesamt resultiert eine häufig verwendete Eigenschaft der bedingten Wahrscheinlichkeit

---

[2] Das Symbol "$A \cup B$" wird verwendet, um in einfacher Weise das Auftreten des Ereignisses A oder B zu beschreiben.

$$P(K^+|T^+) = 1 - P(K^-|T^+),$$

(vgl. Additionssatz für Wahrscheinlichkeiten, 3.1.1). Nebenbei sei erwähnt, dass sich der Zusammenhang $P(K^+|T^+) + P(K^-|T^+) = P(\mathcal{S}|T^+)$ auch allgemeiner formulieren lässt, wenn das sichere Ereignis $\mathcal{S}$ in eine größere Anzahl sich ausschließender Ereignisse vollständig zerlegt wird.

d)   Gerade diese vorangehende Eigenschaft und die Definition der bedingten Wahrscheinlichkeit können benutzt werden, um den so genannten *Satz von Bayes* herzuleiten.
Angenommen, wir kennen die Testcharakteristika derart, dass die Wahrscheinlichkeit für einen Testpositiven unter den Erkrankten $P(T^+|K^+)$, die Wahrscheinlichkeit für einen Testnegativen unter den Gesunden $P(T^-|K^-)$ sowie die Wahrscheinlichkeit für einen Erkrankten in der Grundgesamtheit $P(K^+)$ bekannt sind. Dann lässt sich die Wahrscheinlichkeit für einen Erkrankten unter den Testpositiven $P(K^+|T^+)$ wie folgt berechnen (Satz von Bayes):

$$P(K^+|T^+) = \frac{P(K^+)P(T^+|K^+)}{P(K^+)P(T^+|K^+) + (1 - P(K^+))(1 - P(T^-|K^-))}.$$

Herleitung:

$$
\begin{aligned}
P(K^+|T^+) &= \frac{P(K^+ \cap T^+)}{P(T^+)} \\[2mm]
&= \frac{P(K^+ \cap T^+)}{P(T^+ \cap K^+) + P(T^+ \cap K^-)} \\[2mm]
&= \frac{P(K^+ \cap T^+)}{P(K^+)\frac{P(T^+ \cap K^+)}{P(K^+)} + P(K^-)\frac{P(T^+ \cap K^-)}{P(K^-)}} \\[2mm]
&= \frac{P(K^+ \cap T^+)}{P(K^+)P(T^+|K^+) + P(K^-)P(T^+|K^-)} \\[2mm]
&= \frac{P(K^+)P(T^+|K^+)}{P(K^+)P(T^+|K^+) + P(K^-)(1 - P(T^-|K^-))}
\end{aligned}
$$

4.2 Diagnostische Tests

Von spezieller Bedeutung sind bedingte Wahrscheinlichkeiten bei der Bewertung und Konstruktion von diagnostischen Testverfahren. Man beachte, dass bei der Diagnosestellung (Vorhersage der Realität) die Möglichkeit besteht, dass der Test positiv ausfällt, obwohl die Krankheit nicht vorliegt (falsch-positiv) oder der Test negativ ausfällt, obwohl die Krankheit vorliegt (falsch-negativ). Im Rahmen der Bewertung der Eigenschaften eines diagnostischen Tests gilt es nun unter anderen Aspekten die Wahrscheinlichkeit für solche Fehlentscheidungen zu quantifizieren. Die möglichen Entscheidungen eines diagnostischen Tests sind in Tabelle 4.1 aufgeführt. In dieser Tabelle sind

Tabelle 4.1. Entscheidungsschema eines diagnostischen Tests

Testentscheidung	Realität	
lautet:	krank	gesund
positiv (krank)	richtige Entscheidung	falsche Entscheidung falsch-positiv "Fehler 1. Art"
negativ (gesund)	falsche Entscheidung falsch-negativ "Fehler 2. Art"	richtige Entscheidung

die Testergebnissen den "realen" Zuständen des Patienten gegenübergestellt. Dabei sei erwähnt, dass der reale Zustand des Patienten (Realität), also das Vorliegen der Erkrankung oder Nicht-Erkrankung, in der praktischen Anwendung oft nicht direkt ermittelt werden kann. In solchen Fällen ist man darauf angewiesen, den Zustand der Erkrankung durch ein etabliertes Testverfahren zu ermitteln. Solch ein Testverfahren sollte sich in der Routine langjährig bewährt haben und wird *Gold-Standard* genannt.

In Rahmen diagnostischer Studien liegen im allgemeinen Testergebnisse von n Individuen vor, wobei darüber hinaus angenommen wird, dass in allen Fällen die Diagnose durch ein 'Außenkriterium' gesichert werden konnte. Dann können die Beobachtungen wie in Tabelle 4.2 dargestellt werden.

4.2.1 Prävalenz

Prävalenz heißt die Wahrscheinlichkeit für eine bestimmte Krankheit in der Grundgesamtheit (vgl. auch Kapitel 11: "Epidemiologie"). Sie wird grob geschätzt durch:

$$P(K^+) = \frac{\text{Zahl der Erkrankten (an einer bestimmten Krankheit)}}{\text{Gesamtheit der Bevölkerung}} = \frac{a+c}{n},$$

Tabelle 4.2. Beobachtete Häufigkeiten eines diagnostischen Tests

Test	Realität		gesamt
	$[K^+]$	$[K^-]$	
$[T^+]$	a	b	$a + b$
$[T^-]$	c	d	$c + d$
Gesamt	$a + c$	$b + d$	$n = a + b + c + d$

vgl. Tabelle 4.2 . Da die Prävalenz offensichtlich unabhängig vom Test ist, wird sie zuweilen auch als *a-priori Wahrscheinlichkeit* oder *Prätest-Wahrscheinlichkeit* bezeichnet.

4.2.2 Sensitivität

Sensitivität (eines Tests) heißt die (bedingte) Wahrscheinlichkeit für einen positiven Test unter den tatsächlich Kranken. Sie wird geschätzt durch:

$$P(T^+|K^+) = \frac{\text{Zahl der Erkrankten mit positivem Test}}{\text{Gesamtzahl der Erkrankten}} = \frac{a}{a + c}$$

(vgl. Tabelle 4.2, Seite 83). Die Sensitivität lässt sich als *Empfindlichkeit des Testverfahrens* verstehen, da sie die Wahrscheinlichkeit für die richtige Entscheidung unter den Kranken angibt. Ist die Sensitivität des Tests hoch, so wird der Test kaum Kranke übersehen.

4.2.3 Spezifität

Spezifität (eines Tests) heißt die (bedingte) Wahrscheinlichkeit für einen negativen Test unter den tatsächlich Gesunden. Sie wird geschätzt durch:

$$P(T^-|K^-) = \frac{\text{Zahl der Gesunden mit negativem Test}}{\text{Gesamtzahl der Gesunden}} = \frac{d}{b + d}$$

(vgl. Tabelle 4.2, Seite 83). Die Spezifität reflektiert die *Treffsicherheit des Testverfahrens* insofern, als sie die Wahrscheinlichkeit für die richtige Entscheidung unter den Gesunden quantifiziert. Ein spezifischer Test wird Gesunde kaum als erkrankt fehlklassifizieren.

4.2.4 Positiver Vorhersagewert

Der positive Vorhersagewert oder prädiktive Wert des positiven Testresultats gibt die (bedingte) Wahrscheinlichkeit an, krank zu sein, falls ein positives Testergebnis vorliegt. Er wird geschätzt durch:

$$P(K^+|T^+) = \frac{\text{Zahl der Erkrankten mit positivem Test}}{\text{Gesamtzahl der testpositiven Fälle}} = \frac{a}{a+b}$$

(vgl. Tabelle 4.2, Seite 83). Da der positive Vorhersagewert die diagnostische Fähigkeit eines positiven Testergebnisses widerspiegelt, wird er zuweilen auch als *a-posteriori Wahrscheinlichkeit* für Krankheit bezeichnet. Sind Prävalenz, Sensitivität und Spezifität eines Testverfahrens bekannt, so lässt sich der prädiktive Wert des positiven Testresultats mittels des Satzes von Bayes berechnen:

$$P(K^+|T^+) = \frac{P(T^+|K^+)P(K^+)}{P(T^+|K^+)P(K^+) + P(T^+|K^-)P(K^-)}$$

$$= \frac{\text{Sensitivität} \times \text{Prävalenz}}{\text{Sensitivität} \times \text{Prävalenz} + (1-\text{Spezifität}) \times (1-\text{Prävalenz})} \ .$$

An Hand dieses Zusammenhangs lässt sich erkennen, dass der positive Vorhersagewert bei zunehmender Prävalenz steigt. Dieser mathematische Zusammenhang bedingt, dass bei der Anwendung eines diagnostischen Tests in einem Risikokollektiv höhere positive Vorhersagewerte zu erreichen sind.

4.2.5 Negativer Vorhersagewert

Der negative Vorhersagewert oder prädiktive Wert des negativen Testresultats gibt die (bedingte) Wahrscheinlichkeit an, gesund zu sein, falls ein negatives Testergebnis vorliegt. Er wird geschätzt durch:

$$P(K^-|T^-) = \frac{\text{Zahl der Gesunden mit negativem Test}}{\text{Gesamtzahl der testnegativen Fälle}} = \frac{d}{c+d}$$

(vgl. Tabelle 4.2, Seite 83). Auch in diesem Fall lässt sich der prädiktive Wert für ein negatives Testresultat aus der Sensitivität, Spezifität und der Prävalenz mit Hilfe des Satzes von Bayes berechnen:

$$P(K^-|T^-) = \frac{\text{Spezifität} \times (1-\text{Prävalenz})}{\text{Spezifität} \times (1-\text{Prävalenz}) + (1-\text{Sensitivität}) \times \text{Prävalenz}} \ .$$

Für den Zusammenhang zwischen dem negativen Vorhersagewert und der Prävalenz gilt, dass der Vorhersagewert sinkt, wenn die Prävalenz steigt.

Es sei hier schon auf die Betrachtungen in Kapitel 5: "Punktschätzer und Konfidenzintervalle" verwiesen, mit deren Hilfe sich Präzisionsangaben zu den obigen "Schätzern" angeben lassen.

Beispiel 4.1: Bewertung eines (Screening-)Tests zur Diagnosestellung HIV

Nach vorsichtigen Modellrechnungen betrug vor einigen Jahren die Prävalenz von HIV-Infizierten unter den heterosexuellen Bundesbürgern 0.1 % (Dt. Ärzteblatt 85, Heft 37).[3] Für Screening-Untersuchungen steht ein HIV-Test mit einer Sensitivität von 0.98 und einer Spezifität von 0.99 zur Verfügung.

In der Tabelle 4.3 sind die unter diesen Annahmen zu erwartenden Häufigkeiten auf der Basis einer Stichprobe von 1.000.000 heterosexuellen Bundesbürgern zusammengefasst.

Tabelle 4.3. Erwartete Häufigkeiten der Diagnose HIV in Abhängigkeit vom Vorliegen der Erkrankung auf der Basis einer Stichprobe von 1.000.000 heterosexuellen Bundesbürgern

Test	HIV Infekt		Zeilensumme
	ja $[HIV^+]$	nein $[HIV^-]$	
positiv $[T^+]$	980	9990	10970
negativ $[T^-]$	20	989010	989030
Spaltensumme	1000	999000	1000000

Der Vorhersagewert für das positive Testergebnis (HIV-positiv) lautet:

$$P(HIV^+|T^+) = \frac{980}{10970} = 0.089 \ .$$

Wie hoch ist bei gleicher Sensitivität und Spezifität dieser Vorhersagewert, wenn der Test für die Screening-Untersuchung der Heterosexuellen eines zentralafrikanischen Endemiegebietes bei einer geschätzten Prävalenz von 30 % HIV-Infizierter (Bundesgesundheitsblatt 1989)[4] eingesetzt

---

[3] Veränderung der Prävalenz: 0.05 % (Bundesgesundheitsblatt 9/89) sowie 0.15 % (Bundesgesundheitsblatt 10/94)

[4] Veränderung der Prävalenz: 50 % (Bundesgesundheitsblatt 9/89)

wird?

Mit dem Satz von Bayes erhält man:

$$P(HIV^+|T^+) = \frac{0.98 \times 0.3}{0.98 \times 0.3 + (1 - 0.99) \times (1 - 0.3)}$$

$$= \frac{0.98 \times 0.3}{0.98 \times 0.3 + 0.01 \times 0.7}$$

$$= 0.977 .$$

4.2.6 Bewertung eines diagnostischen Tests

Für die Bewertung eines diagnostischen Tests kann die Richtigkeit (*Accuracy*) intuitiv als Anteil der korrekten Ergebnisse an der Gesamtzahl der Testergebnisse berechnet werden. In den Fällen $a + d$ wurde die Übereinstimmung zwischen dem positiven Testergebnis und dem Vorliegen der Krankheit sowie dem negativen Testergebnis und dem Vorliegen der Gesundheit beobachtet. Dies entspricht einem beobachteten Anteil von

$$P_O = \frac{a + d}{n}$$

(vgl. Tabelle 4.2, Seite 83). Der Anteil der Fälle, die per Zufall übereinstimmen (vgl. Ausführungen zur Herleitung der Prüfgröße des χ^2-Test in Kapitel 7: "Testen von Hypothesen II"), beträgt

$$P_E = \frac{(a + b)(a + c) + (c + d)(b + d)}{n^2} .$$

Für die Bewertung der Übereinstimmung bzw. als *Maß für die Übereinstimmung* gibt man häufig das Verhältnis 'Abweichung der beobachten (P_O) von der erwarteten (P_E) Übereinstimmungsrate bezogen auf die Rate der erwarteten Nicht-Übereinstimmungen' an:

$$\kappa = \frac{P_O - P_E}{1 - P_E} .$$

Für κ gilt mit den Bezeichnungen aus Tabelle 4.2 auf Seite 83 im Falle völliger Übereinstimmung – die Nebendiagonalelemente b und c sind gleich 0 und damit ist $n = a + d$ –, dass $P_O = 1$ und damit auch $\kappa = 1$ ist. Andererseits im Falle völliger Nicht-Übereinstimmung – die Diagonalelemente a und d sind gleich 0 –, dass $P_O = 0$ und damit $\kappa = -P_E/(1 - P_E)$ ist. Zusammenfassend gilt, dass der sogenannte κ-Koeffizienten eine Zahl zwischen $(-P_E)/(1 - P_E)$

und 1 ist. Er wird häufig als Prozentzahl ausgedrückt und lässt sich auch für $(r \times r)$-Tafeln angeben.

Es ist jedoch zu beachten, dass diese Zahl die Charakteristika des Tests (Sensitivität, Spezifität, etc.) nicht wiedergibt. Gerade der Sensitivität und Spezifität kommen bei der Bewertung eines diagnostischen Tests große Bedeutung zu. Dem Wunsch, einen möglichst hoch sensitiven und spezifischen Test zu haben, steht die praktische Beobachtung entgegen, dass Sensitivität und Spezifität oft in gegenläufiger Beziehung zueinander stehen. So wird man in praktischen Situationen nicht vom Ausgang lediglich eines Testverfahrens auf die Realität schließen. Vielmehr werden in der Regel mehrere Testverfahren, die sich gegebenenfalls hinsichtlich Sensitivitäten und Spezifitäten unterscheiden, gleichzeitig oder in zeitlicher Reihenfolge angewandt. Bei der Auswahl eines speziellen, vielleicht eher sensitiven oder eher spezifischen Testverfahrens mag die Erkrankung und deren Folgen eine besondere Rolle spielen. So wird ein eher sensitiver Test gewählt, also ein Test, der bei Vorliegen der Erkrankung mit hoher Wahrscheinlichkeit ein positives Resultat liefert, wenn das Übersehen der Erkrankung zu schweren Nachteilen für den Patienten führt. Dies trifft beispielsweise für gefährliche, aber behandelbare Erkrankungen zu. Für den Kliniker ist ein sensitiver Test im Sinne einer Ausschlussdiagnostik besonders hilfreich, wenn daraus ein negatives Testergebnis resultiert (d. h. wenig falsch-negative Resultate). Im Gegensatz dazu dient ein eher spezifischer Test häufig zur Bestätigung einer Diagnose, denn ein hoch spezifischer Test ist selten positiv, wenn die Erkrankung nicht vorliegt (d. h. wenig falsch-positive Resultate). Hoch spezifische Tests sind besonders dann notwendig, wenn ein falsch-positives Ergebnis einen physischen, emotionalen oder finanziellen Nachteil für den Patienten impliziert.

4.2.7 Likelihood Ratios

In der Literatur wird vielfach die Qualität eines diagnostischen Tests auch an Hand *positiver (LR^-)* und *negativer (LR^+) Likelihood Ratios* beurteilt. Diese beiden Größen lassen sich auf zwei verschiedene Arten berechnen, und zwar einerseits als Verhältnis zweier Wahrscheinlichkeiten und andererseits als Verhältnis zweier Chancen (vgl. Odds, in Kapitel 11: "Epidemiologie"). Das positive Likelihood Ratio ist definiert als

$$LR^+ = \frac{\text{Sensitivität}}{1 - \text{Spezifität}}$$

und beschreibt demnach das Verhältnis der Wahrscheinlichkeit für ein positives Testergebnis unter den Erkrankten zur Wahrscheinlichkeit für ein positives Testergebnis unter den Gesunden. Beträgt dieses Verhältnis etwa

$$LR^+ = \frac{0.98}{1 - 0.99} = 98,$$

wie in unserem Beispiel zum HIV-Test, so bedeutet dies, dass die Wahrscheinlichkeit für ein positives Testresultat unter den Erkrankten 98-mal so hoch ist wie unter den Gesunden.

Die Anwendung des Satzes von Bayes liefert einen alternativen Interpretationsansatz. Durch einige Umformungen ergibt sich

$$\frac{P(K^+)}{1 - P(K^+)} \times \frac{\text{Sensitivität}}{1 - \text{Spezifität}} = \frac{P(K^+|T^+)}{1 - P(K^+|T^+)}$$

und somit

$$\frac{P(K^+)}{1 - P(K^+)} \times LR^+ = \frac{P(K^+|T^+)}{1 - P(K^+|T^+)} \ .$$

Daran lässt sich ablesen, dass LR^+ offensichtlich den Faktor angibt, um den sich die a-priori Chance für Krankheit gegenüber Gesundheit nach Vorliegen eines positiven Testergebnisses verändert. Es sei erwähnt, dass $(P(K^+))/(1 - P(K^+))$ als A-priori-Odds und $(P(K^+|T^+))/(1 - P(K^+|T^+))$ als A-posteriori-Odds nach Vorliegen eines positiven Testergebnisses bezeichnet wird (vgl. Kapitel 11: "Epidemiologie").

Analog ergibt sich das negative Likelihood Ratio als Verhältnis zweier Wahrscheinlichkeiten

$$LR^- = \frac{1 - \text{Sensitivität}}{\text{Spezifität}} \ .$$

Die Anwendung des Satzes von Bayes ergibt hier:

$$\frac{P(K^+)}{1 - P(K^+)} \times LR^- = \frac{1 - P(K^-|T^-)}{P(K^-|T^-)}$$

und liefert für LR^- die analoge Interpretation, dass LR^- den Faktor angibt, um den sich die a-priori Chance für Krankheit gegenüber Gesundheit nach Vorliegen eines negativen Testergebnisses verändert.

Die entsprechende Berechnung des Verhältnisses aus den Daten unseres Beispiels zum HIV-Test zeigt:

$$LR^- = \frac{1 - 0.98}{0.99} = 0.0202 \sim 1 : 50.$$

Dies bedeutet, dass die Wahrscheinlichkeit, unter den Gesunden ein negatives Testresultat zu beobachten, ungefähr 50-mal so hoch ist wie die Wahrscheinlichkeit, unter den Kranken ein negatives Testresultat zu beobachten.

Ein Test wird als akzeptabel bewertet, wenn LR^+ Werte größer als 3 bzw. LR^- Werte kleiner als 0.3 annimmt. Er wird hingegen als exzellent bewertet, wenn LR^+ größer als 10 bzw. LR^- kleiner als 0.1 ist. Vorteilhaft ist die Betrachtung der Größen LR^+ bzw. LR^- vor allem im Rahmen der Betrachtung der Güte multipler diagnostischer Tests.

4.2.8 Mehrfache Tests

Wie bereits oben erwähnt, basiert die ärztliche Entscheidung der Diagnose meist auf der Anwendung mehrerer diagnostischer Tests. Vereinfacht unterscheidet man dabei zwischen *parallelen* und *seriellen* Tests. Es sei aber darauf hingewiesen, dass in praxi häufig Mischformen vorliegen. Bei einer streng seriell, also konsekutiv durchgeführten Testprozedur müssen alle Einzeltests ein positives Resultat für die zu ermittelnde Diagnose liefern, weil der diagnostische Prozess bei Auftreten eines negativen Ergebnisses beendet wird. Dieses Prinzip nennt man *believe the positive*. Hingegen gilt bei der streng parallelen, also der gleichzeitigen Durchführung aller Tests die Diagnose schon dann als bestätigt, wenn lediglich einer der Tests positiv ausfällt. Allgemein lassen sich die Eigenschaften eines solchen Prozesses wie folgt beschreiben:

Die parallele Durchführung wird meist angewandt, wenn eine schnelle Beurteilung, wie beispielsweise bei Notfallpatienten, erforderlich ist. Die parallele Durchführung erhöht im Allgemeinen die Sensitivität und damit den negativen prädiktiven Wert bei gegebener Prävalenz der Krankheit über die negativen prädiktiven Werte der einzelnen Tests hinaus. Andererseits werden Spezifität und positiver prädiktiver Wert verringert. Somit ist ein Übersehen der Krankheit weniger wahrscheinlich, aber die Wahrscheinlichkeit für eine falschpositive Diagnose erhöht.

Die serielle Durchführung wird meist angewandt, wenn eine schnelle Beurteilung nicht primär erforderlich ist oder die Tests zu teuer oder risikoreich sind. Die serielle Durchführung erhöht im Allgemeinen die Spezifität und damit den positiven prädiktiven Wert, verringert jedoch die Sensitivität und den negativen prädiktiven Wert. Daraus resultiert ein erhöhtes Risiko, die Krankheit zu übersehen, bei gleichzeitig erhöhter Sicherheit für eine Bestätigung der Krankheit durch ein positives Testresultat.

Die Methodik der Likelihood Quotienten führt bei seriellen Tests zur Berechnung der a-posteriori Wahrscheinlichkeit aus der a-priori Wahrscheinlichkeit und den einzelnen Testcharakteristika in Form von Sensitivität und Spezifität:

1. Test (T1)

A-priori-Odds $\times LQ_{T1}^{+} = $ A-posteriori-Odds$_{T1}$

2. Test (T2) $\qquad\qquad\qquad \downarrow$

$$\text{A-priori-Odds}_{T2} \times LQ_{T2}^{+} = \text{A-posteriori-Odds}$$

insgesamt:

$$\text{A-priori-Odds} \times LQ_{T1}^{+} \times LQ_{T2}^{+} = \text{A-posteriori-Odds} .$$

Hierbei ist natürlich A-priori-Odds$_{T2}$ = A-posteriori-Odds$_{T1}$, da der zweite Test (T2) nur bei Vorliegen des positiven Resultats des ersten Tests angewandt wird. Aus diesen Überlegungen entwickelt man schnell eine allgemeine Regel: Werden n unabhängige Tests mit zugehörigen Likelihood Quotienten LQ_i^{+} durchgeführt und die Entscheidungsregel "believe the positive" verwendet, so ergibt sich:

$$\text{A-priori-Odds} \times \prod_{i=1}^{n} LQ_i^{+} = \text{A-posteriori-Odds} .$$

4.2.9 Receiver-Operating Characteristic

Für die Konstruktion eines diagnostischen Tests muss vielfach in Abhängigkeit einer kontinuierlichen oder klassierten Testvariablen – man denke hier etwa an eine Laborbestimmung – auf das Vorliegen einer Erkrankung geschlossen werden. Hier steht meist die Frage nach der Wahl eines geeigneten *Schwellenwertes* x_S für die Einstufung "Test positiv" oder "Test negativ" im Vordergrund.

Im Folgenden nehmen wir an, dass Werte über x_S als test-positiv, Werte x_S oder kleiner als test-negativ bewertet werden. Der Schwellenwert x_S sollte möglichst so gewählt werden, dass der daraus resultierende diagnostische Test die gewünschten Anforderungen an die Sensitivität bzw. Spezifität erfüllt. Üblicherweise wird man dazu verschiedene Schwellenwerte für die Testvariable festlegen und die zugehörigen Sensitivitäten und Spezifitäten berechnen. Grafisch veranschaulicht dies die so genannte (receiver-operating characteristic) ROC-Kurve (vgl. Abel, 1993), bei der auf der x-Achse die zugehörigen Werte der Spezifität (genauer 1 – Spezifität), also die Falschpositivrate, und auf der y-Achse die der Sensitivität, also die Richtigpositivrate abgetragen werden. Sie liefert einen visuellen Eindruck für die Überlegenheit des diagnostischen Tests gegenüber der Zufallsdiagnose. Fällt die resultierende

Kurve nämlich mit der Winkelhalbierenden zusammen, so bedeutet dies, dass der Test keine diagnostische Information über die A-priori-Odds hinaus liefert ($LR^+ = 1$). Als Maßzahl für die Abweichung der Kurve von der Winkelhalbierenden hat sich die *Fläche unter der ROC-Kurve* etabliert. Da die (beobachtete) ROC-Kurve aus stückweise linearen Teilen besteht, kann diese Fläche durch geometrische Überlegungen[5] leicht berechnet werden. Die Fläche unter der ROC-Kurve gibt die Wahrscheinlichkeit an, dass ein Kranker einen höheren (im Sinne von 'positiv') Testwert aufweist als ein Gesunder.

Beispiel 4.2: ROC-Analyse der Glaskörper-Fluorometrie für die Diagnosestellung Präretinopathie

Es ist bekannt, dass unter Diabetes die Funktion der Blut-Gewebe-Schranke des Auges eine erhöhte Permeabilität aufweist. Diese Veränderungen der Blut-Kammerwasser-Schranke bzw. der Blut-Retina-Schranke können bereits vor der Entwicklung ophthalmoskopisch sichtbarer vaskulärer Veränderungen bei diabetischen Patienten mittels der Glaskörper-Fluorometrie diagnostiziert werden.

---

[5] Hierzu zerlegt man die entsprechende Fläche in Rechtecke und Dreiecke *(Trapezregel)*.

Tabelle 4.4. Auftreten einer Präretinopathie in Abhängigkeit von LFM-Schwellenwerten bei $n = 54$ Typ I-Diabetikern unter zwanzig Jahren

LFM-Schwellenwert (x_S)	keine Präretinopathie	Präretinopathie	Gesamt
1.8	0	1	1
2	1	0	1
2.4	1	0	1
2.6	1	0	1
2.8	1	0	1
3.1	2	0	2
3.2	1	0	1
3.3	2	0	2
3.4	2	1	3
3.5	2	1	3
3.6	1	0	1
3.9	1	0	1
4	2	1	3
4.1	1	0	1
4.2	2	0	2
4.3	1	2	3
4.5	1	2	3
4.6	2	1	3
4.7	1	0	1
4.8	1	1	2
4.9	2	1	3
5	1	0	1
5.1	0	1	1
5.3	0	1	1
6.1	0	1	1
6.4	0	1	1
6.5	1	0	1
6.6	0	1	1
6.8	0	1	1
7.1	1	0	1
7.2	0	1	1
9.2	1	0	1
9.5	1	0	1
9.6	1	0	1
11	0	1	1
11.8	0	1	1
Summe	34	20	54

Dazu wird ein Laser-Flaremeter (LFM) verwendet, der eine nichtinvasive Bewertung der Kammerwassertrübung erlaubt. Bei dieser Messmethode wird ein Gitter von Laserpunkten in den vorderen Augenabschnitt projiziert. Gezählt wird die beobachtete Zahl von Fotoimpulsen pro Millisekunde, die in Beziehung zur Proteinkonzentration und damit zur Trübung der untersuchten Flüssigkeit steht. Eine erhöhte Anzahl von Fotoimpulsen wird auf eine erhöhte Proteinkonzentration zurückgeführt. Die Frage, ob diese Erhöhung als diagnostisches Kriterium für eine Präretinopathie genutzt werden kann, sollte im Rahmen einer Studie beantwortet werden.

Dabei wurden Patienten im Alter zwischen 10 und 25 Jahren betrachtet, bei denen die Diagnose 'Typ I-Diabetiker' vor dem zwanzigsten Lebensjahr gestellt wurde. Zwanzig der 54 Patienten wiesen in mindestens einem Auge eine Präretinopathie (delatierte retinale Venen) auf. Es handelt sich dabei um eine nur von einem erfahrenen Ophthalmologen verlässlich diagnostizierbare Erkrankung. Tabelle 4.4 auf Seite 92 enthält die Ergebnisse der LFM-Messung (maximaler Wert in beiden Augen) in Bezug zur klinischen Bewertung einer Präretinopathie.

Um auf der Basis der LFM-Ergebnisse zu einem diagnostischen Test der Präretinopathie zu gelangen, liegt es nahe, jeden beobachteten LFM-Wert als Schwellenwert zur Diagnose einer Präretinopathie zu betrachten. Tabelle 4.4 zeigt die Ergebnisse der LFM-Messung und die zugehörigen Diagnosen der 54 Patienten. Werden Werte, die größer oder gleich einem gewählten Schwellenwert sind, als Zeichen für eine Präretinopathie gedeutet (testpositiv), so entnimmt man Tabelle 4.4, das bei einem Schwellenwert von 2.4 oder mehr genau 19 von 20 Präretinopathie-Patienten testpositiv sind, wohingegen nur einer von 34 Gesunden richtig test negativ ist. Wählt man nun jeden beobachteten LFM-Wert als Schwellenwert, so ergibt sich Tabelle 4.5.

Tabelle 4.5. Sensitivitäten und Spezifitäten in Abhängigkeit von LFM-Schwellenwerten bei $n = 54$ Typ I-Diabetikern unter zwanzig Jahren, T^+ falls der beobachtete Werte größer oder gleich x_S

LFM-Schwellen-wert (x_S)	richtig positiv	falsch positiv	falsch negativ	richtig negativ	Sensitivität	Spezifität	1 - Spezifität
1.8	20	34	0	0	1.00	0.00	1.00
2	19	34	1	0	0.95	0.00	1.00
2.4	19	33	1	1	0.95	0.03	0.97
2.6	19	32	1	2	0.95	0.06	0.94
2.8	19	31	1	3	0.95	0.09	0.91
3.1	19	30	1	4	0.95	0.12	0.88
3.2	19	28	1	6	0.95	0.18	0.82
3.3	19	27	1	7	0.95	0.21	0.79
3.4	19	25	1	9	0.95	0.26	0.74
3.5	18	23	2	11	0.90	0.32	0.68
3.6	17	21	3	13	0.85	0.38	0.62
3.9	17	20	3	14	0.85	0.41	0.59
4	17	19	3	15	0.85	0.44	0.56
4.1	16	17	4	17	0.80	0.50	0.50
4.2	16	16	4	18	0.80	0.53	0.47
4.3	16	14	4	20	0.80	0.59	0.41
4.5	14	13	6	21	0.70	0.62	0.38
4.6	12	12	8	22	0.60	0.65	0.35
4.7	11	10	9	24	0.55	0.71	0.29
4.8	11	9	9	25	0.55	0.74	0.26
4.9	10	8	10	26	0.50	0.76	0.24
5	9	6	11	28	0.45	0.82	0.18
5.1	9	5	11	29	0.45	0.85	0.15
5.3	8	5	12	29	0.40	0.85	0.15
6.1	7	5	13	29	0.35	0.85	0.15
6.4	6	5	14	29	0.30	0.85	0.15
6.5	5	5	15	29	0.25	0.85	0.15
6.6	5	4	15	30	0.25	0.88	0.12
6.8	4	4	16	30	0.20	0.88	0.12
7.1	3	4	17	30	0.15	0.88	0.12
7.2	3	3	17	31	0.15	0.91	0.09
9.2	2	3	18	31	0.10	0.91	0.09
9.5	2	2	18	32	0.10	0.94	0.06
9.6	2	1	18	33	0.10	0.97	0.03
11	2	0	18	34	0.10	1.00	0.00
11.8	1	0	19	34	0.05	1.00	0.00

Die zugehörige ROC-Kurve ist in Abbildung 4.1 veranschaulicht. Dabei wurden auch ausgewählte LFM-Schwellenwerte über der Kurve angegeben.

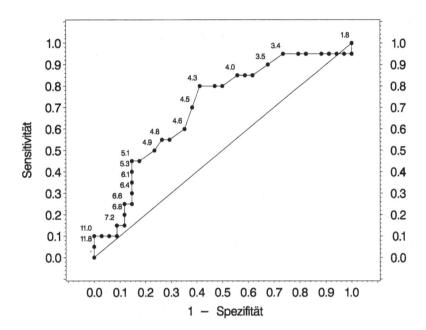

Abb. 4.1. ROC-Kuve für LFM im Glaskörper als diagnostischer Test für Präretinopathie bei $n = 54$ Typ I-Diabetikern unter zwanzig Jahren

Aus den Daten zur Sensitivität und Spezifität in Tabelle 4.5 ergibt sich für die Fläche unter der Kurve einen Wert von AUC = 0.695, berechnet anhand der Formel:

$$AUC = \frac{1}{2} \times \sum_{j=1}^{35} ((Sp_{j+1} - Sp_j)(Se_{j+1} + Se_j)) \,,$$

wobei die Se die Sensitivität und Sp die Spezifität bezeichnen und die Wertepaare in den Zeilen von Tabelle 4.5 von 1 bis 36 durchnummeriert wurden.

Dies bedeutet, dass mit einer Wahrscheinlichkeit von nahezu 70 % ein Diabetiker mit Präretinopathie einen höheren LFM-Wert aufweist als ein Diabetiker ohne Präretinopathie.

4.3 Übungen

4.3.1 Testaufgabe

1. Für eine Population ist die Prävalenz einer bestimmten virusbedingten Infektion mit rund 1 % anzunehmen. Zum Screening auf Vorliegen der Infektion ist ein Test mit einer Sensitivität von 99 % und einer Spezifität von 90 % verfügbar.
   Bewerten Sie die folgenden Aussagen:

   (1) Die Wahrscheinlichkeit dafür, dass bei positivem Testergebnis ("Infektion") die getestete Person auch tatsächlich infiziert ist, beträgt rund 99 %.

   (2) Es ist zu erwarten, dass der Test unter 500 tatsächlich infizierten Personen bei rund 495 dieser Personen auch ein positives Testergebnis ("Infektion") liefert.

   (3) Der prädiktive Wert PV^+ für ein positives Testergebnis ("Infektion") berechnet sich nach der Formel

   $$P(K^+|T^+) = \frac{1}{1 + \left(\dfrac{1 - \text{Spezifität}}{\text{Sensitivität}}\right)\left(\dfrac{1 - \text{Prävalenz}}{\text{Prävalenz}}\right)} \ .$$

   (4) Der prädiktive Wert für ein positives Testergebnis ("Infektion") ist unabhängig von der Prävalenz und beträgt bei einer Sensitivität von 99 % und einer Spezifität von 90 % etwa 94.5 %.

   (5) Bei steigender Prävalenz, aber gleicher Sensitivität und Spezifität steigt der prädiktive Wert des positiven Testergebnisses ("Infektion").

   Dann gilt für die vorstehenden Aussagen:

   (A) Nur (1) ist richtig.

   (B) Nur (2) ist richtig.

   (C) Nur (1), (3) und (4) sind richtig.

   (D) Nur (2), (3) und (5) sind richtig.

   (E) Nur (4) und (5) sind richtig.

4.3.2 Fragestellungen

1. In einem Labor wird eines von zwei Geräten (A, B) zur Analyse von Proben verwendet. Die Zuteilungsrate beträgt 80 % für Gerät A und 20 % für Gerät B. 95 % der Analyseergebnisse von A sind richtig, 10 % der Analyseergebnisse von B falsch.
   Wie groß ist die Wahrscheinlichkeit dafür, dass eine dem Labor angelieferte Probe richtig analysiert wird?

2. Sie arbeiten mit zwei Kollegen in einer Gemeinschaftspraxis. Der älteste und erfahrenste Kollege A stellt bei 45 % der Patienten die Diagnose, der etwas jüngere Kollege B bei 35 % und Sie als Neuling bei 20 % der Patienten.
   Der Anteil der Fehldiagnosen an den gestellten Diagnosen beträgt bei Kollege A 1 %, bei Kollege B 2 % und bei Ihnen als Neuling 3 %.

   a)   Wie groß ist die Wahrscheinlichkeit für eine Fehldiagnose aus der Gemeinschaftspraxis?

   b)   Wie groß ist die Wahrscheinlichkeit, dass im Falle einer Fehldiagnose durch das Team diese Fehldiagnose von Ihnen stammt?

3. Die Wahrscheinlichkeit, mit der bei einer durch eine Screening-Untersuchung zu erfassenden Grundgesamtheit eine (potentiell maligne) Dysplasie des Epithels des Zervixhalses vorliegt, betrage 0.0002 (Prävalenz). Ein (fiktiver) neuer zytochemischer Test liefere, falls tatsächlich eine solche Dysplasie vorliegt, mit der Wahrscheinlichkeit 0.9998 ein "positives" Ergebnis (Sensitivität). Mit der Wahrscheinlichkeit 0.0006 liefert der Test allerdings ein "positives" Ergebnis, ohne dass eine potentiell maligne Dysplasie vorliegt.

   a)   Mit welcher Wahrscheinlichkeit fällt der Test "negativ" aus, wenn tatsächlich keine (potentiell maligne) Dysplasie vorliegt (Spezifität des Tests)?

   b)   Wie groß ist unter diesen (fiktiven) Annahmen die Wahrscheinlichkeit dafür, dass eine (potentiell maligne) Dysplasie vorliegt, wenn der Test ein "positives" Resultat geliefert hat (prädiktiver Wert des positiven Testresultats)?

   c)   Würden Sie diesen Test für eine Routine-Untersuchung einsetzen? Begründen Sie Ihre Antwort.

d)   Wie ändert sich der "prädiktive Wert des positiven Testresultats",
     wenn die Prävalenz größer wird (Sie wenden den Test etwa nur in
     einem Risiko-Kollektiv an.)?

Anleitung: Verwenden Sie folgende Bezeichnungen:

Symbol	Bedeutung
K^+	Ereignis (potentiell maligne) Dysplasie liegt vor
K^-	Ereignis (potentiell maligne) Dysplasie liegt nicht vor
T^+	Ereignis Test liefert positives Resultat
T^-	Ereignis Test liefert negatives Resultat

und bestimmen Sie in Teil b) die bedingte Wahrscheinlichkeit $P(K^+|T^+)$
sowie in Teil a) entsprechend $P(T^-|K^-)$.

4. In einer Klinik soll untersucht werden, welchen Informationsgewinn die
   Bestimmung des Tumormarkers CA 19-9 hinsichtlich der Diagnose ei-
   ner bösartigen Magen-Darm-Erkrankung bringt. Dazu wurde in einem
   Zeitraum von 18 Monaten bei allen Neuaufnahmen mit Verdacht auf
   Magen-Darm-Krebs die CA 19-9-Konzentration im Serum bestimmt. Die
   Untersuchungsergebnisse sind in der folgenden Tabelle der endgültigen
   Diagnose gegenübergestellt.

Tabelle 4.6. Beobachtete Häufigkeiten von Magen-Darm Erkrankungen in Abhängigkeit von CA 19-9 Konzentrationen im Serum bei 384 Patienten

CA 19-9 [U/ml]	Diagnose		Zeilensumme
	gutartig	bösartig	
< 25	183	70	253
[25 - 37)	36	8	44
> = 37	37	50	87
Spaltensumme	256	128	384

Berechnen Sie den positiven Vorhersagewert für die CA 19-9-Bestimmung
im Serum, wenn man

a)   25 [U/ml]

b)   37 [U/ml]

als Entscheidungskriterium für einen positiven Test zugrunde legt.

5. In einer prospektiven klinischen Studie wurden bei 126 Patienten neben weiteren die folgenden drei diagnostischen Maßnahmen durchgeführt: Ultraschall (US), Pankreasfunktionstests (PFT), endoskopische retrograde Pankreographie (ERP). Alle Patienten wurden operiert, da der Verdacht auf ein Pankreaskarzinom bestand. Auf Grund des histologischen Befundes wurde bei 42 Patienten dieser Verdacht bestätigt, bei 84 Patienten hingegen nicht.

Die einzelnen präoperativen diagnostischen Befunde (positiver Befund: +; negativer Befund: –) sind in den (drei) folgenden Vierfeldertafeln (Tabellen 4.7, 4.8 und 4.9 auf Seite 100) der postoperativen, histologisch gesicherten Diagnose (Pankreaskarzinom: ja/nein) anzahlmäßig gegenübergestellt:

Tabelle 4.7. Häufigkeit der Diagnose "Pankreaskarzinom" in Abhängigkeit von einem Ultraschallbefund

präoperativer Befund	postoperative, histologisch gesicherte Diagnose Pankreaskarzinom	
	ja	nein
US +	30	27
US –	12	57

Tabelle 4.8. Häufigkeit der Diagnose "Pankreaskarzinom" in Abhängigkeit von einem Pankreasfunktionstest

präoperativer Befund	postoperative, histologisch gesicherte Diagnose Pankreaskarzinom	
	ja	nein
PFT +	36	24
PFT –	6	60

a) Berechnen Sie auf Grund der empirischen Daten in den obigen Tabellen Sensitivität und Spezifität der einzelnen präoperativen

Tabelle 4.9. Häufigkeit der Diagnose "Pankreaskarzinom" in Abhängigkeit von der endoskopisch retrograden Pankreographie

präoperativer Befund	postoperative, histologisch gesicherte Diagnose Pankreaskarzinom	
	ja	nein
ERP +	42	12
ERP −	0	72

Maßnahmen. Welche Untersuchungsmethode erscheint hier am verlässlichsten?

b)   Alle möglichen Kombinationen von Befunden der präoperativen Untersuchungen (US, PFT, ERP: positiver Befund +; negativer Befund −) sind in den Tabellen 4.7, 4.8 und 4.9 auf den Seiten 99, 99 und 100 mit den beobachteten Häufigkeiten der postoperativ histologisch gesicherten Diagnose (Pankreaskarzinom: *ja/nein*) zusammengestellt.

An Hand der Daten soll das folgende mehrstufige präoperative Diagnoseverfahren evaluiert werden:

Stufe 1:   Zunächst wird immer eine US-Untersuchung durchgeführt.

Stufe 2:   Nur bei negativem Ergebnis der US-Untersuchung wird ein PFT durchgeführt.

Stufe 3:   Nur wenn US oder PFT einen positiven Befund geliefert haben, wird eine ERP durchgeführt.

Ein präoperativ positiver Gesamtbefund (präoperative "Verdachtsdiagnose Pankreaskarzinom") wird nur gestellt, wenn die ERP einen positiven Befund geliefert hat.

i)   Bei welchen Kombinationen A, ..., H von Untersuchungsbefunden aus Tabelle 4.10 auf Seite 101 liefert das oben definierte mehrstufige präoperative Diagnoseverfahren eine Fehldiagnose?

ii)   Ergänzen Sie die Vierfeldertafel 4.11 auf Seite 101 und berechnen Sie die Sensitivität und Spezifität des oben definierten mehrstufigen präoperativen Diagnoseverfahrens!

Tabelle 4.10. Häufigkeit der Diagnose "Pankreaskarzinom" in Abhängigkeit von der Kombination präoperativer Untersuchungbefunde

Kombi- nation	präoperative Diagnostik – Unter- suchungsbefund			postoperativ histologisch gesicherte Diagnose Pankreaskarzinom		Summe
	US	PFT	ERP	ja	nein	
A	+	+	+	30	6	36
B	+	+	-	0	6	6
C	+	-	+	0	6	6
D	+	-	-	0	9	9
E	-	+	+	6	0	6
F	-	+	-	0	12	12
G	-	-	+	6	0	6
H	-	-	-	0	45	45
Summe				42	84	126

Tabelle 4.11. Häufigkeit der Diagnose "Pankreaskarzinom" bei Anwendung des mehrstufigen Diagnoseverfahrens

Gesamtbefund des mehrstufigen präoperativen Diagnoseverfahrens	postoperativer histologischer Befund Pankreaskarzinom		Gesamt
	ja	nein	
positiv			
negativ			
Gesamt			

Zusatzfrage: Wie ist die Diagnosequalität des oben definierten mehrstufigen präoperativen Diagnoseverfahrens im Verhältnis zu den einzelnen diagnostischen Maßnahmen (US, PFT, ERP) zu beurteilen?

Kapitel 5:
Punktschätzer, Konfidenzintervalle

5.1 Einleitung

Die wesentliche Aufgabe statistischen Schließens in den biologischen Wissenschaften liegt darin, mit den Ergebnissen einer Stichprobe von Beobachtungseinheiten (z. B. Zellkulturen, Versuchstiere, Probanden, Patienten) auf die unbekannte "Wahrheit" zu schließen. Dies bedeutet nicht, dass etwa die konkreten Messungen in der Stichprobe nicht "wahr" wären. Der Begriff "Wahrheit" ist in diesem Zusammenhang so zu verstehen, dass die Ergebnisse in der Stichprobe im Allgemeinen nicht exakt die Verteilung der Werte in der Population beschreiben, aus der die Stichprobe "gezogen" wurde. Nehmen wir an, dass in einer urologischen Abteilung in der BRD 30 männliche Querschnittgelähmte zwischen 20 und 60 Jahren mit neurogenen Blasenstörungen eine bestimmte Therapie erhalten. Die für die 30 Patienten nach 3 Wochen beobachtete mittlere Zunahme der maximalen Blasenkapazität wird dann nur eine Schätzung der unbekannten mittleren Zunahme aller für diese Behandlung in der BRD jetzt oder in den nächsten Jahren in Frage kommenden Patienten mit gleicher Altersstruktur und Diagnose sein. Abgesehen von dem Problem, ob die 30 Patienten in diesem Zentrum überhaupt eine repräsentative Stichprobe aus dieser Gesamtpopulation darstellen, wird die beobachtete mittlere Zunahme auf Grund der biologischen Variabilität und der Messfehler mehr oder weniger von dem unbekannten Wert in der Population abweichen.

5.2 Punktschätzung

Gibt man als Ergebnis die beobachtete mittlere Zunahme der maximalen Blasenkapazität an, so ist dieser Mittelwert eine Punktschätzung (im statistischen Sinn): Der unbekannte Parameter in der Population wird durch die Angabe eines einzigen aus der Stichprobe berechneten Wertes geschätzt.[1] Man könnte beim Vergleich zwischen zwei Behandlungen auch einen Punktschätzer für den Unterschied in der Wirkung zwischen beiden Therapien angeben, indem z. B. die Differenz der mittleren Zunahme berechnet wird.

Es muss eingeräumt werden, dass in der Medizin das Konzept der festen Population, aus der zufällige Stichproben gezogen werden, nur ungenügend auf die reale Welt abgebildet werden kann. Gründe für die ständige Änderung der Population sind der medizinische Fortschritt, soziale Randbedingungen, Naturvorgänge usw. Trotzdem ist auf der Basis dieser Grundidee ohne weiteres einleuchtend, dass mit der alleinigen Angabe eines Punktschätzers eine wesentliche Information vorenthalten wird. So wird im Allgemeinen eine Schätzung der Therapieeffekte aus einer Stichprobe vom Umfang 150 vertrauenswürdiger sein als die Schätzung aus einer Stichprobe vom Umfang 30. Daher sollten Schätzungen nicht ohne Angaben über ihre Zuverlässigkeit (z. B. Stichprobenumfang, Streuung) angeführt werden.

Die mathematische Statistik befasst sich unter anderem auch mit der Frage, wie ein Schätzwert gebildet werden sollte, damit er erstrebenswerte statistische Eigenschaften besitzt. Wenn man im Freien (nach Ausfall der Armbanduhr) die Uhrzeit schätzen müssen, so kann man dies nach dem Sonnenstand tun. Diese Schätzung wird "unscharf" sein, sie wird bei mehreren Personen stark unterschiedlich ausfallen. Der Schätzer ist nicht *effizient*. An klaren Tag wird die Schätzung einer Personengruppe vielleicht systematisch von der wahren Uhrzeit abweichen, weil unter diesen Umständen die Tageszeit eventuell zu früh eingeschätzt wird; die Schätzung ist verzerrt. Wenn man auf die Frage nach der Uhrzeit immer mit der Schätzung "13 Uhr" antwortet, ist diese Schätzung punktgenau; sie weist keinerlei Streuung auf. Allerdings liegt man nur in einem einzigen Augenblick des Tages genau richtig (nämlich um 13 Uhr), ansonsten immer falsch. Der Schätzer ist also fast immer verzerrt. Gute statistische Schätzer versuchen möglichst genau (effizient) und möglichst richtig (unverzerrt) zu sein.

---

[1] In den folgenden Kapiteln wird häufig zwischen einem Parameter und dem Schätzer zu unterscheiden sein. Das Hütchen über dem Buchstaben soll helfen zwischen dem Schätzer ($\hat{\vartheta}$) und dem Parameter ϑ zu differenzieren.

Zusammenfassend bleibt festzustellen, dass der Schätzer selber eine Zufallsvariable ist, da er aus zufällig variierenden Messungen gebildet wird, die selbst Zufallsvariablen sind. Sinnvollerweise verwendet man daher solche Schätzer, deren Erwartungswert gleich dem 'wahren' Wert ist. Die Präzision der Schätzung lässt sich dann an Hand der Streuung bzw. des Standardfehlers charakterisieren.

5.3 Intervallschätzung

Eine Frage drängt sich in diesem Zusammenhang sofort auf: Können wir auf Grund einer Stichprobe Intervalle angeben, in denen wir den unbekannten Wert vermuten, d. h. können wir Intervallschätzungen für die unbekannten Parameter angeben, die bestimmten Anforderungen hinsichtlich ihrer statistischen Vertrauenswürdigkeit genügen? Bei der Beantwortung dieser Frage geraten wir in ein gewisses Dilemma. Welches Intervall wir auch immer angeben, es gibt nur zwei mögliche Situationen: Entweder liegt unser unbekannter Parameterwert im Intervall, oder er liegt außerhalb. Wenn wir also das Konzept zugrunde legen, dass unsere Patienten eine Zufallsstichprobe aus einer unbekannten (festen) Population darstellen und wir die unbekannten Charakteristiken dieser Population durch die Stichprobe schätzen wollen, verbietet sich die landläufig verwendete Interpretation: "Der unbekannte Parameter liegt mit einer gewissen Wahrscheinlichkeit in diesem Intervall." Da das Intervall, aus Beobachtungen einer (einzigen) Stichprobe gebildet, als "fix" erscheinen mag, gewinnt man aufgrund der obigen Überlegungen schnell den Eindruck, dass der unbekannte Parameter variiert. Dies korrespondiert jedoch nicht mit unserer statistischen Modellannahme, die den "wahren" unbekannten Parameter als fix erachtet.

Wie muss daher eine Interpretation für ein solches Intervall unter den gewählten statistischen Randbedingungen lauten? Wir sagen, eine Intervallschätzung überdeckt einen unbekannten Parameter mit einer *Vertrauenswahrscheinlichkeit* (Konfidenzwahrscheinlichkeit) von 95 %, wenn bei oftmaliger Wiederholung eines bestimmten Experimentes im Long-run das aus der jeweiligen Stichprobe bestimmte Konfidenzintervall in 95 % aller Experimente den unbekannten Wert des Parameters überdeckt. Das heißt, nur in 5 % der Fälle liegt das aus den Daten bestimmte Intervall entweder zur Gänze links oder rechts vom unbekannten Parameterwert (üblicherweise in jeweils der Hälfte der Fälle rechts oder links). Nun erscheint in der Tat der Höhepunkt der Unverständlichkeit erreicht. Nicht nur, dass wir uns auf das Konzept einer (unendlich) großen Grundgesamtheit zurückziehen, nun verlangen wir auch noch, uns eine unendliche Wiederholung des gleichen Experimentes vorzustellen.

In diesem Sinne lässt sich jedoch die Konfidenzwahrscheinlichkeit als Sicherheit der Schätzung verstehen. Andererseits entspricht die Länge des Konfidenzintervalls, d. h. der Abstand zwischen oberer und unterer Grenze, der Präzision der Schätzung.

Es sei erwähnt, dass unter anderem dieses Ausmaß der Abstraktion, das zur Interpretation eines Konfidenzintervalls erforderlich ist, zu alternativen statistischen Schulen geführt hat, in denen der Wahrscheinlichkeitsbegriff unterschiedlich interpretiert wird. Solche Interpretationen reichen bis zur Quantifizierung der persönlichen Einschätzung der Gegebenheiten ("degree of believe") (vgl. Abschnitt 8.3). Glücklicherweise sind viele der dort errechneten Intervallschätzungen unter bestimmten A-Priori - Voraussetzungen den klassischen Konfidenzintervallen ähnlich (oder sogar gleich).

Klassische Konfidenzintervalle, wie sie oben interpretiert wurden, stehen in einem dualen Verhältnis zum statistischen Test (siehe Kapitel 6–8: "Testen von Hypothesen I–III").

5.4 Definition eines Konfidenzintervalls

Es soll also ein Intervall angegeben werden, welches mit einer vorgegebenen Wahrscheinlichkeit $1-\alpha$ den zu schätzenden wahren Parameter der Verteilung in der Grundgesamtheit überdeckt. Üblicherweise wird $1-\alpha = 0.95$ oder 0.99, also $\alpha = 0.05$ bzw. 0.01 gesetzt. Dabei gibt α die Irrtumswahrscheinlichkeit an, dass der gewählte Bereich den Parameter nicht überdeckt. Solche Intervalle heißen (zweiseitige) $(1 - \alpha)$-Konfidenzintervalle. Das heißt, bei Wahl von $\alpha = 0.05$ wird im Long-run in 5 von 100 Fällen das Konfidenzintervall den wahren Erwartungswert nicht überdecken.

Dabei werden Intervallgrenzen A_u und A_o (u für untere und o für obere) für einen Parameter θ so berechnet, dass gilt:

$$P(A_u \leq \theta \leq A_o) \geq 1 - \alpha.$$

Im Allgemeinen werden die Grenzen so gewählt, dass die untere gleich der oberen Überschreitungswahrscheinlichkeit ist. Zufällige Größen bei der Berechnung eines Konfidenzintervalls sind die Intervallgrenzen A_u und A_o und nicht der unbekannte Parameter θ!

Bei medizinischen Publikationen ist die Darstellung der Ergebnisse klinischer Versuche an Hand von Konfidenzintervallen gegenüber der Angabe von Entscheidungen statistischer Tests (vgl. Kapitel 6–8: "Testen von Hypothesen I–III") zu bevorzugen, da das Konfidenzintervall die Größenordnung des Effektes auf der Merkmalsskala der Beobachtungen angibt.

Im Folgenden werden beispielhaft (zweiseitige) Konfidenzintervalle für den Erwartungswert μ einer normalverteilten Zufallsvariablen sowie die Erfolgswahrscheinlichkeit p einer binomialverteilten Zufallsvariablen präsentiert.

5.5 Beispiele und Konstruktion von Konfidenzintervallen

5.5.1 $(1 - \alpha)$-Konfidenzintervall für den Erwartungswert normalverteilter Daten mit bekannter Varianz

Liegen n Messwerte eines (μ, σ^2)-normalverteilten Merkmals vor, so ist das arithmetische Mittel $\overline{x}$ der "beste" Schätzer für den Erwartungswert μ in der Grundgesamtheit. Ist die Varianz σ^2 bekannt, was in Anwendungen selten der Fall ist, so ist $SE = \sigma/\sqrt{n}$ der Standardfehler des Mittelwertes $\overline{x}$. Man erhält dann das zweiseitige Konfidenzintervall

$$\left[\overline{x} - z\left(1 - \frac{\alpha}{2}\right) \frac{\sigma}{\sqrt{n}}, \quad \overline{x} + z\left(1 - \frac{\alpha}{2}\right) \frac{\sigma}{\sqrt{n}}\right] \; ;$$

wegen der Symmetrie $z\left(1 - \frac{\alpha}{2}\right) = -z\left(\frac{\alpha}{2}\right)$ lässt sich das Konfidenzintervall auch berechnen durch

$$\left[\overline{x} + z\left(\frac{\alpha}{2}\right) \frac{\sigma}{\sqrt{n}} \; ; \overline{x} + z\left(1 - \frac{\alpha}{2}\right) \frac{\sigma}{\sqrt{n}}\right] \; .$$

Hierbei ist $z(\gamma)$ das γ-Quantil der Standardnormalverteilung.

Unter der Annahme der Normalverteilung leuchtet unmittelbar ein, dass das Konfidenzintervall üblicherweise symmetrisch um den Stichprobenmittelwert $\overline{x}$ gewählt wird (vgl. Abbildung 5.1).Was die Frage über die Länge des Intervalls bei vorgegebener "Überdeckungswahrscheinlichkeit" $(1-\alpha)$ betrifft, so ist einzusehen, dass das Intervall kleiner wird, je größer der Stichprobenumfang n bzw. je kleiner die Standardabweichung σ ist.

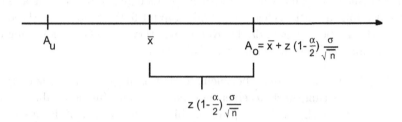

Abb. 5.1. Veranschaulichung der Intervallgrenzen und der Länge eines $(1 - \alpha)$-Konfidenzintervalls

Beispiel 5.1: Konfidenzintervalle für den Erwartungswert einer Normalverteilung mit bekannter Varianz

In einem Labor ist durch Langzeiterfahrung bekannt, dass die Bestimmung eines Enzyms mit einer Standardabweichung von 1.5 I. E. variiert.

1. *Berechnen Sie aus den 4 Bestimmungen [I. E.] 23.9, 20.0, 22.3, 21.4 das 95%-Konfidenzintervall für den Erwartungswert der Enzymbestimmung. Geben Sie die Intervallgrenzen in I. E. an.*

2. *Welche Grenzen ergeben sich für ein 99%-Konfidenzintervall?*

Im Teil 1 ist ein 95%-Konfidenzintervall für den Erwartungswert der Enzymbestimmungen zu berechnen. Der Erwartungswert wird in diesem Fall durch das arithmetische Mittel der 4 Bestimmungen geschätzt:

$$\overline{x} = \frac{1}{4}(23.9 + 20.0 + 22.3 + 21.4) = \frac{1}{4} \times 87.6 = 21.9 \ .$$

Für $\alpha = 0.05$ ergibt sich das benötigte Quantil der Standardnormalverteilung als $z(1 - \frac{\alpha}{2}) = z(0.975) = 1.96$ (vgl. Tabelle 3.4 auf Seite 66). Damit ist für $n = 4$ die untere Grenze eines 95%-Konfidenzintervalls bei bekannter Varianz $\sigma^2 = 1.5^2$

$$\overline{x} - z(1 - \frac{\alpha}{2}) \frac{\sigma}{\sqrt{n}} = 21.9 - 1.96 \times \frac{1.5}{\sqrt{4}}$$
$$= 21.9 - 1.96 \times 0.75$$
$$= 20.43$$

und entsprechend die obere Grenze

$$\overline{x} + z(1 - \frac{\alpha}{2}) \frac{\sigma}{\sqrt{n}} = 21.9 + 1.96 \times \frac{1.5}{\sqrt{4}}$$
$$= 21.9 + 1.96 \times 0.75$$
$$= 23.37.$$

Die Grenzen für ein 99%-Konfidenzintervall ($\alpha = 0.01$) berechnen sich mit $1 - \frac{\alpha}{2} = 0.995$ und $z(1 - \frac{\alpha}{2}) = 2.58$ (vgl. Tabelle 3.4 auf Seite 66) zu:

$$\overline{x} - z(1 - \frac{\alpha}{2}) \, \frac{\sigma}{\sqrt{n}} = 21.9 - 2.58 \times \frac{1.5}{\sqrt{4}} = 19.97$$

$$\overline{x} + z(1 - \frac{\alpha}{2}) \, \frac{\sigma}{\sqrt{n}} = 21.9 + 2.58 \times \frac{1.5}{\sqrt{4}} = 23.84.$$

Die Länge des 99%-Konfidenzintervalls beträgt 3.87 [I. E.] und ist erwartungsgemäß (!) größer als die Länge 2.94 [I. E.] des 95%-Konfidenzintervalls.

Beispiel 5.2: Stichprobenumfang für ein Konfidenzintervall vorgegebener Breite für den Erwartungswert einer Normalverteilung mit bekannter Varianz

Bei einer Voruntersuchung eines biologischen Parameters hat sich eine Standardabweichung von 10 I. E. ergeben.

1.   *Wie groß muss eine zukünftige Stichprobe sein, damit das 95 %-Konfidenzintervall für den unbekannten Mittelwert nicht größer als 4 I. E. sein wird?*

2.   *Wie groß müsste der Stichprobenumfang sein, wenn das Konfidenzniveau 99 % betragen soll?*

Die Länge des $(1 - \alpha)$-Konfidenzintervalls beträgt $2\,z(1 - \frac{\alpha}{2})\,\frac{\sigma}{\sqrt{n}}$ (siehe Abbildung 5.1 auf Seite 108). Wenn die Länge nicht größer als 4 I. E. sein soll, so ergibt sich die folgende Ungleichung

$$2\,z(1 - \frac{\alpha}{2})\,\frac{\sigma}{\sqrt{n}} \leq 4\,.$$

Mit $\alpha = 0.05$ und $z(1 - \frac{\alpha}{2}) = 1.96$ ist dies erfüllt, wenn

$$\sqrt{n} \geq \frac{1.96 \times 10}{2} = \frac{19.6}{2} = 9.8$$

oder $n \geq 96.04$, also erstmals für $n = 97$.
Durch Einsetzen von $\alpha = 0.01$, also $1 - \frac{\alpha}{2} = 0.995$ und damit $z(1 - \frac{\alpha}{2}) = 2.58$, berechnet man

$$\sqrt{n} \geq \frac{10 \times 2.58}{2} = 12.9 \quad oder$$
$$n \geq 166.41.$$

Dies bedeutet, dass für ein 99%-Konfidenzintervall mindestens 167 Beobachtungen vorliegen müssen. Für eine höhere Überdeckungswahrscheinlichkeit (Genauigkeit) ist also ein höherer "Preis" im Stichprobenumfang zu bezahlen.

5.5.2 $(1 - \alpha)$-Konfidenzintervall für den Erwartungswert normalverteilter Daten mit unbekannter Varianz

Ist die Varianz unbekannt, wird σ durch die Standardabweichung s der Stichprobe geschätzt und $z(1 - \frac{\alpha}{2})$ durch den Wert $t_{n-1}(1 - \frac{\alpha}{2})$ ersetzt, der vom Stichprobenumfang abhängt (siehe Kapitel 8: "Testen von Hypothesen III"). Dieser t-Wert berücksichtigt die zusätzliche Unsicherheit, die durch die Berechnung der Standardabweichung s aus der Stichprobe resultiert. Damit ergibt sich das zweiseitige $(1 - \alpha)$-Konfidenzintervall für den Erwartungswert normalverteilter Messwerte mit unbekannter Varianz gemäß:

$$\left[\overline{x} - t_{n-1}\left(1 - \frac{\alpha}{2}\right) \frac{s}{\sqrt{n}}, \quad \overline{x} + t_{n-1}\left(1 - \frac{\alpha}{2}\right) \frac{s}{\sqrt{n}} \right].$$

Die Berechnung eines solchen Intervalls findet sich im Beispiel 10.2 auf Seite 141.

5.5.3 $(1 - \alpha)$-Konfidenzintervall für die Erfolgswahrscheinlichkeit p einer Binomialverteilung

Ist in einer Stichprobe von n Individuen bei $k \leq n$ Fällen das Eintreten des Ereignisses A ('Erfolg') beobachtet worden, so schätzt man die Erfolgswahrscheinlichkeit p der Binomialverteilung (siehe Abschnitt 3.2) durch den Quotienten k/n. Ein zweiseitiges $(1 - \alpha)$-Konfidenzintervall $[p_1, p_2]$ für die Erfolgswahrscheinlichkeit p berechnet sich aus (Clopper, Pearson (1934)):

$$p_1 = \frac{k F_{2k;2(n-k+1)}\left(\frac{\alpha}{2}\right)}{n - k + 1 + k F_{2k;2(n-k+1)}\left(\frac{\alpha}{2}\right)}$$

$$p_2 = \frac{(k+1) F_{2(k+1);2(n-k)}\left(1 - \frac{\alpha}{2}\right)}{n - k + (1 + k) F_{2(k+1);2(n-k)}\left(1 - \frac{\alpha}{2}\right)}.$$

Dabei bezeichnet $F_{n,k}(\gamma)$ das γ-Quantil der F-Verteilung mit n und k Freiheitsgraden. Diese Werte können vielen Statistikbüchern (etwa: Wissenschaftliche Tabellen Geigy, Teilband Statistik (1985), S. 26ff) entnommen werden oder durch entsprechende Statistikprogramme leicht berechnet werden.

Für ein hinreichend großes n ($n \geq 50$) und nicht zu kleine Erfolgswahrscheinlichkeiten p (Faustformel $np(1 - p) \geq 10$) ist eine gute Näherung für das $(1 - \alpha)$-Konfidenzintervall der Erfolgswahrscheinlichkeit p gegeben durch:

$$\left[\frac{k}{n} - z(1 - \frac{\alpha}{2})\sqrt{\frac{\frac{k}{n}(1 - \frac{k}{n})}{n}} \ , \ \frac{k}{n} + z(1 - \frac{\alpha}{2})\sqrt{\frac{\frac{k}{n}(1 - \frac{k}{n})}{n}} \right] .$$

Ein Spezialfall ergibt sich für $k = 0$, wenn in einer Stichprobe das Endereignis – etwa eine Nebenwirkung eines Arzneimittels – nicht beobachtet wurde. Unter Verwendung der Binomialverteilung lässt sich nachvollziehen, dass die Wahrscheinlichkeit bei n Patienten keine Nebenwirkung zu beobachten, deutlich von Null abweichen kann. Jedoch ist diese Wahrscheinlichkeit abhängig von der zugrunde liegenden Ereignisrate p und der Stichprobengröße. Tritt die Nebenwirkung bei einem einzelnen Patienten mit der Wahrscheinlichkeit von $p = 0.01$ auf, so ist die Wahrscheinlichkeit[2], "keine Nebenwirkungen" unter 10 Patienten zu beobachten, gerade 90 %, unter 10000 Patienten jedoch nahezu 0 %. Tritt die Nebenwirkung hingegen tatsächlich nur mit einer Wahrscheinlichkeit von $p = 0.0001$ auf, so liegt die Wahrscheinlichkeit, keine Nebenwirkung unter $n = 10$ Patienten zu beobachten, bei nahezu 100 % bzw. unter $n = 10000$ Patienten bei 37 %. Aus den voranstehenden Überlegungen lässt sich ablesen, dass es für "große" Nebenwirkungsraten ($p = 0.01$) in großen Stichproben ($n = 10000$) unwahrscheinlich ist, keine Nebenwirkung zu beobachten.

Für den Fall $k = 0$ lässt sich ein einseitiges 95%-Konfidenzintervall $[0, p*]$ konstruieren, wobei

$$p* = 1 - \sqrt[n]{0.05}$$

oder annähernd $p* = 3/n$ ist.

Damit kann man, den Stichprobenumfang eingrenzen, der notwendig ist um mindestens ein Ereignis einer seltenen Nebenwirkung zu beobachten. Tritt beipielsweise eine schwerwiegende Nebenwirkung bei durchschnittlich einem von 1000 Patienten auf, so benötigt man ca. 3 mal 1000 Personen, um mit hoher Zuverlässigkeit (Wahrscheinlichkeit vom 95 %) mindestens ein solches schwerwiegendes Ereignis zu beobachten[3] . Ist die Nebenwirkungsrate noch geringer, z. B. die schwerwiegende Nebenwirkung tritt im Durchschnitt bei einem unter 10000 Patienten auf, so erhöht sich der erforderliche Stichprobenumfang auf 3 mal 10000 Patienten.

---

[2] Verwende dazu $\binom{n}{0} p^0 (1 - p)^{n-0} = (1 - p)^n$

[3] Exakt ergäbe sich aus $1 - (1 - 0.001)^n = 0.95$ die Gleichung $n = \frac{log(0.05)}{log(0.999)} =$ 2991.9

5.5.4 Asymptotisches $(1 - \alpha)$-Konfidenzintervall für einen Parameter

In vielen praktischen Situationen, lässt sich ein 95%-Konfidenzintervall zumindest näherungsweise berechnen, falls neben der Schätzung für den interessierenden Parameter auch dessen Standardfehler (SE) bekannt ist. Unter der Annahme der Gültigkeit des zentralen Grenzwertsatzes ergibt sich:

$$\left(\text{Parameterschätzung} - z\left(1 - \frac{\alpha}{2}\right) SE \; ; \right.$$

$$\left. \text{Parameterschätzung} + z\left(1 - \frac{\alpha}{2}\right) SE \right)$$

bzw. näherungsweise für $\alpha = 0.05$ wegen $z(1 - \frac{0.05}{2}) = z(0.975) = 1.96 \approx 2$

$$(\text{Parameterschätzung} - 2\,SE \; , \; \text{Parameterschätzung} + 2\,SE).$$

Ein auf diese Weise konstruiertes Konfidenzintervall heißt asymptotisch.

5.6 Übungen

5.6.1 Testaufgaben

1. Ein Punktschätzer

    1. stimmt immer mit dem unbekannten Parameter überein;

    2. nimmt, gewonnen aus verschiedenen Stichproben, immer den gleichen Wert an;

    3. streut von Stichprobe zu Stichprobe (im Allgemeinen abhängig vom Stichprobenumfang);

    4. ist keine zufällige Variable.

    Für die obigen Aussagen gilt:

    (A) nur 1 und 4 sind richtig,

    (B) nur 3 ist richtig,

    (C) nur 1 und 3 sind richtig,

    (D) alle sind richtig,

    (E) keine ist richtig.

2. Konfidenzintervall und wahrer Parameter

    (A) Ein Konfidenzintervall überdeckt den wahren (aber unbekannten) Parameter mit einer vorgegebenen Wahrscheinlichkeit.

    (B) Der wahre Parameter liegt mit einer vorgegebenen Wahrscheinlichkeit innerhalb der aus einem einzelnen Versuch berechneten Konfidenzgrenzen.

    (C) Ein Konfidenzintervall enthält nicht den Schätzwert für den wahren Parameter.

    (D) Ein Konfidenzintervall enthält einen zukünftigen Schätzwert für den wahren Parameter mit einer vorgegebenen Irrtumswahrscheinlichkeit.

3. Wie ändert sich allgemein die Länge eines Konfidenzintervalls, wenn bei festem α und gleicher Standardabweichung (s) die Anzahl n der Bestimmungen von 9 auf 3 reduziert wird?

(A) verdoppelt sich

(B) wird größer

(C) bleibt gleich

(D) wird kleiner

(E) halbiert sich.

4. Wie ändert sich die Überdeckungswahrscheinlichkeit eines Konfidenzintervalls, wenn bei unveränderter Länge die Anzahl in den Bestimmungen von 9 auf 3 reduziert wird?

(A) verdoppelt sich

(B) wird größer

(C) bleibt gleich

(D) wird kleiner

(E) halbiert sich.

5. Wie groß ist die Wahrscheinlichkeit, dass ein entsprechendes 95%-Konfidenzintervall für den Erwartungswert vollständig rechts vom unbekannten Erwartungswert liegt?

(A) 10 %

(B) 5 %

(C) 2.5 %

(D) 0 %

(E) nicht angebbar.

5.6.2 Fragestellungen

1. Eine biochemische Bestimmungsmethode in einem Labor hat für den Messfehler aus Langzeiterfahrung eine Standardabweichung von 20 I. E. ergeben. Wie viele Messwiederholungen müssen mindestens an einer Probe durchgeführt werden, damit die Länge des 95%-Konfidenzintervalls für den Mittelwert aus den Messwiederholungen höchstens die zweifache Standardabweichung des Messfehlers beträgt?

2. In einer klinischen Studie wurde an insgesamt 140 Patienten eine operative Therapie zur Behandlung der proliferativen Vitreoretinopathie (PVR) erprobt. Dabei wurde eine Heilungsrate von 65 % beobachtet. Berechnen Sie ein 95%-Konfidenzintervall für die Erfolgsrate.

3. Es wird der Effekt eines Medikamentes auf den Blutdruck untersucht. Bei zwölf männlichen Patienten wird der systolische Blutdruck jeweils vor und nach Gabe des Pharmazeutikums gemessen.

Tabelle 5.1. Systolischer Blutdruck [mmHg] vor und nach Medikamentengabe bei $n = 12$ Patienten

Patient Nr.	RR (systolisch) [mmHg]		
	vorher	nachher	Differenz (vorher − nachher)
1	120	125	5
2	124	126	2
3	130	138	8
4	118	117	-1
5	140	143	3
6	128	128	0
7	140	146	6
8	135	133	-2
9	126	127	1
10	130	135	5
11	126	126	0
12	127	131	4

Berechnen Sie unter der Annahme normalverteilter Blutdruckdifferenzen ein 95%-Konfidenzintervall für den zu erwartenden Unterschied im systolischen Blutdruck.

Kapitel 6:
Testen von Hypothesen I

6.1 Einleitung

Im medizinisch-biologischen Bereich können wissenschaftliche Hypothesen meist nicht direkt bewiesen werden, da "unbekannte" Faktoren eventuell vorhandene deterministische Gesetzmäßigkeiten "stören". Die Gültigkeit einer wissenschaftlichen Hypothese wird überprüft, indem ein konkretes Experiment benutzt wird, um die Vereinbarkeit der Hypothese mit der Realität zu erklären. Wird beispielsweise die Hypothese untersucht, ob eine bestimmte Operationsmethode den Blutzuckerspiegel beeinflusst, muss zusätzlich die Tatsache berücksichtigt werden, dass mehrfache Blutzuckerbestimmungen beim gleichen Patienten zufällige (biologische) Schwankungen aufweisen. Auch bei fehlendem Einfluss werden die Messungen der Blutzuckerwerte eines Patienten vor und nach der Operation voneinander abweichen. Sind die beobachteten Blutzuckerveränderungen jedoch ausschließlich durch Zufallsschwankungen bedingt, kann man erwarten, dass diese Differenzen im Mittel sehr klein sind, also nur zufällig vom Erwartungswert Null abweichen. Auf dieser Tatsache basiert die Konstruktion von Beurteilungskriterien für die Hypothese (s. u.). Hypothesen der Art "Es besteht kein Unterschied." oder "Beobachtete Unterschiede weichen nur zufällig von Null ab." werden in der Statistik als *Nullhypothese* (H_0) bezeichnet. Die zu H_0 komplementäre Aussage heißt *Alternativhypothese* (H_1). Um die Hypothese "Die beobachteten Unterschiede weichen nur zufällig von Null ab." beurteilen zu können, werden Modelle der Wahrscheinlichkeitsrechnung herangezogen.

6.2 Binomialtest

In die Methodik des Testens wird an Hand eines konkreten Beispiels eingeführt. Das besprochene Verfahren ist ein statistischer Test zum Vergleich eines Anteils mit einem vorgegebenen festen Wert.

Beispiel 6.1: Präferenz von Orangengeschmack (Idee des Binomialtest)

Zur Verbesserung der Compliance einer notwendigen Vitamintherapie wurden 11 Kindern in zufälliger Reihenfolge Brausetabletten zweier verschiedener Geschmacksrichtungen – Orangen- und Bananengeschmack – verabreicht. Jedes Kind sollte über die bevorzugte Geschmacksrichtung entscheiden.

Zum besseren Verständnis des möglichen Versuchsablaufs und seiner Ergebnisse seien folgende Überlegungen angeführt: Besteht bei den Kindern keine systematische Bevorzugung einer der beiden Geschmacksrichtungen, so ist zu erwarten, dass die eine Hälfte der Kinder Orangengeschmack und die andere Hälfte Bananengeschmack bevorzugt ("unentschieden" ist dabei nicht zugelassen). Untersucht man eine zufällige Stichprobe von Kindern, so wird unter der Voraussetzung gleichwahrscheinlicher Entscheidungen für Orangen- oder Bananengeschmack die Abfolge der Ergebnisse für den Betrachter zufällig erscheinen. In diesem Fall wäre die Entscheidung in jedem einzelnen Experiment für Orangen- oder Bananengeschmack gleichbedeutend dem Auftreten von Kopf oder Zahl beim wiederholten Werfen einer Münze.

Somit ist die Anzahl der "Erfolge" – in diesem Fall die Bevorzugung von Orangengeschmack – binomial $\mathcal{B}(n, p)$-verteilt. Dabei ist p die Wahrscheinlichkeit für die Bevorzugung von Orangengeschmack und n der Stichprobenumfang. Geht man davon aus, dass es keine Präferenz für eine der beiden Geschmacksrichtungen gibt, wird für dieses Beispiel die Nullhypothese für den Parameter p der Binomialverteilung

$$H_0 : p = 0.5$$

und entsprechend die komplementäre Alternativhypothese

$$H_1 : p \neq 0.5 \,.$$

nahe gelegt.

Da die Alternative eine Bevorzugung einer der beiden Geschmacksrichtungen beschreibt – mathematisch durch $p \neq 0.5$ formuliert –, kann also sowohl $p > 0.5$ (Bevorzugung von Orangengeschmack) als auch $p < 0.5$ (Bevorzugung von Bananengeschmack) zutreffen. Eine solche

Formulierung der Alternativhypothese heißt deshalb zweiseitig.

Als Prüfgröße zur Beurteilung von H_0 wird die Zufallsvariable "Zahl der Bevorzugungen von Orangengeschmack in einer Stichprobe vom Umfang n" betrachtet. Liegt die Zahl der Bevorzugungen von Orangengeschmack nahe bei n – entscheidet sich also die überwiegende Mehrzahl der Kinder im Versuch für Orangengeschmack –, so hat man gute Gründe, die Gültigkeit der Nullhypothese anzuzweifeln. Das Ergebnis des Versuchs "spricht" dann eher für die Alternativhypothese, die hier als eine Bevorzugung von Orangengeschmack interpretiert wird.

Aus den Ergebnissen des Versuchs wird im Allgemeinen der so genannte 'Wert der Prüfgröße' berechnet. An Hand dieses Wertes lassen sich die Versuchsausgänge unter Gültigkeit von H_0 in 'extrem' oder 'nicht extrem' bewerten. Die Prüfgröße beim Binomialtest ist die Anzahl k der Erfolge bzw. Bevorzugungen.

Wenn die Nullhypothese ($p = 0.5$) gilt, sind die Anzahlen k der Kinder, die Orangengeschmack bevorzugen, unter $n = 11$ befragten Kindern $\mathcal{B}(11, 0.5)$-verteilt (vgl. Abbildung 6.1 auf Seite 120).

Daraus geht hervor, dass der Versuch durchaus mit extremen Ergebnissen, d. h. Anzahlen k von Bevorzugungen von Orangengeschmack enden kann, falls die Nullhypothese zutrifft. So ist die Wahrscheinlichkeit für 10 oder 11 Bevorzugungen von Orangengeschmack

$$\binom{11}{10} \times \left(\frac{1}{2}\right)^{11} + \binom{11}{11} \times \left(\frac{1}{2}\right)^{11} = (11 + 1) \times \frac{1}{2048} = \frac{12}{2048}$$

und damit ungefähr 0.0059. Wenn $p = 0.5$ gilt, so wäre es genauso wenig wahrscheinlich, 0 oder 1 Bevorzugung von Orangengeschmack wie 10 oder 11 zu erhalten, d. h. 10 oder 11 Bevorzugungen wären ein genauso extremes Ergebnis. Insgesamt ist dann die Wahrscheinlichkeit für die extremen Anzahlen 0, 1, 10 oder 11 Bevorzugungen gegeben durch $\frac{12+12}{2048} = 0.0117$.

6.3 Signifikanzniveau

Die zentrale Bedeutung der Nullhypothese (H_0) ist, dass sie Annahmen zur Formulierung eines Wahrscheinlichkeitsmodells festlegt. Lassen sich die tatsächlichen Beobachtungen durch das so festgelegte Modell nur unzulänglich erklären, werden die ursprünglichen Annahmen (die Nullhypothese) als unhaltbar verworfen (statistisches Falsifizierungsprinzip).

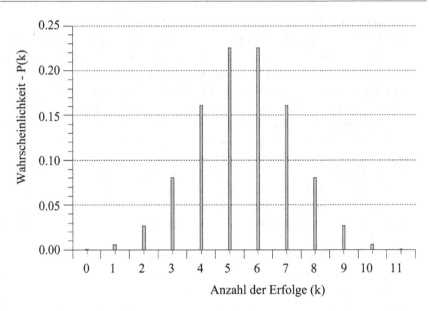

Abb. 6.1. Wahrscheinlichkeitsfunktion der Binomialverteilung $\mathcal{B}(11, 0.5)$

Die Denkweise ist dabei die folgende: Unter der Annahme der Richtigkeit der Nullhypothese ist man in der Lage, die Verteilung der Prüfgröße (im vorangehenden Beispiel war dies die Zahl der Bevorzugungen) vor Beginn des Versuchs zu spezifizieren. So können Aussagen über das voraussichtliche Versuchsergebnis gemacht werden. Es wird ein Bereich angegeben, in dem der Wert der Prüfgröße mit einer bestimmten (hohen), vor Versuchsbeginn festzulegenden Wahrscheinlichkeit zu finden sein wird (z. B. 95 % oder 99 %). In den komplementären Bereich fällt bei Zutreffen der Nullhypothese die Prüfgröße nur mit einer geringen Wahrscheinlichkeit von $\alpha = 0.05\,(5\,\%)$ bzw. 0.01 (1 %), der so genannten Irrtumswahrscheinlichkeit. Fällt der Wert der Prüfgröße in diesen *Ablehnbereich* oder Verwerfungsbereich, so ist ein Ereignis eingetreten, dem bei Zutreffen der Nullhypothese nur eine geringe Wahrscheinlichkeit zukommt. In diesem Falle wird man sich daher dafür entscheiden, die Nullhypothese fallen zu lassen:

Die Nullhypothese wird verworfen.

Fällt die Realisation der Prüfgröße nicht in den Ablehnbereich (also in den *Annahmebereich*), so hat das Experiment keine gewichtigen statistischen Gründe geliefert, die Nullhypothese anzuzweifeln:

die *Nullhypothese wird nicht verworfen.*

Wird vor dem Versuch zum Beispiel eine Irrtumswahrscheinlichkeit von $\alpha = 0.05$ (5 %) gewählt, so bedeutet dies, dass im Durchschnitt in 5 von 100 gleichartigen Experimenten der Test zu einer fälschlichen Ablehnung der Nullhypothese führt. D. h. für den Fall, dass die Nullhypothese zutrifft, wird sie mit 5 % Wahrscheinlichkeit irrtümlicherweise abgelehnt. Die Wahrscheinlichkeit $\alpha = 0.05$ (5 %) heißt auch *Signifikanzniveau.*

Häufig wird die Entscheidung bei einem statistischen Test an Hand des *p-Wertes* und nicht des Wertes der Prüfgröße getroffen. (Leider wird in der üblichen Nomenklatur der Buchstabe p auch für den Parameter der Binomialverteilung verwendet.) Der *p-Wert* gibt die Wahrscheinlichkeit an, vorliegende oder extremere Versuchsausgänge zu beobachten, wenn die Nullhypothese zutrifft. Die Berechnung erfolgt über den beobachteten Wert der Prüfgröße.

Die Entscheidungsregel für bzw. gegen das Verwerfen der Nullhypothese lässt sich dann – analog zum Vergleich des beobachteten Wertes der Prüfgröße mit dem Schwellenwert – an Hand des Vergleiches des *p-Wertes* mit dem Signifikanzniveau α (häufig 0.05) in der Form

verwerfe die Nullhypothese, falls gilt: $p \leq \alpha$

bzw.

verwerfe die Nullhypothese nicht, falls gilt: $p > \alpha$

formulieren.

Beispiel 6.2: Einseitiger bzw. zweiseitiger p-Wert sowie Testentscheidung des Binomialtest

Abbildung 6.2 auf Seite 123 zeigt den (zweiseitigen) 5%-Ablehnbereich für das Beispiel 6.1 auf Seite 118. Da die Richtung der Bevorzugung vor Versuchsbeginn unbekannt ist, wird ein zweiseitiger symmetrischer Bereich so gewählt, dass der Ablehnbereich in je einen unteren sowie einen oberen 2.5%-Bereich zerfällt. Man spricht von einem zweiseitigen Niveau-α-Test mit zugehörigem zweiseitigen 5%-Ablehnbereich bzw. dem zweiseitigen p-Wert. Im Gegensatz dazu wird bei einem einseitigen Niveau-α-Test beispielsweise die einseitige Nullhypothese $H_0 : p \leq 0.5$ gegen die einseitige Alternativhypothese $H_1 : p > 0.5$ auf dem Signifikanzniveau α geprüft. Dabei ist man an der Aussage "der Anteil p ist größer als 0.5" inter-

essiert. Der einseitige 5%-Ablehnbereich ist dann durch die Ergebnisse
$k = 9, 10$ und 11 gegeben, da die einseitige Nullhypothese nur verworfen
wird, wenn die Anzahl der Bevorzugungen von Orangengeschmack nahe
bei n liegt (vgl. Abbildung 6.3 auf Seite 124). Die Auswahl, ob eine medi-
zinische Fragestellung "einseitig" oder "zweiseitig" geprüft werden soll,
ist vor dem Test auf Grund sachlogischer Überlegungen festzulegen.

Nehmen wir an, dass 10 Kinder Tabletten mit Orangengeschmack
bevorzugt hätten. Dann ergibt sich auf Grund der Beobachtung von 10
Bevorzugungen ein (einseitiger) p-Wert von 0.0059, berechnet als Wahr-
scheinlichkeit für Werte von k, die größer oder gleich dem Wert von
$k = 10$ sind (also 10 und 11). Der entsprechende (zweiseitige) p-Wert
beträgt 0.0117, berechnet als Wahrscheinlichkeit für Werte von k, die
größer oder gleich $k = 10$ bzw. kleiner oder gleich $k = 11 - 10 = 1$
sind (also 0, 1, 10 und 11). Wurde vor Studiendurchführung das Signifi-
kanzniveau von 5 % für den zweiseitigen Vergleich gewählt, so lautet die
Testentscheidung, da der p-Wert von 0.0117 kleiner als das Signifikanz-
niveau von 5 % ist, dass die Nullhypothese zu verwerfen ist. Gleichzeitig
ist im Fall eines signifikanten zweiseitigen Testergebnisses die einseitige
Interpretation — hier signifikant höherer Anteil von Bevorzugungen von
Orangengeschmack — zulässig.

6.4 Fehler 1. und 2. Art

Trifft man auf Grund des oben erläuterten Verfahrens eine Entscheidung, so
kann diese richtig oder falsch sein. Die möglichen Ergebnisse des Entschei-
dungsprozesses lassen sich in einer Vierfeldertafel beschreiben (vgl. Tabelle
6.1). Die Bedeutung einer Fehlentscheidung hängt von der betrachteten
Fragestellung ab; es ist im Allgemeinen ohne weitere Annahmen nicht
möglich, Wahrscheinlichkeiten für beide Fehlerarten anzugeben. Legt man jedoch einen Bereich fest, in welchem die Werte der Prüfgröße erwartet werden,
wenn die Nullhypothese richtig ist, so ist dies gleichbedeutend mit der Festlegung der Wahrscheinlichkeit für einen *Fehler 1. Art*. Der Bereich wird dabei
derart gewählt, dass der folgende Schluss möglich ist: Ist die Nullhypothese
richtig, kommen Werte außerhalb dieses Bereiches, des so genannten "An-
nahmebereiches", nur mit einer bestimmten vorgegebenen Wahrscheinlichkeit
(der so genannten Irrtumswahrscheinlichkeit) vor. Offensichtlich ist diese Irrtumswahrscheinlichkeit identisch mit der Wahrscheinlichkeit für den Fehler
1. Art. Die Wahl der Irrtumswahrscheinlichkeit ist im Prinzip freigestellt und
hängt mit dem oben angesprochenen Entscheidungsrisiko zusammen. Im Bereich der medizinischen Forschung haben sich Werte von 0.05 (5 %) und 0.01

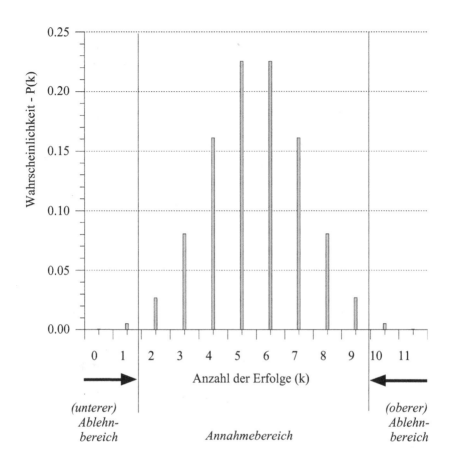

Abb. 6.2. Zweiseitiger 5%-Ablehnbereich beim Binomialtest $\mathcal{B}(11, 0.5)$

(1 %) eingebürgert. Wie schon erläutert, bedeutet das Signifikanzniveau die Wahrscheinlichkeit für "falsch-positive" Testentscheidungen, die nur auftreten können, wenn die Nullhypothese zutrifft. Das Signifikanzniveau gibt nicht an, wie groß die Wahrscheinlichkeit ist, dass man eine falsche Entscheidung trifft (denn dabei muss auch die Wahrscheinlichkeit für den *Fehler 2. Art* berücksichtigt werden, der nur auftreten kann, wenn die Alternative zutrifft). Es quantifiziert auch nicht die Wahrscheinlichkeit dafür, dass die Nullhypothese falsch ist. Letztere Wahrscheinlichkeit ist überdies nicht angebbar, da die Nullhypothese kein zufälliges Ereignis ist.

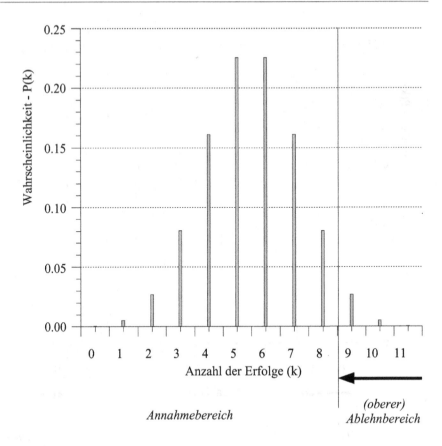

Abb. 6.3. Einseitiger 5%-Ablehnbereich beim Binomialtest $\mathcal{B}(11, 0.5)$

Die Wahrscheinlichkeit β für einen Fehler 2. Art (vgl. Tabelle 6.1) kann im Allgemeinen nicht quantifiziert werden. Vorstellungen über die Größenordnung von β ergeben sich, wenn man in einer Modellrechnung die Alternativhypothese in Form einer Punkthypothese (etwa $p = 0.8$) spezifiziert und damit β berechnet. Dies sei am folgenden Beispiel erläutert:

Beispiel 6.3: Verteilung einer möglichen Alternative $p = 0.8$ für den Binomialtest mit $n = 11$

Wir gehen davon aus, dass in Beispiel 6.1 auf Seite 118 ein zweiseitiger Test zum Signifikanzniveau $\alpha = 0.05$ geplant war. Um die Wahrscheinlichkeit für den Fehler 2. Art quantifizieren zu können, nehmen wir an, dass die Kinder eine klare Präferenz für Orangengeschmack von

Tabelle 6.1. Entscheidungsschema eines statistischen Tests

Testentscheidung lautet:	Nullhypothese ist tatsächlich	
Nullhypothese	richtig	falsch
nicht verwerfen	richtige Entscheidung	falsche Entscheidung "Fehler 2. Art"
verwerfen	falsche Entscheidung "Fehler 1. Art"	richtige Entscheidung

p = 0.8 haben. Somit wäre unter der Alternativhypothese $H_1 : p = 0.8$ die Zufallsvariable "Zahl der Kinder, die Orangengeschmack bevorzugen" $\mathcal{B}(n, 0.8)$-verteilt. Für eine Stichprobe vom Umfang n = 11 befragter Kinder erhält man dann die in Abbildung 6.4 auf Seite 126 skizzierte Verteilung der Anzahl der Kinder, die Orangengeschmack bevorzugen. Tatsächlich würde man sich also lediglich mit der Wahrscheinlichkeit von p = 0.3221 (also ca. 32 %)[1] für eine Ablehnung der Nullhypothese (k = 0, 1, 10 oder 11) entscheiden, falls die Alternative in der Form p = 0.8 zutrifft.

Im obigen Beispiel wurde die Alternativhypothese in der Form $H_1 : p = 0.8$ spezifiziert. Die konkrete Formulierung der relevanten punktuellen Alternativhypothese vor Versuchsbeginn ist im Allgemeinen ein schwieriges, manchmal jedoch auf Grund sachlogischer Argumente zumindest annähernd zu lösendes Problem. Zuweilen geht man jedoch von einer punktförmigen Alternativhypothese aus, um den Mindest-Stichprobenumfang des Versuchs berechnen zu können. Dabei gibt der Unterschied zwischen dem Wert unter der Nullhypothese (in unserem Beispiel p = 0.5) und dem Wert unter der Alternativhypothese (gemäß unserer Annahme p = 0.8, Unterschied also 0.3) den Effekt an, den es aufzudecken gilt. Der mindestnotwendige Stichprobenumfang "zum Aufdecken des relevanten Unterschiedes bei vorgegebener Sicherheit" kann wie folgt abgeschätzt werden:

---

[1]

$$p = \binom{11}{0} 0.2^{11} + \binom{11}{1} 0.8^1 0.2^{10} + \binom{11}{10} 0.8^{10} 0.2 + \binom{11}{11} 0.8^{11} = 0.3221$$

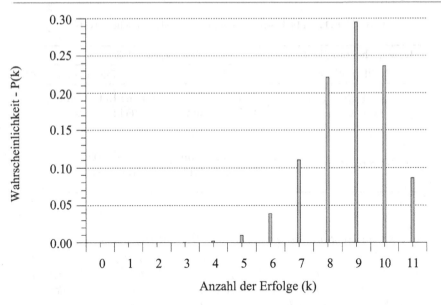

Abb. 6.4. Wahrscheinlichkeitsfunktion der Binomialverteilung $\mathcal{B}(11, 0.8)$

Aus der Theorie ist bekannt, dass sich mit wachsendem Stichprobenumfang die konkurrierenden Wahrscheinlichkeitsmodelle unter der Null- und Alternativhypothese immer mehr unterscheiden. Dies bedeutet, dass bei vorgegebenem Fehler 1. Art und wachsendem Stichprobenumfang die Wahrscheinlichkeit für einen Fehler 2. Art kleiner wird. Mit wachsendem Stichprobenumfang steigt also die Chance, Abweichungen von der Nullhypothese auch zu entdecken. Die Wahrscheinlichkeit für die korrekte Ablehnung der Nullhypothese nennt man die *Macht* (POWER) eines Tests:

POWER

=

1 − "Wahrscheinlichkeit für einen Fehler 2. Art"

=

"Wahrscheinlichkeit für korrekte Verwerfung der Nullhypothese"

Dieser Zusammenhang soll am Beispiel des Binomialtests noch einmal erläutert werden:

Beispiel 6.4: Power vs. Stichprobenumfang und zweiseitige 5%-Ablehnbereiche für den Binomialtest $H_0 : p = 0.5$ vs $H_1 : p = 0.8$

Nimmt man an, dass der Anteil der Kinder, die Orangengeschmack bevorzugen, tatsächlich $p = 0.8$ ist, so wäre bei Gültigkeit der Alternative die Zufallsvariable "Zahl der Kinder, die Orangengeschmack bevorzugen" $\mathcal{B}(n, 0.8)$-verteilt (vgl. Beispiel 6.4). In den folgenden Abbildungen ist die Verteilung der Prüfgröße k für $H_0 : p = 0.5$ und $H_1 : p = 0.8$ für die Stichprobenumfänge $n = 25$ (Abbildung 6.5 auf Seite 128) und 50 (Abbildung 6.6 auf Seite 129) veranschaulicht.

Die zweiseitigen 5%-Ablehnbereiche für den Binomialtest mit $n = 25$ setzen sich aus den Ergebnissen $k = 0, \ldots, 7$ und $k = 18, \ldots, 25$ bzw. für $n = 50$ aus den Ergebnissen $k = 0, \ldots, 17$ und $k = 33, \ldots, 50$ zusammen. Der Tabelle 6.2 auf Seite 130 entnimmt man die Macht (Power) des zweiseitigen Binomialtests mit den punktförmigen Hypothesen in Abhängigkeit vom Stichprobenumfang n ($H_0 : p = 0.5$ und $H_1 : p = 0.8$).

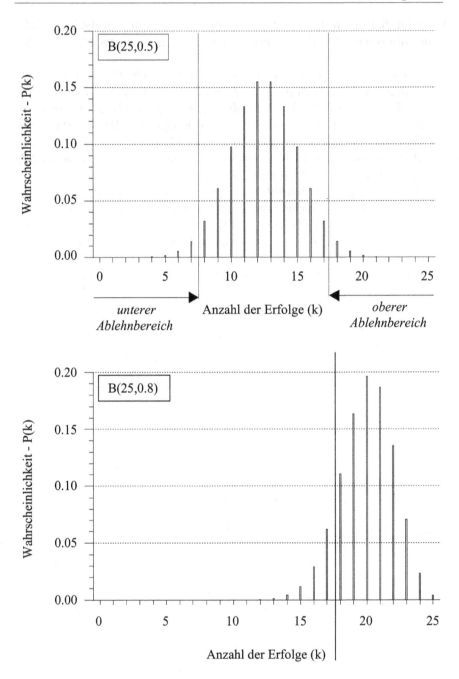

Abb. 6.5. Wahrscheinlichkeitsfunktionen der Binomialverteilung $\mathcal{B}(25, 0.5)$ und $\mathcal{B}(25, 0.8)$

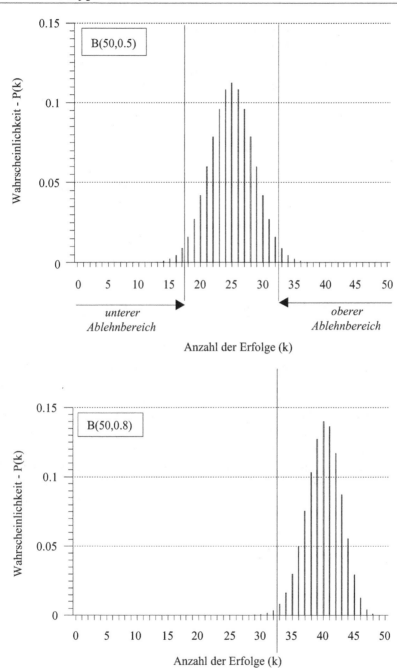

Abb. 6.6. Wahrscheinlichkeitsfunktionen der Binomialverteilung $\mathcal{B}(50, 0.5)$ und $\mathcal{B}(50, 0.8)$

Tabelle 6.2. Macht des zweiseitigen Binomialtests ($H_0 : p = 0.5$ und $H_1 : p = 0.8$) in Abhängigkeit vom Stichprobenumfang n

n	Wahrscheinlichkeit β für einen Fehler zweiter Art [%]	POWER $= 1 - \beta$ [%]
11	67.8	32.2
15	35.2	64.8
20	19.6	80.4
25	10.9	89.1
30	6.1	93.9
35	3.4	96.6
40	1.9	98.1
45	1.1	98.9
50	0.6	99.4
100	0	100.0

Versuchsplanerische Konsequenzen lassen sich aus der Tabelle folgendermaßen ziehen: Können auf Grund berechtigter medizinischer Annahmen die konkurrierenden Wahrscheinlichkeitsmodelle in der Form $H_0 : p = 0.5$ und $H_1 : p = 0.8$ spezifiziert werden oder, anders formuliert, ist man an der Entdeckung einer relevanten Anteilsdifferenz von 0.3 gegenüber der Nullhypothese interessiert und möchte diesen Unterschied auch tatsächlich mit 90 % Wahrscheinlichkeit entdecken, so wird ein Stichprobenumfang von mehr als $n = 25$ (exakt berechnet $n \geq 28$) benötigt. Offensichtlich gilt, dass im Falle einer geringeren Anteilsdifferenz, die entsprechende Power sinkt, und damit ein größerer Stichprobenumfang benötigt wird.

6.5 Übungen

6.5.1 Testaufgaben

1. Ein statistischer Test dient

   (A) der Absicherung einer vorher getroffenen Entscheidung,

   (B) der Berechnung der Irrtumswahrscheinlichkeit,

   (C) der Berechnung eines Mittelwertunterschiedes,

   (D) der Prüfung einer Hypothese,

   (E) der Ermittlung einer Signifikanz.

2. Unter dem Fehler 1. Art versteht man bei einer klinisch-wissenschaftlichen Untersuchung

   (A) das Verwerfen einer richtigen Nullhypothese,

   (B) etwas als statistisch signifikant zu bezeichnen, was klinisch ohne Bedeutung ist,

   (C) etwas als nicht signifikant zu bezeichnen, was klinisch von großer Bedeutung ist,

   (D) eine falsche Formulierung der Alternativhypothese,

   (E) das Verwerfen einer richtigen Alternativhypothese.

3. Eine Irrtumswahrscheinlichkeit von 5 % bedeutet:

   (A) H_1 wird mit 5 % nicht abgelehnt, wenn H_1 richtig ist;

   (B) H_0 wird mit 5 % nicht abgelehnt, wenn H_0 richtig ist;

   (C) H_0 wird mit 5 % abgelehnt, wenn H_0 falsch ist;

   (D) H_0 wird mit 5 % abgelehnt, obwohl H_0 richtig ist;

   (E) H_1 wird mit 5 % abgelehnt, wenn H_0 richtig ist.

4. Fällt die Testgröße eines statistischen Tests in den Annahmebereich, so bedeutet dies für die Testentscheidung:

   (A) die Nullhypothese ist richtig;

   (B) die Nullhypothese ist falsch;

   (C) die Nullhypothese wird verworfen;

   (D) die Nullhypothese wird nicht verworfen;

   (E) die Alternativhypothese ist richtig.

5. Für die Irrtumswahrscheinlichkeiten bei festem Stichprobenumfang in einem statistischen Test gilt:

   (A) Steigt die Wahrscheinlichkeit für den Fehler 1. Art, so sinkt die Wahrscheinlichkeit für den Fehler 2. Art.

   (B) Steigt die Wahrscheinlichkeit für den Fehler 1. Art, so bleibt die Wahrscheinlichkeit für den Fehler 2. Art unbeeinflusst.

   (C) Sinkt die Wahrscheinlichkeit für den Fehler 1. Art, so sinkt die Wahrscheinlichkeit für den Fehler 2. Art.

   (D) Steigt die Wahrscheinlichkeit für den Fehler 1. Art, so steigt die Wahrscheinlichkeit für den Fehler 2. Art.

   (E) Keine der voranstehenden Aussagen ist richtig.

6. Als Signifikanzniveau eines statistischen Tests bezeichnet man

   (A) die obere Grenze für die Wahrscheinlichkeit der Entscheidung, die Alternative fälschlicherweise abzulehnen,

   (B) die obere Grenze für die Wahrscheinlichkeit, fälschlicherweise die Alternative anzunehmen,

   (C) die obere Grenze für die Wahrscheinlichkeit der Entscheidung, die Nullhypothese fälschlicherweise abzulehnen,

   (D) die obere Grenze für die Wahrscheinlichkeit, dass die Testentscheidung insgesamt richtig ist,

   (E) den Wert (1 − Wahrscheinlichkeit für den Fehler 2. Art).

7. Die Heilungsraten zweier Therapien betragen 50 % bzw. 70 %. Wählt man einen Stichprobenumfang von mindestens n = 85 pro Gruppe, so lässt sich im einseitigen Vergleich auf dem 5%-Signifikanzniveau mit 80%iger Sicherheit (Power) ein Unterschied tatsächlich entdecken (Berechnung mit dem Computerprogramm IDV-Plan).

   Wie wird sich die Power ändern, wenn die Heilungsraten der Therapien 50 % bzw. 60 % betragen?

   (A) Sie wird kleiner.

   (B) Sie wird größer.

   (C) Sie halbiert sich.

   (D) Sie wird nicht beeinflusst.

   (E) Sie verdoppelt sich.

   (F) Sie bleibt gleich.

8. (Fortsetzung von 7) Statt der geplanten 85 konnten in der vorgegebenen Zeit nur 50 Patienten rekrutiert werden. Würde die Studie zu diesem Zeitpunkt ausgewertet, so würde für die Power des Tests unter der Annahme der Heilungsraten 50 % bzw. 70 % gelten:

   (A) Sie wird kleiner.

   (B) Sie wird größer.

   (C) Sie halbiert sich.

   (D) Es lässt sich kein Unterschied entdecken.

   (E) Sie verändert sich um den Faktor $\frac{50}{85}$.

   (F) Sie verändert sich um den Faktor $\sqrt{\frac{50}{85}}$.

9. In einem Versuch soll mit einem statistischen Test geprüft werden, ob
   sich zwei medikamentöse Therapien A und B zur Behandlung erstmals
   aufgetretener Magengeschwüre im Anteil der nach 4 Wochen Therapie
   geheilten Patienten voneinander unterscheiden. Die Standardbehandlung
   A hat nach langjähriger Erfahrung eine Vier-Wochen-Heilungsquote von
   75 %.
   Welche Größen spielen vor dem Versuch bei der Festlegung der Anzahl
   der insgesamt zu erfassenden Patienten keine Rolle?

   (A) Fehler 2. Art

   (B) medizinisch relevanter Unterschied zwischen den Vier-Wochen-
        Heilungsraten von A und B

   (C) Signifikanzniveau

   (D) Frage, ob einseitiger oder zweiseitiger Test

   (E) die Zahl der Therapiewochen.

10. Im Rahmen einer klinischen Studie wurden 15 verschiedene Merkmale zur
    Beschreibung der Wirksamkeit einer Therapie A gegenüber einer Thera-
    pie B gemessen. Wie groß ist die Chance dafür, dass durch die Anwendung
    von 15 statistischen Tests zum Signifikanzniveau $\alpha = 0.05$ auf die Ergeb-
    nisse der 15 Merkmale bei mindestens einem der Merkmale irrtümlich
    ein signifikantes Testergebnis beobachtet wird, obwohl beide Therapien
    tatsächlich gleich wirksam sind?

    (A) 0.0033;

    (B) 0.0500;

    (C) 0.7500;

    (D) 0.5367;

    (E) 0.0000.

6.5.2 Fragestellungen

1. Wir nehmen an, dass der systolische Blutdruck in der Population der "Gesunden" mit einem Erwartungswert von 130 mmHg normalverteilt ist, bei Patienten mit Nephropathien jedoch mit einem Erwartungswert von 160 mmHg. Die Standardabweichung betrage in beiden Grundgesamtheiten 10 mmHg (es sei angemerkt, dass man bei Blutdruckmessungen von Erwachsenen vielleicht besser vom Modell der Lognormalverteilung ausgehen sollte).

   Wenn Ihnen als einzige Untersuchungsmethode nur die Blutdruckmessung zur Verfügung steht, ab welcher Grenze ordnen Sie einen Patienten in die Gruppe der Gesunden, wann in die Gruppe der Nierenkranken ein?

   Finden Sie Formulierungen für die Fehlentscheidungen. Welche Risiken sind mit den Fehlentscheidungen verknüpft?

   Können Sie Wahrscheinlichkeiten für die Fehlentscheidungen angeben?

   Wie soll man vorgehen, wenn für das Kollektiv der "Kranken" keine homogene Grundgesamtheit mit einer bekannten Verteilung mehr postuliert werden kann (was im Allgemeinen der Fall sein wird, da zahlreiche Krankheitsbilder eine Veränderung des Blutdruckniveaus nach sich ziehen)?

2. In den folgenden Aufgaben sind für verschiedene Fragestellungen Nullhypothesen (H_0) und Alternativhypothesen (H_1) formuliert. Welche sachlogische Bedeutung haben in diesen speziellen Situationen die Begriffe "Fehler 1. Art" und "Fehler 2. Art"? Welcher Fehler ist bedeutsamer und muss klein gehalten werden (bzw. sollte kontrolliert werden)?

   (A) Es soll untersucht werden, ob die Überlebenszeit von Ratten, die zwei unterschiedlichen karzinogenen Substanzen ausgesetzt werden, differieren.

      H_0: Die mittlere Überlebenszeit ist bei beiden Substanzen gleich. Beobachtete Unterschiede sind auf zufallsbedingte Schwankungen zurückzuführen.

      H_1: Die beiden Substanzen unterscheiden sich hinsichtlich der Auswirkung auf die Überlebenszeit.

(B) Bei einem Medikament, welches neu auf den Markt kommen soll, ist die Wirksamkeit gegenüber Placebo zu untersuchen.

H_0: Die Medikamentenwirkung ist gleich Null; beobachtete Unterschiede im Zielkriterium gegenüber der Placebogruppe lassen sich durch Zufallsschwankungen erklären.

H_1: Das Medikament ist wirksam. Die beobachteten Unterschiede sind so groß, dass sie nicht mehr als Zufallsergebnisse gedeutet werden können.

(C) Es soll eine Entscheidung darüber getroffen werden, ob eine bewährte Operationsmethode A durch eine aufwendigere Methode B ersetzt werden soll. Zielgröße ist die Rekonvaleszenzzeit des Patienten.

H_0: Die Rekonvaleszenzzeit ist bei beiden Methoden gleich; beobachtete Unterschiede sind nur zufallsbedingt.

H_1: Die Aufenthaltsdauer im Krankenhaus ist bei Methode B im Mittel kürzer als bei Methode A.

3. Bei einer klinischen Studie in der Dermatologie sollen an 14 Patienten simultan zwei Therapien A und B getestet werden. Es wird angenommen, dass bei jedem Patienten eindeutig entschieden werden kann, welche der beiden Therapien wirksamer war.

Die Nullhypothese lautet: $H_0 : p = 0.5$ (d. h. keine Präferenz für eine der beiden Therapien).

(A) Berechnen Sie den Ablehnbereich für den zweiseitigen Test zum Signifikanzniveau $\alpha = 0.05$.

Nehmen Sie nun an, der tatsächliche Anteil der Präferenzen für die Therapie A in der Grundgesamtheit sei 0.75.

(B) Berechnen Sie die Wahrscheinlichkeit, die angibt, dass in diesem Test bei 14 Patienten die Nullhypothese korrekterweise abgelehnt wird, weil Therapie A häufiger wirksam war (oberer Bereich des zweiseitigen Ablehnbereichs).

(C) Wie ändert sich diese Wahrscheinlichkeit, wenn bei gleicher Patientenzahl statt $\alpha = 0.05$ ein Signifikanzniveau von $\alpha = 0.01$ gewählt wird?

(D) Wie ändert sich diese Wahrscheinlichkeit, wenn der Stichproben-
     umfang bei gleichem Signifikanzniveau von $\alpha = 0.05$ von 14 auf 28
     Patienten verdoppelt wird?

(E) Wie ändert sich diese Wahrscheinlichkeit, wenn der Test mit Daten
     von 14 Patienten auf dem Signifikanzniveau von $\alpha = 0.05$ bei einem
     tatsächlichen Anteil der Präferenzen für Therapie A von 0.90 statt
     0.75 durchgeführt wird?

Kapitel 7:

Testen von Hypothesen II

7.1 Durchführung eines Experimentes

An Hand der folgenden Liste soll verdeutlicht werden, welche Aspekte statistischer Tests in der Planungs-, aber auch in der Durchführungsphase einer Studie berücksichtigt werden müssen. Weitergehende Betrachtungen zur Planung von Studien finden sich im Kapitel 10: "Studienplanung".

1. Planungsphase eines Experiments

   a. Wahl der Zielgröße und damit Festlegung des statistischen Modells bzw. des Testverfahrens
   b. Formulieren der Null- und Alternativhypothese
   c. Wahl des Signifikanzniveaus
   d. Fallzahlplanung

2. Durchführungsphase des Experimentes

   a. Datenerhebung
   b. Datenüberprüfung

3. Auswertungsphase der Daten bzw. Ergebnisse des Experimentes

   a. Überprüfen der Modellvoraussetzungen
   b. Berechnen der Prüfgröße
   c. Formulieren und Begründen der Testentscheidung
   d. Interpretieren der Testentscheidung hinsichtlich der gewählten Hypothese

7.2 Einteilung von Tests

Sollen bestimmte Hypothesen mit Hilfe statistischer Tests überprüft werden, so hängt die Auswahl eines speziellen Testverfahrens nicht nur von den zu prüfenden Hypothesen ab, sondern darüber hinaus von Informationen über die vorliegende(n) Stichprobe(n). Daher müssen folgende Fragen beantwortet werden, bevor eine Entscheidung über die Auswahl eines Tests getroffen werden kann:

a. Was ist die Aufgabe des Tests?

- Vergleich von Erwartungswerten
- Vergleich von Varianzen
- Vergleich von Häufigkeiten
- Prüfung von Verteilungseigenschaften

b. Wie viele Stichproben gehen in den Test ein?

- eine
- zwei
- mehr als zwei

c. Sind die untersuchten Stichproben voneinander unabhängig (unverbunden) oder abhängig (verbunden)?

d. Gibt es begründete Annahmen darüber, welchen Verteilungsgesetzen die zu untersuchende Größe folgt?

- Binomialverteilung
- Normalverteilung
- Lognormalverteilung
- andere
- unbekannt

In den folgenden Kapiteln werden die in Tabelle 7.1 auf Seite 141 aufgelisteten Testsituationen besprochen.

Tabelle 7.1. Auswahl statistischer Testverfahren im Hinblick auf die Zielsetzung

Ziel	Stichproben	Bezeichnung	Kapitel
Vergleich eines Anteils mit einem festen Wert	eine	Binomial-test	6
Vergleich zweier Anteile	zwei, unabhängig	χ^2-Test	7
Vergleich des Mittelwertes mit einem festen Wert	eine	t-Test	8
Vergleich zweier Verteilungen	zwei, unabhängig	U-Test	8
Vergleich zweier Überlebenskurven	zwei, unabhängig	Mantel-Haenszel-Test	9
Vergleich zweier Odds	zwei, unabhängig	χ^2-Test	11
Vergleich zweier Risiken	zwei, unabhängig	χ^2-Test	11

7.3 Mögliche Fehlerquellen bei der Anwendung statistischer Tests

Häufig gemachte Fehler bei der Anwendung solcher statistischer Tests, wie sie im Rahmen dieses Buches vorgestellt werden:

1. Wird ein Experiment durchgeführt, ohne vorher die Auswertestrategie etwa in Form der zu prüfenden statistischen Hypothese etc. festzulegen, so lassen sich die Ergebnisse der nach Vorliegen der Daten durchgeführten statistischen Auswertung mittels klassischer statistischer Testverfahren nur unzureichend interpretieren. Meist spricht man in einem solchen Fall von einer explorativen Analyse. Hier ist ein verallgemeinernder Schluss nicht zulässig, das Ergebnis gilt nur bezogen auf die Daten.

2. Wird ein Versuch auf der Basis eines statistischen Tests mit festem Stichprobenumfang durchgeführt, so darf am Ende des Experiments nur eine einzige Auswertung durchgeführt werden. Dementsprechend ist es unzulässig, ohne weiteres den Stichprobenumfang einer Untersuchung so lange

zu vergrößern, bis ein "signifikantes" Ergebnis erscheint. Für ein sequentielles Vorgehen, d. h. einen Versuchsplan ohne festen Stichprobenumfang, sind statistische Verfahren mit speziellen Voraussetzungen notwendig.

3. Umfangreiche Datensammlungen (z. B. viele verschiedene Messvariablen, viele verschiedene Untergruppen) werden häufig durchsucht, um auffällige Resultate zu finden. Es liegt eine falsche Interpretation eines statistischen Tests vor, wenn dieser Test angewandt wird, um im Nachhinein ein solches Resultat "statistisch abzusichern" (nachgeschobenen Test). Im Sinne der im Rahmen dieses Buches vorgestellten statistischen Verfahren sollte eine zu prüfende Hypothesen stets vor der Auswertung oder besser vor Versuchsbeginn festgelegt werden, da sich in einem umfangreichen Datenmaterial signifikante Ergebnisse immer auch per Zufall ergeben können.

4. Für zahlreiche Fragestellungen lassen sich mehrere statistische Tests anwenden. Es ist falsch, diese der Reihe nach durchzuprobieren, um dann nur das "günstigste" Testergebnis zu verwenden.

5. Es ist unzulässig, die Irrtumswahrscheinlichkeit nach Versuchsauswertung so festzulegen, dass der Wert der Prüfgröße den Schwellenwert gerade überschreitet (oder nicht).

6. Wird eine Untersuchung so lange wiederholt, bis in einer der Wiederholungen das erhoffte Resultat (ggfs. ein statistisch signifikantes Testergebnis) gefunden wird, so ist es unzulässig, wenn lediglich über das "erhoffte Resultat" berichtet wird. Offensichtlich müssen bei der Interpretation auch die negativen Ergebnisse mit berücksichtigt werden.

7. Es ist falsch, einem Untersuchungsergebnis schon deshalb wissenschaftliche "Bedeutsamkeit" (medizinische Relevanz) beizumessen, nur weil das Testergebnis "statistisch signifikant" ist.

7.4 Problematik des multiplen Testens

Auf ein besonderes Problem, dass nicht nur bei der Anwendung statistischer Tests von grundlegender Bedeutung ist, sei im Folgenden kurz eingegangen. Es sei angenommen, dass sich im Rahmen einer Studie die Wirksamkeit einer ophthalmologischen Behandlung A gegenüber B an Hand mehrerer Merkmale etwa Visusverbesserung, Gesichtsfeldveränderung, Kataraktentwicklung etc. ablesen ließe und vor der Versuchsdurchführung keine Auswertestrategie festgelegt wurde. Dann bietet es sich an, die erhöhte Wirksamkeit der Behandlungen A gegenüber B dadurch nachzuweisen, dass für alle Merkmale entsprechende statistische Test durchgeführt werden. Dass dieser Zugang zu einer nichtvaliden Testentscheidung führt, lässt sich an folgender Betrachtung ablesen:

Wir nehmen an, dass lediglich zwei einseitige Tests auf dem 5%-Signifikanzniveau durchgeführt werden und kein Unterschied zwischen den beiden Behandlungen A und B besteht. Beide Tests liefern somit mit einer Wahrscheinlichkeit von 0.05 eine falsch-positive Testentscheidung. Dies impliziert, dass jeder Test mit einer Wahrscheinlichkeit von 0.95 eine richtig-negative Entscheidung liefert. Können nun die beiden Merkmale bzw. die beiden Tests als unabhängig angesehen werden, so beträgt die Wahrscheinlichkeit dafür, dass beide Tests eine richtig-negative Entscheidung liefern, $0.95 \times 0.95 = 0.9025$. Daraus folgt wiederum, dass *die Wahrscheinlichkeit für mindestens eine falsch-positiv Entscheidung* $1 - 0.9025 = 0.0975$ beträgt.

Entscheiden wir uns für Wirksamkeit, wenn (mindestens) einer der beiden Tests ein signifikantes Testergebnis auf dem 5%-Niveau zugunsten von A liefert, obwohl A gegenüber B tatsächlich nicht wirksamer ist, dann ist das wahre Signifikanzniveau nicht 5 % sondern nahezu doppelt so groß (9.75 %). Dieser Effekt wird ausgeprägter, je mehr Merkmale simultan in den Vergleich mit einbezogen werden (vgl. Tabelle 7.2). Ähnliche Überlegungen gel-

Tabelle 7.2. Beziehung zwischen der Anzahl unabhängiger Vergleiche und dem wahren Signifikanzniveau, wenn jeder einzelne Test auf dem 5%-Signifikanzniveau durchgeführt wird und alle Nullhypothesen zutreffen

Anzahl (k) der Vergleiche	Wahres Signifikanzniveau $1 - (1 - 0.05)^k$
1	0.0500
2	0.0975
3	0.1426
4	0.1855
5	0.2262
10	0.4013
15	0.5367
20	0.6415
30	0.7854
40	0.8715

ten, wenn an demselben Datenmaterial Untergruppen verglichen oder Zwischenauswertungen durchgeführt werden. In solchen Fällen sind spezielle statistische Verfahren notwendig.

7.5 Vierfeldertest

Ein spezielles Verfahren für den Vergleich von Häufigkeitsunterschieden zweier Merkmale ist der χ^2-Test (sprich: Chi-Quadrat-Test). Ausgangspunkt bilden im einfachsten Fall zwei qualitative Merkmale mit je zwei Ausprägungen. Die Häufigkeiten für das Auftreten der vier Merkmalskombinationen in einer Stichprobe vom Umfang n werden tabellarisch in einer 2x2- oder Vierfeldertafel zusammengefasst.

Beispiel 7.1: Non-Hodgkin-Lymphome in Abhängigkeit vom Stadium

Bei 101 Patienten wurden primäre Non-Hodgkin-Lymphome des Magens im Stadium I und II diagnostiziert. Alle Patienten wurden mindestens 2 Jahre nachbeobachtet. Von 21 Patienten mit Non-Hodgkin-Lymphomen des Stadiums I überlebten 8 die ersten 2 Jahre nach Erkrankung nicht. Von den 80 im Stadium II erkrankten Patienten überlebten 59 die ersten 2 Jahre nach Erkrankung nicht. Daraus ergibt sich die Vierfeldertafel in Tabelle 7.3 auf Seite 145.

Es soll nun die Frage beantwortet werden, ob der Anteil der Patienten, die weniger als 2 Jahre überleben, unabhängig vom Stadium des Patienten ist. Damit lautet die Nullhypothese: Die 'Anteile' (Wahrscheinlichkeiten) der Patienten, die zwei Jahre im Stadium I bzw. II überleben, sind gleich. Bezeichnet p_I den Anteil der Patienten (in der Gesamtheit aller primären Non-Hodgkin-Lymphom-Patienten), die im Stadium I weniger als zwei Jahre überleben und p_{II} den Anteil der Patienten im Stadium II, die weniger als zwei Jahre überleben, so lassen sich die Hypothesen wahrscheinlichkeitstheoretisch wie folgt formulieren:

$$H_0 : p_I = p_{II} \quad versus \quad H_1 : p_I \neq p_{II}.$$

Wäre $p_I = p_{II}$, so müsste der erwartete Anteil der früh verstorbenen Patienten (Überleben < 2 Jahre) in den Stadien I bzw. II auch gleich dem Anteil in der Gesamtstichprobe sein.

Aus Tabelle 7.3 auf Seite 145 ergibt sich eine Schätzung von $\frac{67}{101}$ für den Anteil der früh Verstorbenen in der Gesamtstichprobe. Davon ausgehend würden wir im Stadium I also $21 \times \frac{67}{101}$ und im Stadium II entsprechend $80 \times \frac{67}{101}$ Patienten erwarten. Tabelle 7.4 auf Seite 145

Tabelle 7.3. Vierfeldertafel der beobachteten Häufigkeiten primärer Non-Hodgkin-Lymphome des Magens in Abhängigkeit vom Stadium I und II bei 101 Patienten

Überleben nach Erkrankung	Stadium		gesamt
	I	II	
< 2 Jahre	8 a	59 b	67 $a+b$
≥ 2 Jahre	13 c	21 d	34 $c+d$
gesamt	21 $a+c$	80 $b+d$	101 $n=a+b+c+d$

enthält die erwarteten Häufigkeiten. Man beachte, dass bei vorgegebenen Randsummen nur eine einzige Anzahl in der Vierfeldertafel variiert werden kann. Alle anderen ergeben sich dann durch Differenzenbildung. Ähnlich wie bei der Kleinsten-Quadrat-Schätzung im Fall der linearen Regression verwendet man zur Quantifizierung der Abweichung zwischen beobachteten und erwarteten Häufigkeiten das Quadrat der Differenzen. Allerdings kommt z. B. einer Abweichung der erwarteten Häufigkeit 6

Tabelle 7.4. Vierfeldertafel der erwarteten Häufigkeiten primärer Non-Hodgkin-Lymphome des Magens in Abhängigkeit vom Stadium I und II bei 101 Patienten

Überleben nach Erkrankung	Stadium		gesamt
	I	II	
< 2 Jahre	13.93	53.07	67
≥ 2 Jahre	7.07	26.93	34
gesamt	21	80	101

von der beobachteten Häufigkeit 12 eine andere Bedeutung zu als einer Abweichung von 106 zu 112. Um dies zu berücksichtigen, werden die quadrierten Differenzen durch die erwarteten Häufigkeiten dividiert (normiert). Als Gesamtmaß für die Abweichung zwischen den erwarteten und beobachteten Häufigkeiten dient die Summe der normierten quadratischen Differenzen (Prüfgröße des Vierfeldertests). Dies ergibt in unserem Beispiel

$$\frac{(8-13.93)^2}{13.93} + \frac{(59-53.07)^2}{53.07} + \frac{(13-7.07)^2}{7.07} + \frac{(21-26.93)^2}{26.93}$$

$$= \frac{(-5.93)^2}{13.93} + \frac{(5.93)^2}{53.07} + \frac{(5.93)^2}{7.07} + \frac{(-5.93)^2}{26.93}$$

$$= \frac{35.17}{13.93} + \frac{35.17}{53.07} + \frac{35.17}{7.07} + \frac{35.17}{26.93}$$

$$= 2.52 + 0.66 + 4.97 + 1.31$$

$$= 9.46 \ .$$

Für die 2x2-Tafel ist die Prüfgröße bei Zutreffen der Nullhypothese annähernd χ^2-verteilt mit einem Freiheitsgrad (χ_1^2), wenn die erwarteten Häufigkeiten nicht zu klein werden (Faustregel: "größer – gleich 4").

Dieses Prinzip lässt sich auch auf die Untersuchung größerer Kontingenztafeln anwenden. Als Prüfgröße des χ^2-Tests ergibt sich dann:

$$\sum_{\text{alle Felder}} \frac{(\text{beobachtete Hfk.} - \text{erwartete Hfk.})^2}{\text{erwartete Hfk.}} \ .$$

Liegt eine Kontingenztafel mit k Spalten und m Zeilen vor, so ist die entsprechende Prüfgröße χ^2-verteilt mit $(k-1)\,(m-1)$ Freiheitsgraden.

Tabelle 7.5 auf Seite 147 enthält γ-Quantile der χ^2-Verteilung. Es ist zu beachten, dass durch die Wahl $\gamma = 0.95$ die untere Grenze des zweiseitigen 95%-Ablehnbereichs gegeben ist.

Beispiel 7.2: Non-Hodgkin-Lymphome in Abhängigkeit vom Stadium: Testentscheidung des χ^2-Test

Der kritische Wert für das Signifikanzniveau von 5 % ($\alpha = 0.05$) beträgt 3.84 (vgl. Tabelle 7.5 auf Seite 147). Damit ist $[0, 3.84)$ der 5%-Annahmebereich und entsprechend $[3.84, \infty)$ der 5%-Ablehnbereich des χ^2-Tests für Vierfeldertafeln. Der Wert der oben berechneten Prüfgröße in Beispiel 7.1 auf Seite 144 liegt im Ablehnbereich, denn es gilt:

$$9.46 > 3.84 = \chi_1^2(0.95) \ .$$

Wir interpretieren dieses Ergebnis so, dass das Krankheitsstadium einen Einfluss auf die Überlebensdauer der Patienten hat (die Nullhypothese wird verworfen), und zwar ist das Stadium I für die 2-Jahres-Überlebensrate prognostisch günstiger.
Der p-Wert des χ^2-Tests, der auf dem Wert 9.46 der Prüfgröße basiert, lässt sich numerisch ermitteln. Da der p-Wert 0.0042 beträgt und damit

Tabelle 7.5. Quantile $\chi^2_{FG}(\gamma)$ der χ^2-Verteilung

Freiheitsgrade FG	Wahrscheinlichkeit γ		
	0.9	0.95	0.99
1	2.706	3.841	6.635
2	4.605	5.991	9.210
3	6.251	7.815	11.345
4	7.779	9.488	13.277
5	9.236	11.070	15.086
6	10.645	12.592	16.812
7	12.017	14.067	18.475
8	13.362	15.507	20.090
9	14.684	16.919	21.666
10	15.987	18.307	23.209
11	17.275	19.675	24.725
12	18.549	21.026	26.217
13	19.812	22.362	27.688
14	21.064	23.685	29.141
15	22.307	24.996	30.578
16	23.542	26.296	32.000
17	24.769	27.587	33.409
18	25.989	28.869	34.805
19	27.204	30.144	36.191
20	28.412	31.410	37.566

kleiner als 0.05 ist, muss die Nullhypothese gleicher Anteile verworfen werden.

Bemerkung: Durch algebraische Umformungen lässt sich im Fall der 2x2-Tafel die Prüfgröße einfacher nach der Formel

$$\frac{n\,(a\,d - b\,c)^2}{(a+b)(a+c)(c+d)(b+d)}$$

berechnen. An Hand dieser Formel ergibt sich für unser Beispiel der Wert 9.47 für die Prüfgröße (Berechnung auf 10 Stellen genau, Ergebnis auf 2 Stellen gerundet). Die Abweichung zu 9.46 entsteht durch Rundungen innerhalb der beiden Rechengänge.

7.6 Therapiebewertung

Die Bewertung einer Therapie etwa im Vergleich zu einer Standardtherapie ist an Hand des statistischen Testergebnisses nur sehr unzureichend
möglich. Informativer für die Bewertung des Unterschiedes ist die Angabe
des entsprechenden Konfidenzintervalls. Daneben werden häufig auch einige
weitere Kenngrößen angegeben. Dies wird an Hand des folgenden Beispiels
erläutert.

**Beispiel 7.3: Therapiebewertung im Rahmen einer kontrollierten
klinischen Studie (PVR-Studie)**

*Im Rahmen einer multizentrischen, randomisierten klinischen Studie
(vgl. Beispiel 10.1 auf Seite 204, Kapitel 10: "Studienplanung") wurde
der zusätzliche intraoperative Effekt einer Daunomycin-Spülung auf
die Sechs-Monats-Reamotiorate bei Patienten mit proliferativer Vitreoretinopathie (PVR) untersucht. Von den 135 mit der Standardtherapie
(keine intraoperative Spülung) behandelten Patienten wurde in 73 Fällen
nach sechs Monaten eine anliegende Netzhaut beobachtet, wohingegen bei
89 der 142 Patienten mit zusätzlicher Spülung die Netzhaut nach sechs
Monaten als anliegend bewertet wurde, vgl. Wiedemann et al. (1998).
Aus diesen Angaben lassen sich die Erfolgsraten der Standardtherapie
73/135 = 54.1% und der neuen Therapie 89/142 = 62.7% berechnen.*

7.6.1 Maßzahlen der Therapiebewertung

Zur Bewertung des Effektes, den eine Therapie gegenüber einer anderen hat,
werden häufig die folgenden vier Kenngrößen angegeben:

– das Odds-Ratio,

– die absolute Risikoreduktion,

– die relative Risikoreduktion,

– die durchschnittliche Anzahl der mit der neuen Therapie zu behandelnden
  Personen, damit gegenüber der Vergleichstherapie ein (neg.) Ereignis ver-
  mieden werden kann (number needed to treat (NNT)).

Da eine ausführliche Diskussion des Odds Ratios im Kapitel 11: "Epidemiologie" erfolgt, sei hier nur kurz die Berechnung dieser Maßzahlen skizziert.

Beispiel 7.4: Masszahlen (OR, ARR, RRR) zur Therapiebewertung im Rahmen einer kontrollierten klinischen Studie (PVR-Studie)

Unter den mit der Standardtherapie behandelten Patienten wurde ein Verhältnis

$$\widehat{Odds}_S = \frac{62}{73} = 0.85$$

von Misserfolgen (keine Netzhautanlage nach sechs Monaten) zu Erfolgen (Netzhautanlage nach sechs Monaten) beobachtet (vgl. Beispiel 7.3). Für die Gruppe der mit der zusätzlichen Spülung behandelten Patienten beträgt dieses Verhältnis

$$\widehat{Odds}_T = \frac{53}{89} = 1.30 \ .$$

Der Quotient der Odds aus den beiden Behandlungen heißt Odds Ratio (Chancenverhältnis). Es beträgt für die Behandlung mit zusätzlicher Spülung gegenüber der Standardtherapie

$$\widehat{OR} = \frac{\frac{62}{73}}{\frac{53}{89}} = \frac{1.30}{0.85} = 1.42$$

und besagt, dass das Verhältnis der Häufigkeiten einer Netzhautablösung zu einer Netzhautanlage in der Gruppe der Patienten mit Standardtherapie 1.4 mal so groß ist wie in der Gruppe der Patienten mit neuer Therapie.
Die absolute Risikoreduktion (ARR) einer Netzhautablösung vor Ablauf der sechs Monate nach initialer Operation für die Patienten mit neuer Therapie (zusätzliche Spülung) (Misserfolgsrate: 1 - 0.627) gegenüber denjenigen mit Standardtherapie (Misserfolgsrate: 1 - 0.541) beträgt:

$$\widehat{ARR} = (1 - 0.541) - (1 - 0.627) = 0.459 - 0.373 = 0.086 \sim 9\%.$$

Diese Größe besagt, dass in unserem Beispiel der Anteil der Patienten, die eine Netzhautablösung sechs Monate nach der initialen Operation mit zusätzlicher Spülung aufweisen, um 9 % geringer ausfällt als für diejenigen Patienten, die mit der Standardtherapie behandelt wurden.
Offensichtlich ist die absolute Risikoreduktion stark abhängig von der Misserfolgsrate für die Patienten mit Standardtherapie. Schließlich hätte sich eine Reduktion von 9 % nicht ergeben können, wenn das Ausgangsrisiko in der Größenordnung von 5 % gewesen wäre. Um dennoch verschiedene Risiken untereinander vergleichen zu können, gibt man häufig die relative Risikoreduktion an:

$$\widehat{RRR} = \frac{0.459 - 0.373}{0.459} = 0.187 \ .$$

Die relative Risikoreduktion besagt, dass – bezogen auf die Misser-
folge unter der Standardtherapie – der Anteil der Misserfolge unter der
neuen Therapie gegenüber der Standardtherapie um ca. 19 % gesenkt
wird. Natürlich resultieren ähnlich große relative Risikoreduktionen bei
kleinerem Ausgangsrisiko, wenn die absolute Differenz entsprechend
kleiner ist.

Eine andere Maßzahl, die auf der absoluten Risikoreduktion basiert und
zur Bewertung von Therapien häufig verwendet wird, ist die durchschnittliche
Zahl der Patienten, die mit der neuen Therapie behandelt werden müssten,
um im *longrun* einen Erfolg mehr als unter der Standardtherapie beobachten zu können. Für die Maßzahl hat sich die englische Bezeichung 'Number
needed to treat' (*NNT*) eingebürgert. Sie ist definiert als Kehrwert der Differenz der Erfolgsraten, und gibt die Zahl der Patienten an, die (mit der
neuen Therapie) behandelt werden müssen, um einen zusätzlichen Geheilten
zu erhalten.

Beispiel 7.5: Number needed to treat zur Therapiebewertung im
Rahmen einer kontrollierten klinischen Studie (PVR-Studie)
Für die Daten in Beispiel 7.3 ergibt sich:

$$\widehat{NNT} = \frac{1}{0.627 - 0.541} = 11.6 \sim 12,$$

d. h. von den behandelten Patienten profitiert jeder zwölfte von der neuen
Therapie derart, dass er eine Netzhautanlage 6 Monate nach initialer
Operation aufweist.

Zur Bewertung der Präzision dieser Maßzahlen haben wir im Kapitel 5: "Punktschätzer und Konfidenzintervalle" auch asymptotische Konfidenzintervalle beschrieben. Zur Berechnung asymptotischer Konfidenzintervalle ist neben der Angabe des Schätzwertes für den zu betrachtenden
Parameter, beispielsweise das Odds Ratio, auch der Standardfehler des
Schätzers notwendig. Asymptotische Konfidenzintervalle für Odds Ratios
werden im Kapitel 11: "Epidemiologie" diskutiert. Ein asymptotisches 95%-
Konfidenzintervall für NNT, falls $NNT < 10$ und die Stichprobenumfänge
größer als 100 sind, erhält man durch Invertieren der Grenzen des asymptotischen 95%-Konfidenzintervalls für die absolute Risikoreduktion.

7.6.2 Bewertung des Unterschiedes zweier Therapien an Hand von Konfidenzintervallen

Mit den Ausführungen in Kapitel 5.5.4 lässt sich ein entsprechendes, asymptotisches 95%-Konfidenzintervall für die Differenz der Erfolgsraten $p_1 - p_2$ angeben.

Beispiel 7.6: Bewertung des Therapieeffekts anhand des Konfidenzintervalls für die Differenz der Erfolgsraten im Rahmen einer kontrollierten klinischen Studie (PVR-Studie)

Für unser Beispiel 7.3 "PVR-Studie" ergibt sich die Differenz der Erfolgsraten $\widehat{ARR} = \widehat{p_1} - \widehat{p_2} = 0.627 - 0.541 = 0.086$. Unter Verwendung des Standardfehlers

$$\widehat{SE}\,(\widehat{ARR}) = \sqrt{\frac{\widehat{p_1}(1 - \widehat{p_1})}{n_1} + \frac{\widehat{p_2}(1 - \widehat{p_2})}{n_2}}$$

$$= \sqrt{\frac{0.627(1 - 0.627)}{142} + \frac{0.541(1 - 0.541)}{135}} = 0.062.$$

ergibt sich ein asymptotisches 95%-Konfidenzintervall von $[0.086 - 1.96 \times 0.062, 0.086 - 1.96 \times 0.062] = [-0.036, 0.208]$.

Die Bewertung des Konfidenzintervalls orientiert sich an dem in Abbildung 7.1 skizzierten Schema. Der Skizze sind fünf verschiedene mögliche Konfidenzintervalle über der Achse des Therapieunterschiedes dargestellt. Dabei ist die Achse des Therapieunterschiedes in die drei Bereiche *negative Wirkung*, *positive Wirkung aber klinisch nicht relevant* und *positive Wirkung und klinisch relevant* unterteilt. Der Grenzwert δ, an Hand dessen zwischen klinischer Relevanz und Nicht-Relevanz unterschieden wird, ist eine allgemein nicht festlegbare Größe. Vielmehr reflektiert diese Größe z. B. die Schwere der Folgen der Erkrankung, die möglichen Nebenwirkungen der Therapie, die Erfolgsaussichten der Behandlung etc., kurz die Nutzen-Risiko Abwägung. Liegt das Konfidenzintervall vollständig links von der *Nulllinie* (Fall A) oder wird die *Nulllinie* überdeckt (Fall B), so impliziert das Studienergebnis keinen klinischen Vorteil. Wird ein Konfidenzintervall im positiven, aber nicht klinisch relevanten Bereich beobachtet (Fall C), so gibt es einen Entscheidungsspielraum. Einerseits weisen die Daten auf einen bestehenden Vorteil hin, allerdings erreicht dieser Vorteil nicht das klinisch relevante Ausmaß. Lediglich wenn das Konfidenzintervall vollständig rechts von der $\delta-$*Linie* liegt, wird ein eindeutiger Vorteil beobachtet. In unserem Beispiel 7.6 wurde jedoch ein Konfidenzintervall wie im Fall D beobachtet, da vor Studienbeginn der Wert $\delta = 0.15$ festgelegt worden war. Dies bedeutet, dass sowohl ein negativer

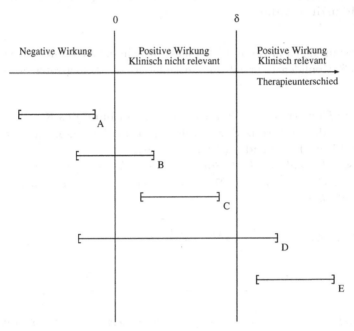

Abb. 7.1. Bewertung des Therapieeffekts an Hand der möglichen Lage des Konfidenzintervalls für den Mittelwertunterschied (skizziert)

als auch ein positiver Effekt nicht ausgeschlossen werden kann. Das Konfidenzintervall ist zu breit, aus diesem Grund hat die Studie auch kein klares Ergebnis geliefert.[1]

Es sei darauf hingewiesen, dass eine Dualität zwischen einem statistischen Test und dem dazugehörigen Konfidenzintervall besteht. Im obigen Fall würde, da das (zweiseitige) 95%-Konfidenzintervall $[-0.030, 0.202]$ nicht vollständig oberhalb bzw. unterhalb der Erfolgsratendifferenz von 0 liegt, sondern die Null überdeckt, der dazugehörige (zweiseitige) Test die Nullhypothese gleicher Raten von Netzhautablösungen nicht verwerfen. An Hand des Konfidenzintervalls kann zusätzlich der Therapieeffekt näher quantifiziert werden.

---

[1] Bei dieser Interpretation wird auf die verschiedenen zugrunde liegenden multiplen Testprobleme nicht eingegangen.

7.6.3 Bewertung der Gleichwertigkeit zweier Therapien

Bei der Anwendungen statistischer Tests zum Prüfen der Hypothese auf Unterschied in der Wirksamkeit wird vielfach eine nicht abgelehnte Nullhypothese als Nachweis der Gleichheit gedeutet. Die Unzulässigkeit dieses Schlusses zeigen die folgenden Überlegungen: Einerseits gilt auf der Grundlage der Konstruktion statistischer Tests, dass lediglich die Wahrscheinlichkeit für einen Fehler erster Art kontrolliert wird, die Wahrscheinlichkeit für einen Fehler zweiter Art jedoch entscheidend vom Stichprobenumfang abhängt; d. h. bei kleinen Stichproben kann nur selten ein bestehender Unterschied nachgewiesen werden, so dass meist irrtümlich auf Gleichheit" geschlossen würde. Andererseits sei auch auf die folgenden Überlegung verwiesen: Wir betrachten die Nullhypothese $H_0 : p_1 = p_2$ versus $H_1 : p_1 \neq p_2$ eines Unterschiedes zwischen zwei Erfolgsraten (*Überlegenheitsnachweis*). Will man die absolute Gleichheit zwischen den Erfolgsraten nachweisen, so bedeutet dies, dass der Abstand zwischen $p_1 - p_2$ "unendlich klein" sein muss. Dann führen die Überlegungen zur Fallzahlplanung im Kapitel 10: "Studienplanung" dazu, dass der Nachweis eines unendlich kleinen Unterschiedes einen unendlich großen Stichprobenumfang verlangt, eine praktisch nicht zu realisierende Situation. Ersatzweise definiert man deshalb einen maximal tolerablen Unterschied ($\delta > 0$), um den p_1 von p_2 abweichen darf und prüft nun die geänderten Hypothesen $H_0 : p_1 - p_2 > \delta$ oder $p_1 - p_2 < -\delta$ versus $H_1 : -\delta \leq p_1 - p_2 \leq \delta$ (*Äquivalenznachweis*). Die Alternative bedeutet also, dass der mittlere absolute Unterschied in der Wirksamkeit zwischen den Behandlungen geringer als δ ist.

Für das Prüfen der obigen Hypothesen können wiederum alternativ auch Konfidenzintervalle verwendet werden. Zunächst muss auch hierbei festgelegt werden, wann zwei Therapien noch als gleichwertig zu betrachten sind und wann nicht mehr. Dazu formuliert man einen Bereich $[-\delta, \delta]$, der den klinisch tolerablen Unterschied widerspiegelt. Dann berechnet man auf der Basis der Daten ein $(1 - \alpha)$-Konfidenzintervall.[2] Liegt dieses $(1 - \alpha)$-Konfidenzintervall vollständig in dem Bereich $[-\delta, \delta]$, so entscheidet man sich auf dem Signifikanzniveau α für Äquivalenz. In Abbildung 7.2 auf Seite 154 sind die möglichen Entscheidungen skizziert.

---

[2] Dies ist eine Vorgabe in den Richtlinien der europäischen Kommission, die über die Zulassung von Arzneimitteln entscheidet. Bei Bioäquivalenzstudien verwendet man in diesem Zusammenhang das $(1 - 2\alpha)$-Konfidenzintervall.

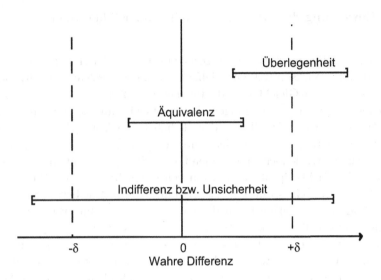

Abb. 7.2. Mögliche Lage von Konfidenzintervallen zur Bewertung der Gleichwertigkeit von Therapien (skizziert)

Beispiel 7.7: Gleichwertigkeit zweier medikamentöser ophthalmologischer Therapien

Im Rahmen einer klinischen Crossover Studie (vgl. Kapitel 10: "Studienplanung") wurden zwei medikamentöse Therapien an Hand des Visus [log-MAR] drei Monate nach Therapie verglichen. Die Medikamente wurden als gleichwertig angesehen, wenn der Unterschied nicht mehr als drei Visuszeilen [−0.3, +0.3] beträgt.

Als Signifikanzniveau wurde $\alpha = 0.05$ festgelegt, so dass das 95%-Konfidenzintervall für den mittleren Visusunterschied zu berechnen ist. Bei $n = 52$ Patienten wurden die beiden Medikamente angewandt und eine mittlere Visusdifferenz von 0.2 (SD 0.3) logMar beobachtet. Daraus ergibt sich ein asymptotisches 95%-Konfidenzintervall von $[0.2 − 1.96 \times \frac{0.3}{\sqrt{52}}, 0.2 + 1.96 \times \frac{0.3}{\sqrt{52}}] = [0.132, 0.268]$, so dass auf dem 5%-Signifikanzniveau auf $\delta − \ddot{A}$quivalenz ($\delta = 0.3$) der beiden medikamentösen Therapien geschlossen wird. Man beachte, dass sogar eine Überlegenheit besteht, die allerdings das vor-definierte relevante Ausmaß nicht erreicht (die obere Grenze des Konfidenzintervalls liegt unter 0.3).

Aus den vorangehenden Überlegungen lässt sich also schlussfolgern, dass die Änderung der Zielsetzung der Studie im Sinne einer Änderung der zu prüfenden Hypothesen nach erfolgter Auswertung im Allgemeinen nicht möglich ist. In einem besonderen Spezialfall, der im folgenden besprochen wird, gelingt dies jedoch, weil das Ablehnen der einen Nullhypothese stets das Ablehnen einer zweiten Hypothese impliziert:

Wir gehen davon aus, dass nachgewiesen werden soll, dass die Erfolgsrate p_1 einer neuen Therapie nicht schlechter ist als die Erfolgsrate p_2 einer Standardtherapie. Um dies nachzuweisen benötigen wir eine Schranke $-\Delta$, die angibt, ab wann eine Unterlegenheit in der Erfolgsrate unter der neuen Therapie gegenüber der Erfolgsrate unter der Standardtherapie nicht mehr akzeptabel ist. Wir nehmen hier implizit an, dass größere Differenzen zwischen der neuen Therapie und der Standardtherapie die neue Therapie favorisieren. Für den Nachweis der "Nicht-Unterlegenheit" der neuen Therapie gegenüber der Standardtherapie empfiehlt sich die Berechnung des zweiseitigen 95%-Konfidenzintervalls, welches dann vollständig oberhalb von $-\Delta$ liegen muss. Eine erweiterte Aussage ergibt sich, wenn das Konfidenzintervall nicht nur oberhalb von $-\Delta$ liegt sondern zusätzlich auch vollständig oberhalb von 0. Dann liefert nämlich die neue Therapie offensichtlich höhere Werte, so dass auf die Überlegenheit der neuen Therapie gegenüber der Standardtherapie geschlossen werden darf (vgl. Abbildung 7.3). Im Allgemeinen wird es akzeptiert (und ist es theoretisch begründbar), dass man zunächst "Nicht-Unterlegenheit" prüft, und im Falle eines erfolgreichen Nachweises noch zusätzlich versucht, "Überlegenheit" zu zeigen. Der umgekehrte Fall, nach Scheitern des Überlegenheitsnachweises auf ein vorher nicht definiertes Ausmaß der "Nicht-Unterlegenheit" zu wechseln, wird generell nicht akzeptiert.

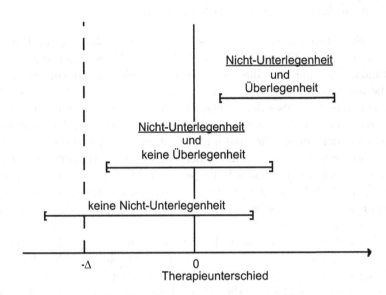

Abb. 7.3. Mögliche Lage von Konfidenzintervallen zur Bewertung der Nicht-Unterlegenheit einer neuen Therapie gegenüber einer Standardtherapie (skizziert)

7.7 Übungen

7.7.1 Fragestellungen

1. In einem Betrieb mit 34 Beschäftigten wurden 21 zufällig ausgewählte
   Personen mit Vitamin C prophylaktisch gegen Erkältungskrankheiten behandelt. Von diesen 21 erkrankten 4, von den nicht behandelten 8. War
   die Prophylaxe erfolgreich?
   Stellen Sie eine Vierfeldertafel der Ergebnisse auf:

Tabelle 7.6. Vierfeldertafel – Rechenvorlage

Vitamin C	erkrankt		Summe
	ja	nein	
ja	a =	b =	a + b =
nein	c =	d =	c + d =
Summe	a + c =	b + d =	n =

Überprüfen Sie mit dem χ^2-Test, ob das Auftreten der Erkältungskrank-
heit unabhängig von der Prophylaxe mit Vitamin C ist.

a)   Führen Sie den Test durch (Aufstellen der Nullhypothese; Wahl der
     Irrtumswahrscheinlichkeit; Berechnung der Testgröße; Testentschei-
     dung).

b)   Interpretieren Sie das Testergebnis.

c)   Halten Sie den Versuchsplan für adäquat?

Kapitel 8:
Testen von Hypothesen III

8.1 Vergleich abhängiger Stichproben

Mehrfache Messungen eines Merkmals am selben Patienten – wie beispielsweise der unter verschiedenen Bedingungen gemessene Sauerstoffgehalt im Blut – sind (wahrscheinlichkeitstheoretisch) als abhängig anzusehen. In einem solchen Fall sprechen wir von *abhängigen (verbundenen) Stichproben* (vgl. Kapitel 10: "Studienplanung"). Im Rahmen der statistischen Modellbildung wird diese "Anhängigkeit" als Korrelation zwischen den Messwerten beschrieben.

Wir wollen im folgenden die Frage beantworten, ob die verschiedenen Bedingungen einen Einfluss auf die Höhe der Messwerte haben oder nicht. Ein statistisches Verfahren für den Nachweis eines Einflusses auf die Messwerte ist der *t-Test für abhängige Stichproben*, wobei das Verfahren auf einem Vergleich eines Erwartungswertes gegen einen festen Wert basiert (meist gegen den Wert 0).

Beispiel 8.1: Schlafverlängerung unter medikamentöser Therapie
In einem Experiment soll die Frage geklärt werden, ob die optisch rechtsdrehende (D) gegenüber der optisch linksdrehenden (L) Form eines Schlafmittels eine Veränderung in der Schlafverlängerung bewirkt. Es werden n = 10 Probanden betrachtet. Jedes der Schlafmittel wurde mehrere Male bei jedem Patienten angewandt. Darüber hinaus gab es "Kontrollnächte", in denen kein Schlafmittel verabreicht wurde. Die Reihenfolge der Applikation wird in der Literatur nicht genau spezifiziert:

As a general rule a tablet was given on each alternate evening, and the duration of sleep and other features noted and compared with those of the intervening control night on which no hypnotic was given. Hyoscyamine was thus used on three occasions, and then racemic hyoscine, and then laevo-hyoscine. Then a tablet was given each evening for a week or more, the different alkaloids following each other in succession, Cushny and Peebles (1906).

Tabelle 8.1. Durchschnittliche Schlafverlängerung gegenüber Kontrollnächten für beide Formen des Schlafmittels

Patient	Schlafverlängerung unter D [Stunden]	Schlafverlängerung unter L [Stunden]	Differenz $x = L - D$ [Stunden]
1	0.7	1.9	1.2
2	−1.6	0.8	2.4
3	−0.2	1.1	1.3
4	−1.2	0.1	1.3
5	−0,1	−0.1	0.0
6	3.4	4.4	1.0
7	3.7	5.5	1.8
8	0.8	1.6	0.8
9	0.0	4.6	4.6
10	2.0	3.4	1.4

Die Tabelle 8.1 enthält für beide Schlafmittel die durchschnittliche Schlaf-verlängerung gegenüber der geschlafenen Zeit in den Kontrollnächten. In Abbildung 8.1 auf Seite 161 sind die individuellen Verläufe der Schlafveränderung dargestellt, d. h. für jeden Patienten sind die Schlafveränderungen gegenüber der Behandlung aufgetragen. Auffällig ist, dass für fast alle Patienten eine Zunahme in der Schlafdauer unter L gegenüber D ansteigt.

Zur Veranschaulichung der Veränderung empfiehlt sich eine Darstellung der Häufigkeitsverteilung der Differenz der Schlafveränderung (siehe Abbildung 8.2). Wenn kein Unterschied in der Wirksamkeit zwischen L und D besteht, sollte die mittlere Differenz $\bar{x}$ der intraindividuellen Messwerte L − D in der Nähe von Null sein. Abbildung 8.2 sollte dann eine um Null symmetrische Form aufweisen. Große Abweichungen der mittleren Differenz von Null sprechen für einen Unterschied, so dass wir entsprechend den obigen Überlegungen die Gültigkeit der Nullhypothese

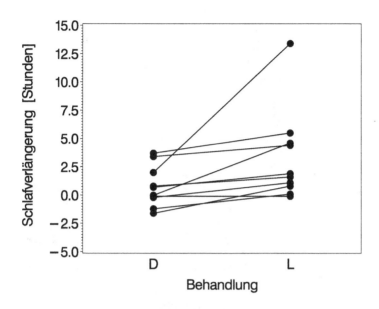

Abb. 8.1. Darstellung der Schlafverlängerungen in Abhängigkeit von der Behandlung für die 10 Patienten (Einzelverläufe)

H_0: *Der Erwartungswert der Differenzen ist gleich 0*

$$(\mu = 0)$$

"Der Mittelwert der Differenzen in der Population ist 0"
gegen die Alternative

H_1: *Der Erwartungswert der Differenzen ist von 0 verschieden*

$$(\mu \neq 0)$$

"Der Mittelwert der Differenzen in der Population ist von 0 verschieden"

durch einen statistischen Test auf dem 5%-Signifikanzniveau überprüfen. Dabei ist zu beachten, dass in den Hypothesen die Richtung der Abweichung von vornherein nicht festgelegt ist. So kann unter der Alternativhypothese die mittlere Differenz sowohl nur in positiver als auch nur in negativer Richtung von 0 abweichen (zweiseitige Formulierung der Nullhypothese (vgl. Kapitel 6: "Testen von Hypothesen I").

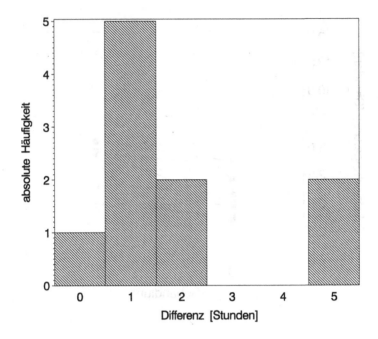

Abb. 8.2. Häufigkeitsverteilung der Differenz der Schlafverlängerung (Mittelwert 1.5 (SD 1.2))

Bei der Wahl der Prüfgröße, die eine Abweichung der mittleren Differenz von Null unabhängig von der Messskala beschreibt, liegt es nahe, die mittlere Differenz auf die Variabilität der Stichprobe zu beziehen. Es wird nämlich eine mittlere Differenz von 1.5 Stunden bei einer geringen biologischen Variabilität (Standardabweichung) von 1.2 der Einzeldifferenzen bedeutsamer erscheinen als die gleiche mittlere Differenz bei einer Standardabweichung von 3. Aus diesen Überlegungen ergibt sich, dass die Prüfgröße die Abweichung der mittleren Differenz von 0 in den Einheiten ihrer Standardabweichung der mittleren Differenz misst. Die Standardabweichung des Mittelwertes $\overline{x}$ der Differenzen ist durch den Standardfehler gegeben (vgl. Kapitel 1: "Deskriptive Statistik I"):

$$s_{\overline{x}} = \frac{s}{\sqrt{n}} \; .$$

Somit betrachten wir die Prüfgröße des t-Tests

$$t = \frac{\overline{x}}{s_{\overline{x}}} = \sqrt{n} \; \frac{\overline{x}}{s} \; .$$

Aus der Konstruktion der Prüfgröße lässt sich erkennnen, dass eine mittlere Differenz von 1.5 bei einer Standardabweichung $s = 1.2$ für eine Stichprobe vom Umfang 30 zu wesentlich größeren Werten führt als eine gleichgroße mittlere Differenz, die aus einer Stichprobe vom Umfang 10 bei gleicher Standardabweichung gewonnen wird. Dies bedeutet andererseits auch: je größer die Stichprobe ist, desto kleinere Mittelwertunterschiede können durch den Test aufgedeckt werden. Es ist jedoch besonders im Hinblick auf die Interpretation und Anwendung des Testergebnisses zu beachten, dass bei großem n stets zu überprüfen ist, ob der statistisch aufgedeckte Unterschied auch medizinisch relevant ist.

Wir nehmen an, dass die Differenzen der Schlafverlängerung normalverteilt sind. Unter Gültigkeit der Nullhypothese folgt dann die Prüfgröße t der sogenannten t-Verteilung mit $(n-1)$-Freiheitsgraden. Der zugehörige Test wird (Einstichproben) t-Test genannt.

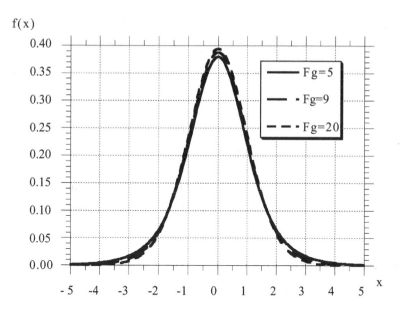

Abb. 8.3. Dichtefunktionen der t-Verteilungen mit 5, 9 und 20 Freiheitsgraden für $x \in [-5.5]$

Der Abbildung 8.3 ist zu entnehmen, dass die Dichte der t-Verteilung mit FG-Freiheitsgraden symmetrisch um "0" ist, so dass sich der um "0" symmetrische 5%-Ablehnbereich mit Hilfe der Rechenregel

$$t_{FG}(\gamma) = -t_{FG}(1-\gamma)$$

konstruieren lässt. Die Tabelle 8.2 auf Seite 164 enthält für ausgewählte Freiheitsgrade FG ausgewählte γ-Quantile der t-Verteilung $t_{FG}(\gamma)$.

Tabelle 8.2. Quantile $t_{FG}(\gamma)$ der t-Verteilung zu ausgewählten Wahrscheinlichkeiten γ und Freiheitsgraden FG

Freiheitsgrade FG	Wahrscheinlichkeit γ				
	0.950	0.975	0.990	0.995	0.9995
5	2.015	2.571	3.365	4.032	6.869
6	1.943	2.447	3.143	3.707	5.959
7	1.895	2.365	2.998	3.499	5.408
8	1.860	2.306	2.896	3.355	5.041
9	1.833	2.262	2.821	3.250	4.781
10	1.812	2.228	2.764	3.169	4.587
11	1.796	2.201	2.718	3.106	4.437
12	1.782	2.179	2.681	3.055	4.318
13	1.771	2.160	2.650	3.012	4.221
14	1.761	2.145	2.624	2.977	4.140
15	1.753	2.131	2.602	2.947	4.073
20	1.725	2.086	2.528	2.845	3.850
25	1.708	2.060	2.485	2.787	3.725
30	1.697	2.042	2.457	2.750	3.646
40	1.684	2.021	2.423	2.704	3.551
60	1.671	2.000	2.390	2.660	3.460

Beispiel 8.2: Vergleich der durchschnittlichen Schlafverlängerung in Abhängigkeit zweier medikamentöser Therapien (t-Test)
Der 5%-Annahmebereich für den t-Test mit 9 Freiheitsgraden beträgt [-2.262, 2.262] (vgl. Tabelle 8.2).[1] Für die Daten aus dem Beispiel 8.1 auf Seite 159 und aus der Tabelle 8.1 auf Seite 160 ergibt sich für die Differenzen L-D ein Mittelwert $\bar{x} = 1.58[Stunden]$, eine Standardabweichung $s = 1.23[Stunden]$ und ein Stichprobenumfang $n = 10$. Daraus berechnet man den Wert

---

[1] Für den (zweiseitigen) Ablehnbereich zum Signifikanzniveau $\alpha = 0.05$ müssen die Quantile $t_{FG}(\alpha/2) = t_{FG}(0.025)$ und $t_{FG}(1-\alpha/2) = t_{FG}(0.975)$ ermittelt werden.

$$\sqrt{10} \times \frac{1.58}{1.23} = 4.06$$

für die Prüfgröße, so dass die Nullhypothese abgelehnt wird, da der Wert der Prüfgröße im 5%-Ablehnbereich liegt. Wir sagen darüber hinaus, dass die durchschnittliche Schlafdauer unter L deutlich größer ist als unter D (einseitige Interpretation).

Der zweiseitige p-Wert beträgt hier 0.0028. Zur Abschätzung des beobachteten Unterschiedes empfiehlt sich darüber hinaus die Angabe des zugehörigen 95%-Konfidenzintervalls. Es ergibt sich unter Verwendung von

$$[\overline{x} - t_{n-1}(1 - (\alpha/2)) \, (s/\sqrt{n}), \ \overline{x} + t_{n-1}(1 - (\alpha/2)) \, (s/\sqrt{n})]$$

das 95%-Konfidenzintervall (vgl. Kapitel 5.5.2) für die Mittelwertdifferenz von $[1.58 - 2.62 \times 1.23/\sqrt{10}, 1.58 + 2.62 \times 1.23/\sqrt{10}] = [0.70, 2.46]$. Da dieses Konfidenzintervall deutlich rechts vom Wert '0' (kein Unterschied) liegt, wird ein deutlicher Unterschied nahe gelegt.

8.2 Vergleich unabhängiger Stichproben

Vielfach kann der Einfluss einer Behandlung A gegenüber einer Behandlung B auf die Messwerte eines Merkmals nicht an der gleichen Beobachtungseinheit geprüft werden. Im einfachsten Fall wird das Merkmal dann z. B. in zwei Gruppen von Patienten gemessen, wobei die eine Patientengruppe die Behandlung A und die andere die alternative Behandlung B erhält. (Eine Gruppe von placebo- oder standardbehandelten Patienten heißt dabei im Allgemeinen "Kontrollgruppe".) Da die Behandlungen bei verschiedenen Patienten angewandt werden, spricht man von *unabhängigen (unverbundenen) Stichproben* (vgl. Kapitel 10: "Studienplanung").

Unter der Voraussetzung normalverteilter Messwerte ist für den Vergleich der Mittelwerte unter Behandlung A und B der *t*-Test für unabhängige Stichproben das Mittel der Wahl (parametrisches Verfahren). Neben der Voraussetzung, dass die Verteilungen der Messwerte unter den Behandlungen A und B aus der Klasse der Normalverteilungen stammen, muss beim *t*-Test zusätzlich vorausgesetzt werden, dass die Varianzen der zu vergleichenden Normalverteilungen gleich groß sind. Es soll jedoch nicht dieser Test, sondern ein alternatives Verfahren zum Aufdecken von Unterschieden vorgestellt werden. Dieses Verfahren geht von schwächeren Voraussetzungen aus, denn häufig ist die Annahme normalverteilter Messwerte nicht gerechtfertigt. Während

beim t-Test die Null- und Alternativhypothese über einen Verteilungspara-
meter definiert sind (z. B. $H_0 : \mu = 0$ vs. $H_1 : \mu \neq 0$), so ist bei dem im
Folgenden beschriebenen alternativen Verfahren die Nullhypothese viel allgemeiner definiert. Die Nullhypothese lautet, dass die Stichproben unter den
beiden Behandlungen aus der gleichen Verteilung stammen. Ist F_A die Verteilungsfunktion der Messwerte unter der Behandlung A und F_B entsprechend
unter der Behandlung B, so lautet die Nullhypothese

$$H_0 : F_A = F_B.$$

Die "zweiseitige" Alternativhypothese lautet dann

$$H_1 : F_A \neq F_B.$$

Man beachte, dass die konkrete Form der Verteilung bei dieser Vorgehensweise undefiniert bleibt; die Nullhypothese sagt lediglich aus, dass sich
die Verteilungen unter A und B nicht unterscheiden. Das benötigte statistische Verfahren ist ein Test zum Vergleich zweier Verteilungen in unabhängigen Stichproben. Verfahren, die ohne die parametrische Festlegung
der Verteilungsform auskommen, nennt man nichtparametrische Verfahren.

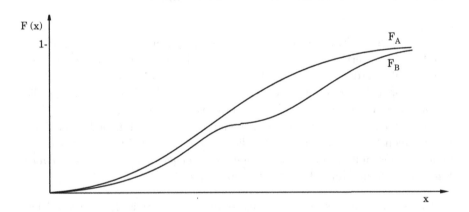

Abb. 8.4. Vergleich zweier Verteilungsfunktionen F_A und F_B (F_A ist stets größer
als F_B) skizziert

**Beispiel 8.3: Gesamtprotein im Glaskörper bei männlichen PDR-
Patienten (U-Test)**

> Als Ursachen für eine proliferative Vitreoretinopathie (PVR) – vgl.
> Kapitel 10: "Studienplanung" – kommen unter anderem Trauma und
> Diabetes in Frage. Da entzündliche Prozesse bzw. Stoffwechselstörungen
> einen Einfluss auf Proteine haben, sollte für männliche Patienten geklärt

Tabelle 8.3. Aufteilung der Ränge des Gesamtproteins im Glaskörper für die beiden Stichproben vom Umfang $n = 5$ und 6.

Messwerte der vereinigten Stichprobe	Ränge der Keratoplastik-Gruppe ($n_1 = 5$)	Ränge der PDR-Gruppe ($n_2 = 6$)
801	1	
857	2	
889	3	
900		4
910	5	
1100	6	
2200		7
2500		8
4700		9
5200		10
9100		11
Rangsumme	$R_{n_1} = 17$	$R_{n_2} = 49$

werden, ob das Gesamtprotein im Glaskörper bei Vorliegen diabetischer *PVR gegenüber dem Gesamtprotein von Augen mit Keratoplastik erhöht ist. Für $n_1 = 5$ Patienten mit Keratoplastik betrugen die Proteinwerte des behandelten Auges 801, 857, 910, 1100 und 889 [mg/l]; für $n_2 = 6$ diabetische PVR-Patienten (PDR) lagen im erkrankten Auge die Proteinwerte bei 2200, 5200, 2500, 900, 9100 und 4700 [mg/l].*

Zur Veranschaulichung der Verteilung der Messergebnisse empfiehlt sich bei einer solch geringen Zahl von Messwerten die Einzelwertdarstellung, vgl. Abbildung 8.5 auf Seite 168. Dabei wurden die einzelnen Messergebnisse getrennt für die beiden Gruppen in einem Koordinatensystem aufgetragen.

Durch die stark inhomogene Verteilung der wenigen Werte bei dieser Messung erscheint es nicht gerechtfertigt, von der Annahme normalverteilter Messwerte mit gleicher Varianz auszugehen. Ist die Verteilungsfunktion F_A der Messungen in der Keratoplastik-Gruppe stets größer als die Verteilungsfunktion F_B der Messwerte in der PDR-Gruppe wie in Abbildung 8.4 auf Seite 166, so ist zu erwarten, dass die Messwerte der PDR-Stichprobe (eher) größer ausfallen als die Messwerte der Keratoplastik-Gruppe. Wenn dies besonders häufig der Fall ist, wird man auf einen signifikanten Unterschied schließen. Da es kein Matching, also keine Paarbildung bei

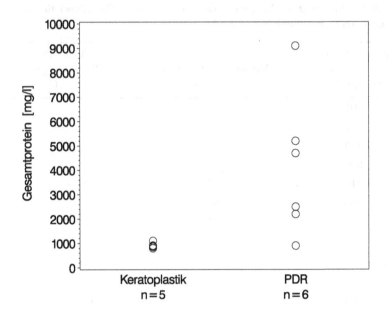

Abb. 8.5. Darstellung der Einzelwerte des Gesamtproteins für Keratoplastik bzw. PDR-Augen

der Erhebung der Messwerte gibt (vgl. Kapitel 10: "Studienplanung"), müssen alle Werte der einen Stichprobe mit allen Werten der anderen Stichprobe verglichen werden. Wir betrachten dazu die Rangliste der vereinigten Stichprobe, die sich nach Zusammenfügen aller Messwerte beider Stichproben wie folgt ergibt: 801, 857, 889, 900, 910, 1100, 2200, 2500, 4700, 5200, 9100. Gehen wir von den PDR-Werten (nicht kursiv) aus, so ist der PDR-Messwert von 900 den 3 Messwerten 801, 857 und 889 aus der Keratoplastik-Stichprobe überlegen. Entsprechend sind die PDR-Messwerte 2200, 2500, 4700, 5200 und 9100 größer als die 5 Messwerte der Keratoplastik-Stichprobe. Insgesamt sind 28 = 3 + 5 + 5 + 5 + 5 + 5 mal Werte aus der PDR-Stichprobe den Messwerten aus der Keratoplastik-Stichprobe überlegen. Die Anzahl dieser "Majoritäten" lässt sich auch an Hand der Ränge berechnen. Da das Prinzip der statistischen Beurteilung anhand von Rängen häufig verwendet wird, wollen wir dies genauer betrachten.

Wir sortieren zunächst alle Messwerte gemeinsam der Größe nach und ordnen den Messwerten Rangzahlen zu (vgl. Rangliste im Kapitel 1:

*"Univariate Statistik" sowie Kapitel 2: "Bivariate Statistik"). Dabei un-
terscheiden wir, welcher Messwert aus welcher Stichprobe kommt (vgl.
Tabelle 8.3 auf Seite 167).*
Dann addieren wir die Ränge in einer der beiden Gruppen. Für die

Tabelle 8.4. Relative Häufigkeiten der 462 Kombinationen gleicher Rangsummen
von 5 Rängen aus $n = 11$ Rängen und zugehörige U_1−Werte

Rangsumme (R_{n_1})	U_1−Werte	Zahl der Kombina-tionen	Relative Häufigkeiten
15	0	1	0.002
16	1	1	0.002
17	2	2	0.004
18	3	3	0.006
19	4	5	0.011
20	5	7	0.015
21	6	10	0.022
22	7	12	0.026
23	8	16	0.035
24	9	19	0.041
25	10	23	0.050
26	11	25	0.054
27	12	29	0.063
28	13	30	0.065
29	14	32	0.069
30	15	32	0.069
31	16	32	0.069
32	17	30	0.065
33	18	29	0.063
34	19	25	0.054
35	20	23	0.050
36	21	19	0.041
37	22	16	0.035
38	23	12	0.026
39	24	10	0.022
40	25	7	0.015
41	26	5	0.011
42	27	3	0.006
43	28	2	0.004
44	29	1	0.002
45	30	1	0.002

sechs Werte der PDR-Stichprobe erhalten wir die Rangsumme $R_{n_2} =$
$4 + 7 + 8 + 9 + 10 + 11 = 49$. *Zur Standardisierung*[2] *subtrahieren wir nun
von 49, die kleinste mögliche Rangsumme*

$$1 + 2 + 3 + 4 + 5 + 6 = \frac{6(6 + 1)}{2} = \frac{n_2(n_2 + 1)}{2} = 21 .$$

Die Differenz $U_2 = R_{n_2} - \frac{n_2(n_2+1)}{2} = 49 - 21$ *beträgt 28 und ist interpretierbar als die Zahl der Fälle, in denen ein Messwert aus der
PDR-Stichprobe einem Messwert der Keratoplastik-Stichprobe überlegen
ist. Völlig analog berechnen wir die Fälle, in denen Messwerte der
Keratoplastik-Stichprobe größer als Messwerte der PDR-Stichprobe sind
(vgl. Tabelle 8.3, Seite 167):*

$$U_1 = R_{n_1} - \frac{n_1(n_1 + 1)}{2}$$
$$= 1 + 2 + 3 + 5 + 6 - \frac{5(5 + 1)}{2}$$
$$= 17 - 15 = 2 .$$

*Je mehr die zugrunde liegenden Verteilungen voneinander abweichen,
desto stärker werden* U_1 *und* U_2 *differieren. Da bei gegebenen Stichprobenumfängen die Summe von* U_1 *und* U_2 *stets die gleiche ist, kann die Abweichung bereits an einem der beiden Werte abgelesen werden. Wenn
die Stichproben aus der gleichen Verteilung stammen (die Nullhypothese
gilt), dann kommt jeder Auswahl von 5 Messwerten für die Keratoplastik-
Gruppe aus den 11 Werten der vereinigten Stichprobe die gleiche Wahrscheinlichkeit zu. Berechnet man für jede mögliche Auswahl die Rangsumme* U_1*, so ergibt sich für die resultierende Wahrscheinlichkeitsfunktion der Rangsumme* U_1 *das Stabdiagramm 8.6 auf Seite 171 (vgl. auch*

---

[2] Den 'scheinbaren' Unterschied zwischen den Rangsummen R_{n_1} und R_{n_2}, der nur
auf Grund unterschiedlicher Stichprobenumfänge beobachtet wird, mag das folgende Beispiel erläutern. Den Messwerten einer Stichprobe vom Umfang $n_1 = 3$
werden die Ränge 3, 4 und 12, denjenigen einer zweiten Stichprobe vom Umfang
$n_2 = 9$ die Ränge 1, 2, 5, 6, 7, 8, 9, 10 und 11 zugeordnet. Die zugehörigen Rangsummen betragen $R_{n_1} = 19$ und $R_{n_2} = 59$. Der Unterschied zwischen diesen
Rangsummen wird jedoch in erheblichem Masse durch den ungleichen Stichprobenumfang verursacht. Denn in dem Fall, dass alle drei Werte der ersten
Stichprobe die kleinsten Messwerte der Gesamtmessreihe bilden, kann R_{n_1} minimal $1 + 2 + 3 = 6$ sein. Entsprechend kann R_{n_2} minimal $1 + 2 + \ldots + 9 = 45$ sein.
Deshalb sollte der Unterschied um die minimale Rangsumme, der sich direkt aus
dem Stichprobenumfang ergibt, bereinigt werden. Es resultieren folgende berei-
nigte Rangsummen: $R_{n_1} - 6 = 19 - 6 = 13$ bzw. $R_{n_2} - 45 = 59 - 45 = 14$. Man
beachte, dass nun der Unterschied weniger ausgeprägt erscheint.

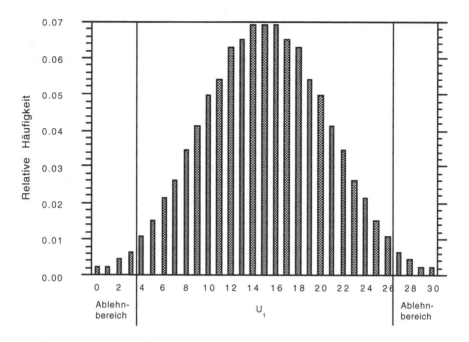

Abb. 8.6. Darstellung der relativen Häufigkeiten der Kombinationen gleicher Rangsumme von 5 zufällig aus $n = 11$ ausgewählten Rängen mit zweiseitigem 5 % Ablehnbereich des U-Tests.

Tabelle 8.4, Seite 169). Die Größe U_1 – jeweils berechnet für die kleinere der beiden zu vergleichenden Sichproben – ist die Prüfgröße des U-Tests.

Die tatsächlich beobachtete Rangsumme in unserem Beispiel liegt mit $U_1 = 2$ am extremen unteren Ende der Verteilung der Rangsumme U_1. Tabelle 8.4 auf Seite 169 entnimmt man, dass sich die U_1–Werte 0,1, 2, 3, 27,28, 29 und 30 für $1 + 1 + 2 + 3 + 3 + 2 + 1 + 1 = 14$ der 462 möglichen Kombinationen der Ränge ergeben. Aus der Tabelle ist auch ablesbar, dass sich die U_1–Werte 0, 1, 2, 3, 4, 26, 27, 28, 29, 30 für $1 + 1 + 2 + 3 + 5 + 5 + 3 + 2 + 1 + 1 = 24$ der 462 möglichen Kombinationen der Ränge ergeben. Da $24/462 = 0.0519$ die Schranke von 0.05 (das Signifikanzniveau) überschreitet, besteht der 5%-Ablehnbereich nur aus den U_1–Werten $\{0, 1, 2, 3, 27, 28, 29, 30\}$. Wir schließen aus dem Ergebnis $U_1 = 2$, dass die Werte in der PDR-Gruppe signifikant höher sind als die in der Keratoplastik-Gruppe. Kritische Grenzen für andere n_1 und n_2 finden sich in statistischen Tabellen (vgl. Siegel (1956)). Offensichtlich lässt sich auf der Basis von Tabelle 8.4 (Seite 169) auch der zweiseitige *p– Wert für einen beobachteten Wert $U_1 = 2$ aus einem Vergleich von zwei unabhängigen Stichproben mit den Umfängen $n_1 = 5$ und $n_2 = 6$ angeben: p– Wert $= (1 + 1 + 2 + 2 + 1 + 1)/462 = 8/462 = 0.017$, wobei beim zweiseitigen p– Wert auf beiden Seiten der Verteilung in Abbildung 8.6 auf Seite 169 jeweils die Wahrscheinlichkeiten der gleich extremen ($U_1 = 2, 28$) und noch extremeren Versuchsausgänge ($U_1 = 0, 1, 29, 30$) addiert werden.*

Im vorangehenden Beispiel waren alle 11 Messwerte paarweise unterschiedlich. Bei praktischen Anwendungen beobachtet man jedoch häufig mehrere gleiche Messwerte. Treten solche 'Bindungen' auf, so vergibt man – auf Grund der fehlenden Eindeutigkeit bei der Rangzahlzuweisung – so genannte 'mittlere Ränge'.

Die symmetrische Form des Stabdiagramms in Abbildung 8.6 legt eine mögliche Approximation durch die Normalverteilung nahe (vgl. Kapitel 3: "Wahrscheinlichkeitsrechnung"). Tatsächlich ist die transformierte U-Statistik in der Form

$$U^* = \frac{U_1 - \frac{n_1 n_2}{2}}{\sqrt{\frac{n_1 n_2 (n_1 + n_2 + 1)}{12}}}$$

asymptotisch standardnormalverteilt, falls keine Bindungen auftreten. Dies ist die asymptotische Prüfgröße des U-Tests. Damit lässt sich die Testentscheidung auch wie folgt formulieren: Verwerfe H_0, falls $|U^*| > z(1 - \frac{\alpha}{2})$ ist; andernfalls verwerfe H_0 nicht.

8.3 Der Satz von Bayes als Basis für statistisches Schließen

Die klassischen schließenden Verfahren der Kapiteln 6-8 gehen davon aus, dass es eine unbekannte "Wahrheit" über einen bestimmten Zustand der Natur gibt. Dieser unbekannte Zustand wird durch vereinfachte Modellannahmen beschrieben (z. B. die Differenzen der Schlafverlängerung sind normalverteilt mit Mittelwert μ, siehe Kapitel 8.1). Der beobachtete Mittelwert in einer Stichprobe (die man sich als aus einer meist unendlich großen "Grundgesamtheit" zufällig gezogene Stichprobe vorstellt, siehe Kapitel 3.4) ist dann eine "Schätzung" des unbekannten Mittelwerts μ. Nach der klassischen Methode des statistischen Schließens werden nun anhand der Stichprobe über bestimmte (vorformulierte) Hypothesen zum unbekannten Mittelwert Schlüsse gezogen. Eine typische Nullhypothese ist dabei $H_0 : \mu = 0$ (z. B. beide Therapien führen im Mittel auf die gleiche Schlafverlängerung, siehe Abschnitt 8.1).

Wenn nun das beobachtete Ergebnis in der Stichprobe (gemessen anhand der Teststatistik) "zu weit" von dieser Hypothese entfernt ist, verwerfen wir die (skeptische) Hypothese (wir glauben den Daten). Ziel der klassischen statistischen Testverfahren ist die Falsifizierung von Hypothesen, wobei die Wahrscheinlichkeiten für Fehlentscheidungen kontrolliert werden (siehe Tabelle 6.1 auf Seite 125). Diese Kontrolle der Fehlerwahrscheinlichkeiten wird im allgemeinen so interpretiert, dass bei beliebig oftmaliger Wiederholung eines Experiments unter bestimmten gleichen Bedingungen (z.B. μ ist tatsächlich 0) im "long run" Fehlentscheidungen nicht häufiger als vorgegeben auftreten.

Da dabei angenommen wird, dass es so etwas wie einen "wahren" Zustand der Natur gibt, und dass Wahrscheinlichkeiten (unter Zutreffen des gewählten statistischen Modells) klar definiert sind, wird dieser Zugang auch "*objektivistisch*" genannt. Die ebenfalls benutzte Bezeichnung "*frequentistisch*" leitet sich aus der Argumentation über den relativen Anteil eines Ereignisses in einer Reihe von unter gleichen Bedingungen (unendlich oft) wiederholten Experimenten ab.

Es darf nicht unberücksichtigt bleiben, dass sich auch grundlegende Kritikpunkte gegen diese Sichtweise anführen lassen, z.B.:

1. Die Definition eines "wahren" Zustands ist kein adäquates Mittel zur Beschreibung einer ständig sich ändernden Welt.

2. Das Verständnis und die Interpretation von Wahrscheinlichkeiten beziehen sich auf die beliebige Wiederholbarkeit eines Experiments; ein unrealistisches Paradigma.

3. Selbst die Definition des Begriffs der Wahrscheinlichkeit als Grenzwert relativer Häufigkeiten scheitert, da dieser Aussage ein Zirkelschluss zugrunde liegt. Man benötigt den Begriff der Wahrscheinlichkeit in der Definition selbst.

4. Schlüsse aus Daten sollten sich aus diesen selbst ableiten. Es ist nicht relevant, was in einem wiederholten "gleichen" Versuch hätte beobachtet werden können. So wird z.B. beim p-Wert berechnet, wie oft unter der Nullhypothese im "long run" ein (im Vergleich mit dem durchgeführten Experiment) gleicher oder extremerer Ausgang auftreten würde.

5. Die Reduktion der Beschreibung von Phänomenen in der belebten Welt auf Null- und Alternativhypothesen bedeutet eine zu stark vereinfachende, statistische Vorgehensweise.

6. Durch die Wahl eines statistischen Modells fliesst bereits das "Unobjektive" in den Schluss ein, so dass der Anspruch auf Objektivität unzulässig ist.

Daher hat es in der Geschichte der schließenden Statistik schon früh Versuche gegeben, Schlüsse ohne Rückgriff auf die "*frequentistische*" Argumentation zu betreiben. Eine radikale Umkehr der Argumentation resultiert, wenn man Wahrscheinlichkeit als Quantifizierung des Wissens über einen unbekannten Zustand der Natur interpretiert, d.h. den Zustand in der Natur mittels Wahrscheinlichkeiten beschreibt. Dabei ergibt sich konsequenterweise eine "Wahrscheinlichkeitsverteilung" für die Hypothesen, so dass diesen eine völlig neue Interpretation zukommt.

Man geht davon aus, dass zu einem bestimmten Zeitpunkt das Wissens über einen zu betrachtenden Zustand in der Natur mittels einer "*A-Priori-Verteilung*" dargestellt werden kann. Die dann erhobenen Daten werden verwendet, um diese A-Priori-Verteilung "in Richtung" der beobachteten Ergebnisse zu "aktualisieren". Eine einfache Methode der Zusammenführung von A-Priori-Wissen und Ergebnissen aus Datenerhebungen oder Experimenten bietet sich dabei über den Satz von Bayes an (siehe Kapitel 4: "Bedingte Wahrscheinlichkeiten und Diagnostische Tests").

Nehmen wir einmal an, dass $P(\mu)$ die Wahrscheinlichkeitsfunktion des A-Priori-Wissens über den Zustand der Natur" μ beschreibt (ohne dabei streng zwischen diskreten und kontinuierlichen Verteilungen zu unterscheiden). Mit x bezeichnen wir das Ergebnis der Datenerhebung oder des Experiments. Ersetzen wir im Satz von Bayes (vgl. Abschnitt 4.2.4) für die Berechnung des positiven Vorhersagewertes T^+ durch x und K^+ durch μ, dann gilt für die Wahrscheinlichkeitsfunktion $P(\mu|x)$ der neuen "A-Posteriori-Verteilung" nach Vorliegen der Daten (also bedingt auf die beobachteten Daten x)

$$P(\mu|x) = const\ P(x|\mu)\ P(\mu)\ .$$

Die Proportionalitätskonstante *const* wird dabei aus der Normierung der Wahrscheinlichkeitsfunktion $P(\mu|x)$ errechnet. (Bei diskretem μ summieren sich die Wahrscheinlichkeiten zu 1, bei kontinuierlichem μ ist die Fläche unter der Kurve gleich 1). $P(x|\mu)$ ist die herkömmliche, "objektivistische" Wahrscheinlichkeitsfunktion für x unter der Annahme, dass μ den wahren Zustand der Natur widerspiegelt.

Die Abbildung 8.7 auf Seite 175 zeigt ein Beispiel für die Berechnung der A-Posteriori-Wahrscheinlichkeit unter der Annahme bekannter Varianz. Ausgehend von der dünn eingezeichneten A-Priori-Verteilung $P(\mu)$ führt die beobachtete Stichprobe vom Umfang n=20 (dargestellt in Form eines Histogramms mit relativen Häufigkeiten) auf die A-Posteriori-Verteilung $P(\mu|x)$. Diese beschreibt die Unsicherheit über den Wert von μ (nach Durchführung der Beobachtungen) und bildet eine Verschmelzung oder einen Kompromiss zwischen dem A-Priori-Wissen und den Beobachtungen.

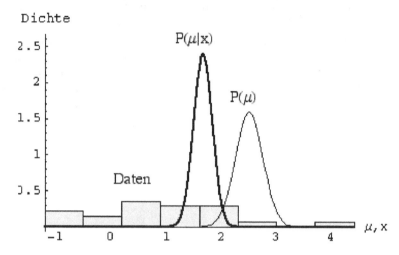

Abb. 8.7. Zusammenhang zwischen A-Priori-Verteilung, Beobachtungen (n=20, dargestellt als Histogramm relativer Häufgkeiten) und A-Posteriori-Verteilung für den Mittelwert μ einer Normalverteilung (siehe Text)

Schlüsse nach dieser Methode werden aufgrund der A-Posteriori-Verteilung $P(\mu|x)$ getroffen (wobei auch erwartete Kosten oder "Utilities" berechnet werden können). Dadurch ergibt sich ein einfaches und kohärentes Prinzip der Quantifizierung von Unsicherheiten. Der breiten Anwendung dieses Prinzips, insbesondere im medizinischen Bereich stellt sich allerdings ein Problem entgegen: Wie kann in der wissenschaftlichen Gemeinschaft, in der mitunter die unterschiedlichsten (sogar gegensätzlichen) Standpunkte vertreten werden, eine geeignete A-Priori-Verteilung formuliert werden? Naturgemäß werden dabei auch persönliche Überzeugungen einzubeziehen sein ("subjektivistische Wahrscheinlichkeiten"). Dadurch muss aber eine Individualisierung des Erkenntnisgewinns befürchtet werden, bei dem (z.B. in Publikationen) die Transparenz der Daten einerseits und die A-Priori-Annahmen andererseits verloren geht. Dies stellt in einem Bereich, in dem so zahlreiche und verschiedene Interessen fokussiert werden, ein grundlegendes Problem dar. Auch von Vertretern dieses Interpretationsansatzes wird das Problem anerkannt und es wurde vorgeschlagen, dass die Stabilität (Robustheit) der Ergebnisse gegenüber den a-priori getroffenen Annahmen durch eine breite Variation dieser Annahmen überprüft werden sollte.

Der überwiegende Teil der Anwendungen schließender statistischer Verfahren in der Medizin bedient sich derzeit noch des klassischen frequentistischen Paradigmas (Konfidenzintervalle und Hypothesenprüfung). Je mehr es gelingen wird, geeignete empirische A-Priori-Verteilungen zu formulieren (etwa aus großen Datenbeständen), und über die theoretische Grundargumentation hinausgehende solide Anwendungen zu demonstrieren (z.B. bei Entscheidungsprozessen in der Krankenversorgung), desto mehr werden auch diese Verfahren Einzug in die Medizin halten. Allerdings wird es eine nicht zu unterschätzende Aufgabe sein, diese Verfahren vor einer unkritischen Verwendung zu schützen. Jedenfalls stellt der redliche Umgang mit der Formulierung des Vorwissens eine zusätzlich zu bewältigende Aufgabe dar, die oft über rein statistisch-methodische Anforderungen hinaus geht.

8.4 Übungen

8.4.1 Testaufgaben

1. Im Rahmen einer Studie wurden jeweils beim gleichen, zufällig ausgewählten Probanden auf der linken und rechten Seite des Rückens Verträglichkeitsuntersuchungen zweier verschiedener Hautsalben durchgeführt. Es wurde jeweils zufällig entschieden, welche der beiden Salben rechts oder links angewandt wurde. Bei den beobachteten Werten der Verträglichkeitsuntersuchungen der beiden Salben handelt es sich um

   (A)   abhängige Stichproben,

   (B)   eine Querschnitterhebung,

   (C)   eine Vollerhebung,

   (D)   eine Längsschnitterhebung,

   (E)   unabhängige Stichproben.

8.4.2 Fragestellungen

1. Es liegen zwei Stichproben vor, eine vom Umfang 3, die andere vom Umfang 2.

   Berechnen Sie die Wahrscheinlichkeitsverteilung der Rangsumme in der kleineren der beiden Stichproben unter der Annahme, dass beide aus der gleichen Population stammen (d. h. jede Auswahl von jeweils 2 aus den insgesamt 5 Werten die gleiche Wahrscheinlichkeit bekommt). Kann bei diesen Stichprobenumfängen ein einseitiger Rangsummentest überhaupt zu einer Ablehnung der Nullhypothese auf dem Niveau $\alpha = 0.05$ führen?

2. Ausgangspunkt des Versuches war die Fragestellung, ob sich zwei Methoden zur Befestigung von Kronen hinsichtlich der Scherkraft voneinander unterscheiden. Bei den Methoden handelte es sich um eine Schmelz-Ätz-Technik (SÄT) und eine Schmelz-Ätz-Technik mit zusätzlichem Stiftaufbau (SÄT+PCR). Von 10 Rindern wurden jeweils zwei Zähne extrahiert und mit den beiden Methoden präpariert.

   Prüfen Sie die Hypothese, dass sich die beiden Methoden nicht voneinander unterscheiden, mittels eines t-Tests für verbundene Stichproben auf dem 5%-Signifikanzniveau.

Tabelle 8.5. Notwendige Scherkräfte zur Kronenlockerung in Abhängigkeit von den Behandlungen Schmelz-Ätz-Technik (SÄT) und eine Schmelz-Ätz-Technik mit zusätzlichem Stiftaufbau (SÄT+PCR) an jeweils zwei Zähnen desselben Tieres ($n = 10$)

Tier Nr.	Scherkraft [MPa] unter SÄT	Scherkraft [MPa] unter SÄT + PCR
1	182	219
2	200	228
3	203	246
4	223	217
5	215	199
6	197	206
7	202	209
8	189	220
9	197	232
10	208	198

a)   Formulieren Sie die Nullhypothese.

b)   Berechnen Sie die Prüfgröße.

c)   Formulieren und begründen Sie die Testentscheidung.

d)   Interpretieren Sie die Testentscheidung hinsichtlich der eingangs erwähnten Hypothese.

Kapitel 9:

Analyse von Überlebenszeiten

9.1 Theoretische Überlebenskurve

Im Rahmen der Tumornachsorge werden die Patienten meist regelmäßig über eine bestimmte Zeit nach erfolgter Behandlung untersucht. Dabei wird bei jedem Patienten erhoben wird, ob er verstorben ist oder nicht. Alternativ könnte auch das Auftreten eines Rezidivs interessieren. Die Analyse solcher Verlaufsdaten mit dichotomem Endpunkt ist Gegenstand der folgenden Ausführungen. Generell können die im Folgenden beschriebenen Methoden zur Analyse von Überlebenszeiten auch auf andere Problemstellungen angewandt werden. So kann bei Patienten mit Herzrhythmusstörungen das Zeitintervall ab einer erfolgreichen Konversion zu Sinusrhythmus bis zum erneuten Auftreten einer Episode mit Vorhofflimmern als "Überlebenszeit" betrachtet werden.

Ziel der statistischen Analyse in einer solchen Situation ist die Schätzung der Wahrscheinlichkeit, bis zu einem Zeitpunkt t zu "überleben". Dieser Schätzung liegt die folgende mathematisch-statistische Modellbildung zugrunde. Man interpretiert die "Überlebenszeiten" (Zeitdauer bis zum "Tod") als (stetige) Zufallsvariable T mit zugehöriger Verteilungsfunktion $F(t)$ und Dichtefunktion $f(t)$ (vgl. Kapitel: 3.3). Die *Überlebenskurve* (engl. *survival function*) $S(t) = 1 - F(t) = P(T > t)$ gibt die Wahrscheinlichkeit an, den Zeitpunkt t zu überleben. Um Schätzungen für diese Wahrscheinlichkeit zu erhalten, muss die im Allgemeinen unbekannte theoretische Überlebenskurve $S(t)$ durch eine empirische Kurve aus einer Stichprobe geschätzt werden. Dabei bilden Patienten, die

1. über den Beobachtungszeitraum hinaus leben oder

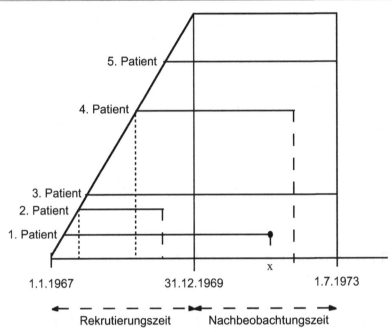

Abb. 9.1. Skizze eines Beobachtungsmusters im Rahmen einer klinischen Studie

2. vorzeitig aus der Studie ausscheiden (so genannte Drop-Outs[1]; vgl. Abbildung 9.1 auf Seite 182),

eine besondere Schwierigkeit, weil sie das Schätzen der Wahrscheinlichkeit durch relative Anteile nicht gestatten. Man spricht von *zensierten* Beobachtungen, da von diesen Fällen nur bekannt ist, dass die Überlebenszeit einen bestimmten Wert nicht unterschreitet.[2] Abbildung 9.1 veranschaulicht die Problematik der Beobachtung von Überlebenszeiten in klinischen Studien. Die Rekrutierung der Patienten beginnt am 1.1.1967 (Studienbeginn) und endet drei Jahre später am 31.12.1969. Es schließt sich eine Nachbeobachtungsphase bis zum 1.7.1973 (Studienende) an. Dies garantiert eine Verlaufsbeobachtung über mindestens 2.5 Jahre. Auf der Abszisse können die Eintrittsdaten (punktierte Linien) und die Sterbedaten (gestrichelte Linien) des zweiten und des vierten Probanden abgelesen werden. Der dritte und der fünfte Patient haben das Studienende überlebt. Ihre Überlebenszeit ist mit

---

[1] Gründe für einen 'Drop-out' oder 'lost to follow up' können der Umzug des Patienten, die Einstellung der Arztbesuche wegen Unzufriedenheit mit dem Behandlungserfolg, das Auftreten von Nebenwirkungen etc. sein.

[2] In der Fachliteratur werden solche Beobachtungen auch als "rechtszensiert" bezeichnet.

dem Studienende zensiert. Für diese Patienten ist die exakte Überlebenszeit nicht bekannt. Der erste Patient ist aus der Studie während der Beobachtungszeit ausgeschieden, ohne das "Zielereignis" erreicht zu haben (•). Er wird als *Drop-Out* mit Zensierungsdatum x bezeichnet. Im Gegensatz zu den Patienten 3 und 5, deren Überlebenszeit mit dem Studienende zensiert ist, steht also für Patient Nr. 1 nicht die gleiche Qualität der Information zur Verfügung, da der Status des Patienten in der Zeit von x bis zum Studienende und der Grund für das frühe Ausscheiden unbekannt sind. Dies muss bei der Bewertung der statistischen Analyse berücksichtigt werden. Werden Drop-outs wie zensierte Beobachtungen behandelt, so sind die Ergebnisse nur dann als valide zu betrachten, wenn das frühe Ausscheiden aus der Studie nicht mit dem Therapieerfolg zusammenhängt. Sind wie im nachfolgenden Beispiel zwei Behandlungen an Hand des rezidivfreien Überlebens zu vergleichen, so können unterschiedliche Raten von Drop-Outs mit dem Behandlungserfolg zusammenhängen. Dies wird als *informatives Zensieren* (engl. *informative censoring*) bezeichnet. Die Möglichkeit der Verfälschung der Ergebnisse durch *informative censoring* muss zumindest bei der statistischen Analyse (z. B. ggfs. Bewertung der frühen Drop-outs als Therapieversager) bzw. bei der Berichterstellung diskutiert werden.

Für die Berechnung der Wahrscheinlichkeit einem bestimmten Zeitpunkt zu erleben, ohne das Endereignis erreicht zu haben, werden für jeden Patienten die Beobachtungszeit (Dauer vom Rekrutierungsbeginn bis zum Eintritt des Endereignisses oder der Zensierung) und der Status (Endereignis oder Zensierung) ermittelt.

9.2 Parametrische Modelle

Bei epidemiologischen Studien werden zur Beschreibung der Überlebensfunktion oft parametrische Modelle angewendet. Bei dieser Art der Modellierung geht man von einer speziellen Form der Dichtefunktion $f(t)$ aus. Unter der Annahme, dass die "Sterbeintensität" über die Zeit konstant und gleich $\lambda > 0$ ist, wird ein Exponentialmodell zur Beschreibung der Verteilung der Überlebenszeiten verwendet. Dann ist die Überlebensfunktion definiert durch

$$S(t) = e^{-\lambda t}$$

mit erwarteter Überlebenszeit

$$E(t) = \frac{1}{\lambda} \, .$$

Liegt eine Stichprobe von n Sterbezeiten $t_1, \ldots, t_n$ (ohne zensierte Überlebenszeiten) vor, so wird der Parameter λ als Reziprokwert der mittleren Überlebenszeit geschätzt:

$$\hat{\lambda} = \frac{n}{\sum\limits_{i=1}^{n} t_i} \, .$$

Im Gegensatz zu den obigen Ausführungen liegen bei medizinischen Anwendungen in der Regel auch zensierte Überlebenszeiten vor (vgl. Abbildung 9.1 auf Seite 182), die modifizierte Schätzverfahren notwendig machen. Im Folgenden werden nur solche Verfahren besprochen, die auch ohne die Angabe der speziellen Form der Überlebensfunktion anwendbar sind.

9.3 Nichtparametrische Modelle

Ist die Annahme einer konkreten Form der Überlebensfunktion wie bei den parametrischen Modellen nicht gerechtfertigt, so wird die Überlebensfunktion mit Hilfe der *empirischen Verteilungsfunktion* geschätzt (vgl. Abschnitt 1.2.3).

9.4 Produkt-Limit-Schätzer

Eine Methode zur Schätzung der Überlebensfunktion geht auf Kaplan und Meier (1958) zurück. Der Schätzer für die Überlebenszeit heißt Produkt-Limit-Schätzer. Die aus dieser Schätzung resultierende Überlebenskurve ändert sich sprunghaft zu jeder beobachteten (nicht zensierten) Überlebenszeit.

Für die formale Berechnung des Produkt-Limit-Schätzers werden zunächst die unterschiedlichen Zeitpunkte, zu denen mindestens ein Patient verstorben ist, der Größe nach geordnet. Diese Zeitpunkte seien mit $t_{(1)} < t_{(2)} < \cdots < t_{(k)}$ bezeichnet. Üblicherweise betrachtet man dabei einen mit einem Todeszeitpunkt zusammenfallenden Zensierungszeitpunkt als unmittelbar auf den Todeszeitpunkt folgend. Bei entsprechend genauer Erfassung der einzelnen Zeitpunkte ist ein derartiges Zusammentreffen unwahrscheinlich. Unter Verwendung der Bezeichnungen in Tabelle 9.1 schätzt man die Wahrscheinlichkeit, bis zum Zeitpunkt t ($t_{(i)} \leq t < t_{(i+1)}$) zu

Tabelle 9.1. Bezeichung für die Berechnungen des Produkt-Limit-Schätzers

Symbol	Bedeutung
n_j	die Anzahl der unmittelbar vor dem Zeitpunkt $t_{(j)}$ *unter Risiko stehenden* Patienten
d_j	die Anzahl der zum Zeitpunkt $t_{(j)}$ Verstorbenen
m_j	die Anzahl der zwischen den Zeitpunkten $t_{(j-1)}$ und $t_{(j)}$ anfallenden zensierten Beobachtungen

überleben (also den Wert der Überlebenskurve $S(t)$ an der Stelle t), durch den Anteil[3]

$$\hat{S}(t) = \prod_{j=1}^{i} \left(1 - \frac{d_j}{n_j} \right),$$

für $t_{(i)} \leq t < t_{(i+1)}$ und $1 \leq i \leq k$. Diese Formel lässt sich als das Produkt aller "Wahrscheinlichkeiten" $(1 - q_j/n_j)$ interpretieren, den Zeitpunkt $t_{(j)}$ zu überleben, wenn der Zeitpunkt $t_{(j-1)}$ bereits überlebt wurde. Die rekursive Berechnung ist notwendig, da sich wegen der Zensierungen zu jedem Zeitpunkt die Bezugspopulation ändern kann. Vor dem ersten Todeszeitpunkt $t_{(1)}$ ist $\hat{S}(t) = 1$. Nach dem letzten Todeszeitpunkt verändert sich die Überlebenswahrscheinlichkeit nicht mehr. Formal (d. h. insbesondere in den obigen Formeln) hat man sich für $t_{(k+1)}$ einen beliebig großen Wert vorzustellen.

Die Anzahl n_1 der unmittelbar vor dem ersten Zeitpunkt $t_{(1)}$ unter Risiko stehenden Patienten ergibt sich, indem von der Gesamtzahl n der Patienten die Anzahl m_1 der vor $t_{(1)}$ aufgetretenen zensierten Beobachtungen abgezogen wird $(n_1 = n - m_1)$. Weiterhin erhält man n_2 aus n_1 durch Subtraktion der vor dem Zeitpunkt $t_{(2)}$ aufgetretenen m_2 zensierten Beobachtungen sowie der zum Zeitpunkt $t_{(1)}$ aufgetretenen d_1 Verstorbenen $n_2 = n_1 - d_1 - m_2 = n - d_1 - m_1 - m_2$. Allgemein ergibt sich die Zahl n_j der unmittelbar vor dem Zeitpunkt $t_{(j)}$ *unter Risiko stehenden* Patienten aus der Gesamtzahl n, von der die Gesamtzahl der vor $t_{(j)}$ verstorbenen und zensierten Patienten zu subtrahieren ist:

---

[3] Für das Produkt der Zahlen p_1, p_2 bis p_i schreibt man üblicherweise kurz:

$$\prod_{j=1}^{i} p_j = p_1 \cdot p_2 \cdot p_3 \cdots p_i \text{ (sprich: "Produkt von } j = 1 \text{ bis } i \text{ der } p_j\text{")}.$$

$$n_j = n - \sum_{s=1}^{j-1} d_s - \sum_{s=1}^{j} m_s.$$

Die Streuungen des Schätzers $\hat{S}(t)$ lässt sich mit Hilfe der Formel von Greenwood (1926) näherungsweise berechnen:

$$\widehat{se}(S(t)) = \widehat{S(t)} \sqrt{\sum_{j=1}^{i} \frac{d_j}{n_j(n_j - d_j)}} \quad .$$

Dabei wird im Allgemeinen die Streuung mit zunehmender Zeit t größer werden, da die Zahl der Patienten unter Risiko sinkt. Mit Hilfe des Standarderrors lassen sich zumindest approximative 95%-Konfidenzintervalle angeben (vgl. Kapitel 5: "Punktschätzer und Konfidenzintervalle").

9.5 Mediane Überlebenszeit

Als charakteristische Maße für Verteilungen – insbesondere für den Vergleich von Überlebenskurven – werden häufig Perzentile angegeben. Wenn möglich, wird der Median der Verteilung der Überlebenszeit als charakteristische Maßzahl aus der Überlebenskurve geschätzt. Dazu sucht man entweder grafisch oder rechnerisch den Schnittpunkt der geschätzten Überlebenskurve mit der horizontalen Geraden $S(t) = 0.5$.

Beispiel 9.1: Produkt-Limit-Schätzer und medianes rezidivfreies Überleben nach radiologischer Therapie für Morbus Hodgkin Patienten

In einer klinischen Therapiestudie zur Behandlung des frühen Morbus Hodgkin (in der Regel isolierter Befall eines oder mehrerer Lymphknoten im Halsbereich) wird die radiologische Standardtherapie zur Behandlung dieses Frühstadiums (Bestrahlung der befallenen Lymphknoten) mit einer anderen radiologischen Therapie verglichen, bei der alle Lymphknoten im Rumpf zusätzlich bestrahlt werden (so dass eventuell unentdeckt befallene Lymphknoten ebenfalls behandelt werden).

Insgesamt wurden 49 Patienten über einen Zeitraum von 3 Jahren (01.01.1967 bis 31.12.1969) in die Studie aufgenommen und zufällig den einzelnen Therapien zugeordnet. Es wurde die Zeit bis zum Auftreten eines Rezidivs bzw. bis zum Studienende (Juli 1973) gemessen (siehe Tabelle 9.2 auf Seite 187). Für die Gruppe der mit der Standardtherapie behandelten Patienten enthält Tabelle 9.3 auf Seite 188 die Ergebnisse der Produkt-Limit-Schätzung. Für die Ermittlung der n_j, d_j und

Tabelle 9.2. Rezidivfreies Intervall von $n = 49$ Hodgkin-Patienten in Abhängigkeit von der Therapie

Standardtherapie			neue Therapie		
Patien-ten-num-mer	Rezidiv	Zeit bis zum Rezidiv oder Tag der Auswertung [in Tagen]	Patien-ten-num-mer	Rezidiv	Zeit bis zum Rezidiv oder Tag der Auswertung [in Tagen]
1	Ja	365	1	Nein	1699
2	Nein	141	2	Nein	2177
3	Ja	296	3	Nein	1889
4	Nein	1953	4	Nein	1968
5	Ja	1375	5	Ja	173
6	Ja	822	6	Nein	2070
7	Nein	2052	7	Nein	1972
8	Ja	836	8	Nein	1897
9	Nein	1910	9	Nein	2022
10	Ja	419	10	Nein	1879
11	Ja	107	11	Nein	1726
12	Ja	570	12	Nein	1807
13	Nein	312	13	Ja	615
14	Nein	1818	14	Ja	1408
15	Ja	365	15	Nein	1763
16	Ja	401	16	Nein	1684
17	Nein	1645	17	Nein	1576
18	Nein	330	18	Nein	1572
19	Nein	1540	19	Ja	498
20	Ja	688	20	Nein	1585
21	Nein	1309	21	Nein	1493
22	Ja	505	22	Ja	950
23	Nein	1378	23	Nein	1242
24	Nein	1446	24	Nein	1190
25	Ja	86			

m_j soll hier noch einmal auf die Bezeichnungen in Tabelle 9.1 auf Seite 185 verwiesen werden. Die rekursive Berechnung sei beispielhaft für den Zeitpunkt $t_4 = 365$ erläutert. Bis unmittelbar vor dem Zeitpunkt $t_3 = 296$ wiesen zwei der 25 Patienten ein Rezidiv auf und ein weiterer Patient wies zum Zeitpunkt $t_3 = 296$ ein Rezidiv auf, d. h. $d_3 = 1$. Zwei Patienten ($m_4 = 2$) wiesen zwischen $t_3 = 296$ und $t_4 = 365$ zensierte Überlebenszeiten auf, so dass bis unmittelbar vor t_4 insgesamt drei Patienten zensierte Überlebenszeiten aufwiesen. Aus diesen Überlegungen ergibt sich, dass das "Riskset" der Patienten, die unmittelbar vor dem Zeitpunkt $t_4 = 365$ dem Risiko eines Rezidivs ausgesetzt waren, aus $n_4 = 25 - 3 - 3 = 19$ Patienten besteht. Die "Wahrscheinlichkeit" zwischen t_3 und t_4 ein Rezidiv zu erleiden, wenn man bis zum Tag 296 rezidivfrei überlebt hat, beträgt $d_4/n_4 = 2/19 = 0.105$, entsprechend die "bedingte Wahrscheinlichkeit" t_4 rezidivfrei zu überleben

Tabelle 9.3. Produkt-Limit-Schätzer für das rezidivfreie Überleben der $n = 25$ Hodgkin Patienten unter Standardtherapie

j	Zeit [Tage]	n_j	d_j	m_j	d_j/n_j	$\hat{S}(t_{(j)})$
0	0	25	0	0	0.000	1.00
1	86	25	1	0	0.040	0.96
2	107	24	1	0	0.042	0.92
3	296	22	1	1	0.045	0.88
4	365	19	2	2	0.105	0.79
5	401	17	1	0	0.059	0.74
6	419	16	1	0	0.063	0.69
7	505	15	1	0	0.067	0.65
8	570	14	1	0	0.071	0.60
9	688	13	1	0	0.077	0.55
10	822	12	1	0	0.083	0.51
11	836	11	1	0	0.091	0.46
12	1375	9	1	1	0.111	0.41

$1 - \frac{d_4}{n_4} = 1 - \frac{2}{19} = 0.895$. *Daraus ergibt sich eine Schätzung für die Wahrscheinlichkeit, bis zum Teitpunkt t_4 rezidivfrei zu überleben, als Produkt $\hat{S}(t_3)(1 - \frac{d_4}{n_4}) = 0.88 \times 0.895 = 0.79$. Somit ergibt sich also die letzte Spalte in Tabelle 9.3 als kumulatives Produkt aus den jeweils von 1 subtrahierten Zahlen in der vorletzten Spalte. An dieser Stelle sei darauf hingewiesen, dass zur besseren Übersichtlichkeit in Tabelle 9.3 die erste Zeile $j = 0$ hinzugefügt wurde, obwohl zum Zeitpunkt $t = 0$ kein Patient verstorben ist ($d_0 = 0$).*

Der Median (50%-Quantil) des rezidivfreien Überlebens ist per definitionem derjenige Zeitpunkt (t), für den diese "Überlebenskurve" ($\hat{S}(t)$) den Wert 0.5 annimmt. Dies ist der Zeitpunkt $t = 836$, in dem die Überlebenskurve von einem Wert über 0.5 ($\hat{S}(822) = 0.51$) auf einen Wert unter 0.5 ($\hat{S}(836) = 0.46$) abfällt. Abbildung 9.2 auf Seite 189 veranschaulicht die "Überlebenskurve". Man beachte, dass die x-Achse die individuelle Überlebenszeit des Patienten beginnend mit seinem Eintritt in die Studie darstellt. Die geeignete Form der graphischen Veranschaulichung ist eine Treppenfunktion, die mit dem Wert 1 bei $t = 0$ beginnt und dann monoton abfällt. Die Kurve ändert sich lediglich in den Zeitpunkten, die mit dem Eintritt eines Endereignisses korrespondieren, nicht aber mit sogenannten Zensierungszeitpunkten. Die zensierten Beobachtungen beeinflussen jedoch die Höhe der Treppenstufen.

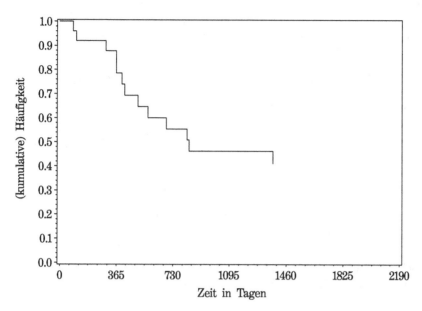

Abb. 9.2. Produkt-Limit-Schätzer für das rezidivfreie Überleben der $n = 25$ Hodgkin-Patienten unter der Standardtherapie

9.6 Methode der Sterbetafelanalyse

Im Rahmen von Nachsorgeprogrammen von Tumorpatienten erfolgen die Beobachtungen üblicherweise in vorgegebenen Zeitintervallen. Die Schätzung der "Überlebenszeit" mit dem Produkt-Limit-Schätzer ist in solchen Anwendungen nicht gerechtfertigt, denn es ist nur bekannt, dass das interessierende Ereignis irgendwann im letzten Beobachtungsintervall aufgetreten ist (z. B. durch die Neuentdeckung einer Metastase am Ende des Zeitintervalls durch ein bildgebendes Verfahren).

Die Methode der Wahl ist in diesem Fall das Schätzen der Überlebenskurve mittels der *Sterbetafelanalyse*[4]. Betrachten wir als Endereignis den Tod eines Patienten, so wird für jedes von k vorgegebenen Zeitintervallen der Quotient aus der Anzahl der verstorbenen und "lebenden" Probanden zur Schätzung des Wertes der theoretischen Überlebenskurve gebildet. Als "lebend" werden dabei diejenigen Patienten gezählt, die zu Beginn des Zeitin-

---

[4] Engl. *Life Table Analysis* bzw. actuarial method, vgl. Cutler und Ederer (1958)

tervalls leben, abzüglich der Hälfte der in diesem Intervall zensierten Beobachtungen. Dieser Korrektur liegt die Annahme zugrunde, dass die Probanden gleichmäßig über das Zeitintervall zensiert werden, und so im Durchschnitt nur das halbe Zeitintervall lang dem Risiko des Sterbens ausgesetzt sind. Ist die Zeitachse in k Intervalle[5] unterteilt

$$I_1 = (0, t_1], I_2 = (t_1, t_2], I_3 = (t_2, t_3], \ldots, I_k = (t_{k-1}, t_k],$$

und bezeichnen

n_j die Anzahl der zu Beginn des Zeitintervalls I_j lebenden Personen ($n_1 = n$),

d_j die Anzahl der im Intervall I_j Verstorbenen und

m_j die Anzahl der auf das Intervall I_j entfallenden zensierten Beobachtungen,

so schätzt man die *Wahrscheinlichkeit q_j im Intervall I_j zu sterben*, falls der Beginn des Intervalls I_j erlebt wurde, durch

$$\hat{q}_j = \frac{d_j}{n'_j}, \quad \text{wobei } n'_j = n_j - \frac{1}{2} m_j \text{ ist.}$$

Daraus erhält man – ähnlich wie beim Produkt-Limit-Schätzer – die Überlebenskurve

$$\hat{S}(t_i) = \prod_{j=1}^{i} (1 - \hat{q}_j) , \quad 1 \le i \le k.$$

Selbstverständlich ist eine Schätzung für q_j und damit für die Überlebenskurve $S(t)$ nur solange sinnvoll, wie noch Patienten leben, d. h. $n'_j > 0$. Ist die Zahl der Überlebenden sehr klein, wird die Schätzung für die Überlebenskurve unzuverlässig sein – mathematisch-statistisch bedeutet dies, dass die Streuung des Schätzers groß ist. Die Streuung des Schätzers lässt sich näherungsweise unter Verwendung der Formel von Greenwood (1926) ermitteln:

$$\widehat{se}(\widehat{S(t_i)}) = \widehat{S(t_i)} \sqrt{\sum_{j=1}^{i-1} \frac{\hat{q}_j}{n'_j (1 - \hat{q}_j)}} , \quad 1 \le i \le k.$$

Ein wichtiger zusätzlicher Aspekt bei der Beschreibung des Verlaufs der Überlebenskurve betrifft die Beschreibung der Intensität oder Rate (vgl.

---

[5] Der Berechnung der Überlebenswahrscheinlichkeiten mittels statistischer Software werden zuweilen im Gegensatz zu den obigen Ausführungen 'linksabgeschlossene' Intervalle zugrunde gelegt.

Kapitel 11: "Epidemiologie") mit der die Ereignisse auftreten. Bezeichnet $\Delta t_j = t_j - t_{j-1}$ die Länge des Intervalls I_j, so schätzt man die so genannte *Sterberate* (Hazard Rate, Sterberisiko) durch

$$\hat{h}_j = \frac{2\hat{q}_j}{(2 - \hat{q}_j)\Delta t_j} \ , \quad 1 \le j \le k.$$

Es ist zu beachten, dass die Sterberate keine Wahrscheinlichkeit darstellt. Die obige Schätzung der Sterberate bzw. der kumulativen Sterbrate wird im Rahmen epidemiologischer Inzidenzstudien (vgl. Kapitel 11: "Epidemiologie") zur Ermittlung der Inzidenz bzw. der kumulativen Inzidenz verwendet.

Beispiel 9.2: Sterbetafelschätzer und medianes rezidivfreies Überleben nach Standardtherapie für Morbus Hodgkin

Im Rahmen der Tumornachsorge werden die Patienten oft in vorgegebenen festen Intervallen wieder einbestellt. Insofern liegen über den Zeitpunkt des Auftretens eines Rezidivs häufig lediglich klassierte Daten vor. Nehmen wir einmal an, dass die Rezidive bzw. die zensierten Beobachtungen nur mit der Genauigkeit von Quartalen eines Jahres vorliegen. Dann ist die Sterbetafel-Methode zur Berechnung der Überlebenskurve geeignet. Die Ergebnisse des Sterbetafel-Schätzers entnimmt man der Tabelle 9.4 auf Seite 192.

Betrachten wir beispielhaft das 4te Quartal ((273 − 364]). Bis zum Tag 273 wiesen zwei Patienten Rezidive auf und ein Patient eine zensierte Überlebenszeit. Deshalb ist $n_4 = 22$. Der Tabelle 9.2 auf Seite 187 kann man entnehmen, dass die Patienten 13 und 18 an den Tagen 312 und 330 zensierte Überlebenszeiten ($m_4 = 2$) zeigten. Deshalb ist $n_4' = 22 - (1/2) \times 2 = 21$ der Umfang des Risikokollektivs zu Beginn des 4ten Quartals. Ferner weist der dritte Patient am 296ten Tag ein Rezidiv auf ($d_4 = 1$). Damit ergibt sich $\hat{q}_4 = 1/21 = 0.048$. Der Wert der Überlebenskurve nach dem 4ten Quartal ist das Produkt der Wahrscheinlichkeit das 3te Quartal rezidivfrei überlebt zu haben (0.92), multipliziert mit der bedingten Überlebenswahrscheinlichkeit für das 4te Quartal $1 - \hat{q}_4 = 1 - (1/21) = 0.952$, also $0.92 \times 0.952 = 0.88$.

Darüber hinaus berechnet man die Rezidivrate $\hat{h}_4$ wie folgt:

$$\hat{h}_4 = \frac{2\frac{1}{21}}{(2 - \frac{1}{21})\,91} = 0.00054 \ .$$

Diese Zahl gibt annähernd an, wieviele neue Rezidive pro Tag im 4ten Quartal durchschnittlich auftreten. Will man die (kumulierte) Rezidivrate für das erste Jahr angeben, so sind lediglich die entsprechenden Werte der Rezidivraten zu kumulieren $(\hat{h}_1 + \hat{h}_2 + \hat{h}_3 + \hat{h}_4) = 0.00147$. Dies entspricht einer durchschnittlichen kumulierten Rezidivrate von 147 pro 100000 im

Tabelle 9.4. Sterbetafel des rezidivfreien Intervalls unter der Standardtherapie

Symbol	Bedeutung
n_j	Zahl der zu Beginn des Intervalls Lebenden
m_j	Zahl der auf das Intervall entfallenden zensierten Beobachtungen
d_j	Zahl der Verstorbenen (Rezidive) im Intervall j
n'_j	Umfang des Risikokollektivs
$\hat{q}_j$	Anteil der Verstorbenen
$\hat{S}(t_j)$	(Kumulative) Wahrscheinlichkeit, am Anfang des Intervalls zu leben
$\hat{h}_j$	Rezidivrate

Quartale (Intervalle)	Intervalle (rechtsabgeschlossen)	n_j	d_j	m_j	n'_j	$\hat{q}_j$	$\hat{S}(t_j)$	$\hat{h}_j$
0	0	25	0	0	25.0	0.000	1.00	-
1	0 – 91	25	1	0	25.0	0.040	0.96	0.00045
2	91 – 182	24	1	1	23.5	0.043	0.92	0.00048
3	182 – 273	22	0	0	22.0	0.000	0.92	0.00000
4	273 – 364	22	1	2	21.0	0.048	0.88	0.00054
5	364 – 455	19	4	0	19.0	0.211	0.68	0.00259
6	455 – 546	15	1	0	15.0	0.067	0.64	0.00076
7	546 – 637	14	1	0	14.0	0.071	0.59	0.00081
8	637 – 728	13	1	0	13.0	0.077	0.54	0.00088
9	728 – 819	12	0	0	12.0	0.000	0.54	0.00000
10	819 – 910	12	2	0	12.0	0.167	0.45	0.00200
11	910 – 1001	10	0	0	10.0	0.000	0.45	0.00000
12	1001 – 1092	10	0	0	10.0	0.000	0.45	0.00000
13	1092 – 1183	10	0	0	10.0	0.000	0.45	0.00000
14	1183 – 1274	10	0	0	10.0	0.000	0.45	0.00000
15	1274 – 1365	10	0	1	9.5	0.000	0.45	0.00000
16	1365 – 1456	9	1	2	8.0	0.125	0.39	0.00147
17	1456 – 1547	6	0	1	5.5	0.000	0.39	0.00000
18	1547 – 1638	5	0	0	5.0	0.000	0.39	0.00000
19	1638 – 1729	5	0	1	4.5	0.000	0.39	0.00000
20	1729 – 1820	4	0	1	3.5	0.000	0.39	0.00000
21	1820 – 1911	3	0	1	2.5	0.000	0.39	0.00000
22	1911 – 2002	2	0	1	1.5	0.000	0.39	0.00000
23	2002 – 2093	1	0	1	0.5	0.000	0.39	0.00000

ersten Jahr.

Die Abbildung 9.3 auf Seite 193 zeigt die graphische Veranschaulichung der berechneten Überlebenskurve. Diese lässt sich durch eine monoton abfallende Funktion aus stückweisen Geraden, beginnend mit dem Wert 1 bei $t = 0$, darstellen. Die Verwendung der Geradenstücke erscheint dann gerechtfertigt, wenn angenommen wird, dass die Endereignisse in *den Quartalen gleichmäßig verteilt auftreten.*

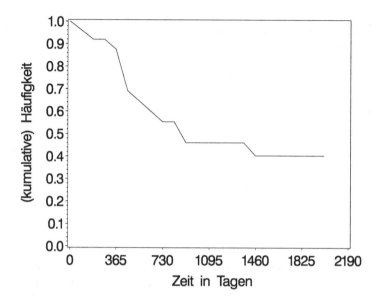

Abb. 9.3. Sterbetafel-Schätzer für das rezidivfreie Überleben der $n = 25$ Hodgkin Patienten unter der Standardtherapie

Der Median des rezidivfreien Überlebens ergibt sich durch lineare Interpolation. Da $\hat{S}(819) = 0.54$ und $\hat{S}(910) = 0.45$ sind, gilt:

$$t_{0.5} = 819 + \frac{0.54 - 0.5}{0.54 - 0.45}(910 - 819) = 859.4 \ .$$

9.7 Vergleich von Überlebenskurven - Logrank-Test

Durch die Ausführungen in Beispiel 9.1 wird der Vergleich der Überlebenskurve der mit der 'Standardtherapie' behandelten Patienten gegenüber denjenigen, die mit der neuen Therapie behandelt wurden, nahe gelegt.

Dazu bieten sich folgende Möglichkeiten an:

1. der Vergleich der Überlebenskurven zu einem festen Zeitpunkt (wenn davor keine Zensierungen aufgetreten sind), beispielsweise mittels des χ^2-Tests (vgl. Kapitel 7: "Testen von Hypothesen II");

2. der Vergleich der Überlebenskurve an Hand einer charakteristischen Kenngröße, etwa der medianen Überlebenszeit (vgl. Abschnitt 9.5 auf Seite 186);

3. der Vergleich des 'gesamten' Kurvenverlaufs.

Im Folgenden wird ein statistischer Test zum Vergleich des gesamten Verlaufs zweier Überlebenskurven vorgestellt. Die Frage impliziert, ähnlich wie beim U-Test in Kapitel 8: "Testen von Hypothesen III" das Prüfen der Nullhypothese:

$$H_0 : S_A(t) = S_B(t) \quad \text{versus} \quad H_1 : S_A(t) \neq S_B(t),$$

wobei S_A bzw. S_B die Überlebenskurve für die mit Therapie A bzw. B behandelten Patienten bezeichnet.

Für die formale Berechnung der Prüfgröße benötigt man einige Bezeichnungen, die in Analogie zu Tabelle 9.1 auf Seite 185 gewählt werden. Hier muss jedoch noch ein zweiter Index zur Unterscheidung der Gruppen herangezogen werden. Zunächst wollen wir davon ausgehen, dass k unterschiedliche Todeszeitpunkte in der Gesamtstichprobe vorliegen, die mit $t_{(1)} < t_{(2)} < \cdots < t_{(k)}$ bezeichnet werden. Nun unterscheiden wir zwischen Zensierungs- und Todes-Zeitpunkten und erfassen deren Häufigkeiten pro Gruppe. Dazu wählen wir die Bezeichnungen wie in Tabelle 9.5. Die Un-

Tabelle 9.5. Bezeichnungen für den Logrank-Test

Symbol	Bedeutung
k	Gesamtzahl der Zeitpunkte, zu denen mindestens ein Patient der Gruppe A oder B verstorben ist,
$t_{(j)}$	Zeitpunkte, zu denen mindestens ein Patient der Gruppe A oder B verstorben ist,
n_{Aj}, n_{Bj}	Zahl der unmittelbar vor dem Zeitpunkt $t_{(j)}$ Lebenden in Gruppe A bzw. B,
d_{Aj}, d_{Bj}	Zahl der Verstorbenen zum Zeitpunkt $t_{(j)}$ in Gruppe A bzw. B,
m_{Aj}, m_{Bj}	Zahl der unmittelbar vor dem Zeitpunkt $t_{(j)}$ anfallenden zensierten Beobachtungen in Gruppe A bzw. B,

terschiede zwischen den Überlebenskurven lassen sich nun an Hand der zu jedem Zeitpunkt berechneten Differenz der beobachteten von der erwarteten Anzahl Verstorbener ablesen. Wie aus den folgenden Überlegungen unmittelbar deutlich wird, genügt es, die Betrachtung auf lediglich eine Gruppe zu konzentrieren, da in der erwarteten Zahl der Verstorbenen stets die konkurrierende Gruppe mit einfließt.

Pro Sterbedatum (Todeszeitpunkt) berechnet man für eine der beiden Gruppen die Abweichungen zwischen den Anzahlen beobachteter und erwarteter Verstorbener. Mit den Bezeichnungen aus Tabelle 9.5 kann dies in geeigneter Form erfolgen, indem zu jedem der k Zeitpunkte die Vierfeldertafel der beobachteten Verstorbenen zum Zeitpunkt $t_{(j)}$ (vgl. Tabelle 9.6) erstellt wird. Hierbei ist zu beachten, dass $d_{Aj} = 0$ bzw. $d_{Bj} = 0$ ist, wenn zum Zeit-

Tabelle 9.6. Vierfeldertafel der beoachteten Anzahl Verstorbener pro Gruppe zum Zeitpunkt $t_{(j)}$

Behandlung	Status		gesamt
	tot	überlebend	
A	d_{Aj}	$n_{Aj} - d_{Aj}$	n_{Aj}
B	d_{Bj}	$n_{Bj} - d_{Bj}$	n_{Bj}
gesamt	d_j	$n_j - d_j$	n_j

punkt $t_{(j)}$ lediglich Patienten der Gruppe B bzw. A verstarben. Die erwartete Anzahl Verstorbener in Gruppe A zum Zeitpunkt $t_{(j)}$ ist gleich:

$$E(d_{Aj}) = \frac{n_{Aj} d_j}{n_j}.$$

Die Varianz der beobachteten Anzahl Verstorbener[6], ergibt sich aus

$$Var(d_{Aj}) = \frac{n_{Aj}(n_j - n_{Aj})}{n_j - 1} \frac{d_j}{n_j} \left(1 - \frac{d_j}{n_j}\right) = \frac{d_j n_{Aj} n_{Bj}(n_j - d_j)}{n_j^2(n_j - 1)} \,,$$

so dass sich pro Untersuchungszeitpunkt die standardisierten Unterschiede (vgl. Abschnitt 3.3.2: "Standardisierung von Zufallsvariablen") zwischen beobachteter und erwarteter Anzahl Verstorbener an Hand von

---

[6] Diese Varianz ist gleich der Varianz der Differenz der Anzahlen beobachteter und erwarteter Verstorbener.

$$\frac{d_{Aj} - E(d_{Aj})}{Var(d_{Aj})}$$

bewerten lassen.[7] Nun kumuliert man die standardisierten Unterschiede über alle Zeitpunkte, um den gesamten Kurvenverlauf in die Bewertung einfließen zu lassen.

$$\frac{\left(\sum_{j=1}^{k}(d_{Aj} - E(d_{Aj}))\right)^2}{\sum_{j=1}^{k} Var(d_{Aj})}$$

Somit beschreibt die Prüfgröße den über die unterschiedlichen Todeszeitpunkte kumulierten 'standardisierten Unterschied' zwischen der Anzahl beobachteter und der Anzahl erwarteter Verstorbener in der Therapiegruppe A. Die Prüfgröße ist unter der Annahme der Gültigkeit von H_0 näherungsweise χ^2-verteilt mit einem Freiheitsgrad. Der Ablehnbereich des Tests lässt sich aus Tabelle 7.5 auf Seite 147 ermitteln. Der Test wird Logrank-Test genannt.

Bemerkungen:

1. Das Konstruktionsprinzip dieses Tests wurde von Mantel und Haenszel (1959) entwickelt und kann bei vielen ähnlichen Fragestellungen adaptiert werden.

2. Der Name Logrank-Test legt eine Betrachtung der Ränge der Überlebenszeiten nahe, was zunächst auf Grund der zensierten Beobachtungen nicht möglich erscheint. Nehmen wir einmal an, ein Patient mit Therapie A verstirbt 836 Tagen nach Studieneintritt. Ein Patient, der mit Therapie B behandelt wurde, wird zum Zeitpunkt 1375 zensiert. Trotz der Zensierung ist für den Therapievergleich klar, dass die Überlebenszeit des mit Therapie B behandelten Patienten größer ist, als die des mit Therapie A behandelten Patienten. Es ist nun möglich, durch modifizierte Vergleiche der einzelnen Überlebenszeiten eine Prüfgröße analog zum U-Test zu bilden (vgl. Abschnitt 8.2).

3. Der Logrank-Test erkennt vor allem, wenn sich die Überlebenskurven über dem gesamten Verlauf unterscheiden, da er den einzelnen Beobachtungen gleiches Gewicht gibt. Durch die Einführung von Gewichten w_j in die Prüfgröße

---

[7] Zur Konstruktion vergleiche man die entsprechende Ausführungen zum χ^2-Test für Vierfeldertafeln in Kapitel 8: "Testen von Hypothesen III".

$$\frac{\left(\sum_{j=1}^{k} w_j \left(d_{Aj} - E(d_{Aj})\right)\right)^2}{\sqrt{\sum_{j=1}^{k} w_j^2 Var(d_{Aj})}}$$

kann dies jedoch beeinflusst werden. Für den Logrank-Test gilt $w_j = 1$. Wählt man $w_j = n_j$, so werden Beobachtungen am Anfang stärker gewichtet, der Test erkennt Unterschiede zwischen den Überlebenskurven vor allem zu Beginn der Nachbeobachtungszeit (*Gehan-Test*, Gehan (1965)). Der *Tarone und Ware Test* verwendet Gewichte $w_j = \sqrt{n_j}$ zwischen Logrank-Test und Gehan-Test (Tarone und Ware (1977)).

4. In der Literatur finden sich Erweiterungen des Tests zum simultanen Vergleich mehrerer Gruppen.

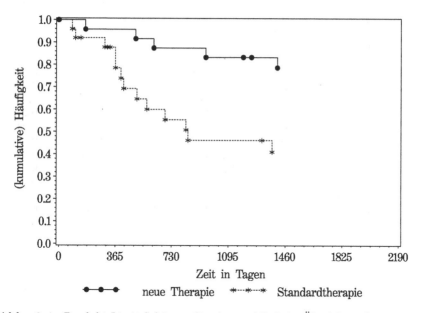

Abb. 9.4. Produkt-Limit-Schätzer für das rezidivfreie Überleben der $n = 49$ Hodgkin-Patienten sowohl unter der Standardtherapie als auch unter der neuen Therapie

Beispiel 9.3: Logrank-Test für den Vergleich der Standardtherapie vs. neue Therapie an Hand des rezidivfreien Überlebens bei Morbus Hodgkin

In Beispiel 9.1, Seite 186 soll geprüft werden, ob sich die rezidivfreie Zeit unter der Standardtherapie von derjenigen unter der neuen The-

rapie auf dem 5%-Signifikanzniveau unterscheidet. Dies impliziert das Prüfen der Hypothese: $H_0 : S_{Standardtherapie}(t) = S_{neueTherapie}(t)$ für alle t gegenüber $H_1 : S_{Standardtherapie}(t) \neq S_{neueTherapie}(t)$ für mindestens einen Zeitpunkt t. Für das Prüfen dieser Hypothese verwenden wir den obigen Logrank-Test. Der Tabelle 7.6 auf Seite 157 entnimmt man den zugehörigen 5%-Ablehnbereich: $[3.84, \infty)$.

Die Abbildung 9.4 zeigt die beiden Kurven für das rezidivfreie Überleben unter der Standardtherapie bzw. der neuen Therapie. Dabei sind auch die jeweiligen Zensierungszeitpunkte auf den Überlebenskurven markiert. Tabelle 9.7 enthält die 17 unterschiedlichen Zeiten bis zum Auftreten eines Rezidivs von 49 Patienten. Offensichtlich wurden bei den mit der

Tabelle 9.7. Beobachtete und erwartete Häufigkeiten Verstorbener zur Berechnung des Mantel-Haenszel-Tests

j	t_j	d_{Aj}	m_{Aj}	d_{Bj}	m_{Bj}	n_{Aj}	n_{Bj}	n_j	d_j	$E(d_{Aj})$	$d_{Aj} - E(d_{Aj})$	$Var(d_{Aj})$
1	86	1	0	0	0	25	24	49	1	0.51	0.49	0.25
2	107	1	0	0	0	24	24	48	1	0.50	0.50	0.25
3	173	0	1	1	0	22	24	46	1	0.48	-0.48	0.25
4	296	1	0	0	0	22	23	45	1	0.49	0.51	0.25
5	365	2	2	0	0	19	23	42	2	0.90	1.10	0.48
6	401	1	0	0	0	17	23	40	1	0.43	0.58	0.24
7	419	1	0	0	0	16	23	39	1	0.41	0.59	0.24
8	498	0	0	1	0	15	23	38	1	0.39	-0.39	0.24
9	505	1	0	0	0	15	22	37	1	0.41	0.59	0.24
10	570	1	0	0	0	14	22	36	1	0.39	0.61	0.24
11	615	0	0	1	0	13	22	35	1	0.37	-0.37	0.23
12	688	1	0	0	0	13	21	34	1	0.38	0.62	0.24
13	822	1	0	0	0	12	21	33	1	0.36	0.64	0.23
14	836	1	0	0	0	11	21	32	1	0.34	0.66	0.23
15	950	0	0	1	0	10	21	31	1	0.32	-0.32	0.22
16	1375	1	1	0	2	9	18	27	1	0.33	0.67	0.22
17	1408	0	1	1	0	7	18	25	1	0.28	-0.28	0.20
		13		5							5.70	4.26

Standardtherapie (Gruppe A) behandelten Patienten 13 und bei den mit der neuen Therapie (Gruppe B) behandelten Patienten 5 Rezidive beobachtet.

Auch hier sei der Rechengang wieder exemplarisch skizziert. Betrachten wir $j = 3$. Zum Zeitpunkt $t = 173$ liefert Tabelle 9.2 auf Seite 187 ein Rezidiv für den mit der neuen Therapie behandelten Patienten Nr. 5. Gleichzeitig finden wir in der Gruppe der Standardtherapierten eine zensierte Beobachtung zwischen $t = 107$ und $t = 173$, nämlich Patient Nr. 2. Daraus ergibt sich: $d_{A3} = 0, m_{A3} = 1, d_{B3} = 0$ und

$m_{B3} = 0$. *Für n_{A3} ergibt sich der Wert 22, denn unter der Standardtherapie beoachteten wir bis zum Tag 173 zwei Rezidive und eine zensierte
Beobachtung. Entsprechend ist $n_{B3} = 24$. Damit ergibt sich die Vierfeldertafel in Tabelle 9.8 (vgl. auch Tabelle 9.6).*

Tabelle 9.8. Vierfeldertafel der beoachteten Anzahl von Rezidiven pro Behandlungsgruppe zum Zeitpunkt $t_{(3)} = 173$

Behandlung	Rezidiv ja	Rezidiv nein	gesamt
Standardtherapie	0	22	22
neue Therapie	1	23	24
gesamt	1	45	46

*Mit den Ergebnissen aus Tabelle 9.7 auf Seite 198 erhält man den Wert
der Prüfgröße:*

$$\frac{\left(\sum_{j=1}^{k} (d_{Aj} - E(d_{Aj})) \right)^2}{\sum_{j=1}^{k} Var(d_{Aj})} = \frac{5.7^2}{4.26} = 7.6268 \ .$$

*Da der Wert der Prüfgröße in den 5%-Ablehnbereich ($[3.84, \infty)$, vgl.
Tabelle 7.5, Seite 147) fällt, ist die Nullhypothese auf dem 5%-
Signifikanzniveau zu verwerfen (p-Wert = 0.0058). Wir interpretieren
das Ergebnis so, dass unter der neue Therapie signifikant längere
Überlebenszeiten zu erwarten sind.*

9.8 Übungen

9.8.1 Testaufgaben

1. Bei der Sterbetafelmethode werden die Patienten, die in einem bestimmten Zeitintervall zensiert wurden,

   (A) so behandelt, als ob sie das gesamte Zeitintervall überlebt hätten;

   (B) so behandelt, als ob sie in diesem Zeitintervall "verstorben" wären;

   (C) so behandelt, als ob sie in dem halben Zeitintervall dem Risiko des Sterbens ausgesetzt wären;

   (D) zu Beginn der Berechnung aus dem Patientenkollektiv gestrichen.

   (E) Keine der Aussagen A – D ist richtig.

2. Liegen keine zensierten Beobachtungen vor, so stimmen die Überlebenskurve geschätzt nach Kaplan und Meier und ...

   (A) die theoretische Überlebenskurve überein;

   (B) das kumulierte Histogramm überein;

   (C) die empirische Verteilungsfunktion bei entsprechender Klasseneinteilung überein;

   (D) die Funktion $\hat{G}(t) = 1 - \hat{F}(t)$ überein, wobei $\hat{F}(t)$ die empirische Verteilungsfunktion der Überlebenszeit ist.

   (E) Keine der Aussagen A – D ist richtig.

9.8.2 Fragestellungen

1. Berechnen Sie den Produkt-Limit-Schätzer für das Kollektiv aus Beispiel 9.1, Seite 186, bei dem nach der neuen Therapie zusätzlich alle Lymphknoten im Rumpf mitbestrahlt wurden (vgl. Tabelle 9.2 auf Seite 187). Wählen Sie dazu die gleichen Zeitintervalle wie in Tabelle 9.4 auf Seite 192 und zeichnen Sie die Überlebenskurve.

2. Diskutieren Sie die folgenden Ergebnisse aus Tabelle 9.9 und Abbildung 9.5 auf Seite 202.
   Was sagen diese Muster über die Vergleichbarkeit der beiden Überlebenskurven aus?

Tabelle 9.9. Absolute und relative Häufigkeiten von Rezidiven bei $n = 49$ Patienten mit Morbus Hodgkin in Abhängigkeit von der Therapie

Therapie	Gesamt	Rezidiv	zensiert	Prozent (zensiert)
Standardtherapie	25	13	12	48
neue Therapie	24	5	19	79
Summe	49	21	28	

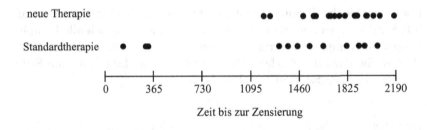

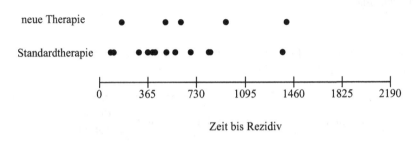

Abb. 9.5. Beobachtete Zensierungszeiten und Zeiten bis zum Auftreten eines Rezidivs in Abhängigkeit von der Therapie

Kapitel 10:
Studienplanung

10.1 Einleitung

Die wesentliche Aufgabe statistischer Methoden besteht darin, aus Stichproben Aussagen über eine im Allgemeinen viel größere "Grundgesamtheit" abzuleiten. Eine Ausnahme bilden dabei Vollerhebungen, wie etwa Volkszählungen. Das Ziel einer solchen Befragung ist die Erhebung bestimmter Merkmale für jedes Element der Grundgesamtheit (z. B. Bewohner Österreichs). Es resultiert dann (bei einer vollständigen Beteiligung der Bewohner) etwa die Altersverteilung der Population zu einem bestimmten Zeitpunkt.

Im Gegensatz dazu ist bei medizinischen Fragestellungen im Allgemeinen die Stichprobe, die untersucht wird, relativ klein gegenüber der entsprechenden Grundgesamtheit. So werden klinische Versuche zur Anerkennung neuer medikamentöser Therapien (z. B. zur Hypertonie) nur mit einem Bruchteil der für die Therapie in Frage kommenden Hypertoniker durchgeführt. Trotzdem werden die Ergebnisse klinischer Versuche etwa im Rahmen der Registrierung eines neuen Arzneimittels in der EU europaweit auf alle potentiellen Hypertoniker (allenfalls mit bestimmten Einschränkungen) angewandt. Da bei medizinischen Problemen die Beschränkung auf Stichproben unumgänglich ist, müssen besondere statistische Anforderungen an die Planung von Studien und die Stichprobenauswahl gestellt werden.

10.2 Erhebungen

Als Erhebungen werden Studien bezeichnet, bei denen nicht in den gewohnten Ablauf der Behandlung von Patienten eingegriffen wird. Gegenstand von

Erhebungen ist lediglich die Registrierung ausgewählter Merkmale. Eine Beschreibung verschiedener Arten von Erhebungen (Quer- und Längsschnitterhebung, Fall-Kontroll-Studien usw.) finden sich in den Kapiteln 11: "Epidemiologie" und 12: "Demographie".

10.3 Experimente - Klinische Studien

Eine Studie, bei der die Beobachtungseinheiten Patienten sind, wird klinische Studie genannt. Eine wesentliche Eigenschaft von Experimenten oder Klinischen Studien besteht darin, dass im Gegensatz zu Erhebungen zumindest eine Einflussgröße den Beobachtungseinheiten frei zugeteilt werden kann. Bei medizinischen Experimenten wird als frei zuteilbare Einflussgröße aus naheliegenden Gründen üblicherweise die "Behandlung" (Operationsverfahren, Arzneimittel, etc.) gewählt, wobei den Beobachtungseinheiten (Zellkultur, Versuchstier, Probanden, Patienten) eine von mehreren Behandlungen zugeteilt wird. Die Entscheidung für die Wahl der zugewiesenen Behandlung erfolgt zufällig (auf der Basis des Ausgangs eines Zufallsexperiments). Ausgangspunkt eines solchen Experimentes ist die Festlegung eines Studienplans, in dem aus der Sicht des Statistikers unter anderem zu den folgenden Punkten Stellung bezogen werden muss.

10.3.1 Zielsetzung

Grundlage eines Experiments ist zunächst die klare Formulierung einer Fragestellung.

Beispiel 10.1: Entwicklung einer Fragestellung zum Therapievergleich bei Patienten mit proliferativer Vitreoretinopathie (1991)

Bei der proliferativen Vitreoretinopathie (PVR) wachsen neuroektodermale oder mesodermale Zellen unkontrolliert intraokular in den Glaskörper und auf beiden Seiten der Netzhaut. Daraus resultiert eine traktive Netzhautablösung und damit die Erblindung. Als Ursachen kommen endogene Faktoren und Traumen (auch Netzhautoperationen) in Frage. Die PVR wurde bisher chirurgisch therapiert. Dabei wird mit einem über die Pars plana eingeführten Saug-Schneidegerät der Glaskörper entfernt und gleichzeitig der Bulbus durch eine permanente Infusion tonisiert. Danach werden präretinale Traktionsmembranen und gegebenenfalls subretinale

Stränge entfernt oder durchtrennt, um die Netzhautanlage wieder herstellen zu können. Die Ergebnisse der vitreoretinalen Chirurgie bei PVR-Amotio hängen davon ab, ob sich die Netzhaut durch chirurgische Maßnahmen wieder mobilisieren lässt. Eine Glaskörpertamponade durch Gas oder Silikonöl am Ende der Operation ist oft unerlässlich, um einen dauerhaften Erfolg zu erzielen. Postoperativ besteht immer die Gefahr der Reproliferation von Membranen und Strängen im Glaskörperraum mit einer erneuten Traktionsamotio. Die Aussicht auf Wiedererlangung eines orientierenden Sehvermögens mit stabiler Netzhautanlage liegt bei kombiniertem Einsatz von Vitrektomie und Silikonöl bei etwa 60–70 %.

In neuerer Zeit wird versucht, den Behandlungserfolg durch eine zusätzliche medikamentöse Therapie zu verbessern. Da die normalen Netzhautzellen amitotisch sind, lag das Konzept nahe, das unkontrollierte Wachstum durch eine zytostatische Substanz zu hemmen. Dies sollte durch eine zehnminütige Spülung des Glaskörpers mit einem Zytostatikum unmittelbar vor der Silikonölinjektion erreicht werden.

Die Fragestellung einer zu planenden klinischen Studie lautet daher: Lässt sich durch eine solche lokale zytostatische Therapie eine Rezidivprophylaxe, d. h. eine Verhinderung von Reamotio und Reoperation durch Verminderung der Reproliferation und/oder eine Funktionsstabilisierung oder möglicherweise sogar Verbesserung erreichen?

10.3.2 Auswahl der Zielpopulation

In Hinblick auf die Fragestellung ist zu klären, auf welche Zielpopulation sich das Experiment beziehen soll. Für klinische Experimente stellt sich die Problematik dabei wie folgt dar:

Je eingeschränkter das Patientenkollektiv gewählt wird, desto geringer ist im Allgemeinen die biologische Variabilität, wodurch sich die Chance, mögliche Therapieunterschiede mittels statistischer Verfahren zu entdecken, erhöht. Andererseits reduziert sich dadurch die induktive Basis, d. h. die gewonnenen Schlüsse können streng genommen nur für die eingeschränkte Population gelten. Auch die Möglichkeiten der Rekrutierung der erforderlichen Patientenzahlen werden dadurch erschwert. Die Charakterisierung der Zielpopulation erfolgt im Studienplan durch eine geeignete Festlegung von Einschlusskriterien für die Beobachtungseinheiten. Einschränkende Bedingungen bezüglich der Eignung der Beobachtungseinheiten zur Teilnahme an der Studie werden in Form von Ausschlusskriterien formuliert (wie etwa fehlende Volljährigkeit, fehlendes Einverständnis oder Vorliegen einer Schwangerschaft).

Beispiel 10.2: Definition einer Zielpopulation zum Therapievergleich bei Patienten mit Blasenstörung (1988)

In einer frühen Phase der Entwicklung einer Substanz zur Linderung von Blasenstörungen soll der Nachweis für eine positive Wirksamkeit des Pharmakons nach dreiwöchiger Verabreichung an Hand uroflowmetrischer Messungen im Vergleich gegen Placebo erbracht werden. Die Studie wurde an 60 stationär aufgenommenen, männlichen, querschnittsgelähmten Patienten mit neurogenen Blasenstörungen in mehreren Rehabilitationszentren (multizentrisch) durchgeführt. Der Vergleich gegen Placebo ist möglich, da kein Arzneimittel für diese Indikation registriert ist.

Diese häufig recht jungen Patienten (meist Opfer von Verkehrsunfällen), deren Spektrum dann noch durch weitere studienspezifische Ausschlusskriterien eingeschränkt wird, sind insofern geradezu ein Modellkollektiv, als diese Studienpatienten nur einen äußerst kleinen Teil der für die Behandlung mit der Substanz prinzipiell in Frage kommenden Patienten darstellen. Das Ergebnis dieses Experiments in diesem Studienkollektiv wird deshalb nicht ohne weiteres auf andere Patientengruppen übertragbar sein.

10.3.3 Versuchsansatz

Beim Versuchsansatz müssen vereinfachend zwei Konzepte gegenübergestellt werden:

1. Anwendung der zu vergleichenden Behandlungen an verschiedenen Beobachtungseinheiten (unabhängige bzw. unverbundene Stichproben):
   Dieser Ansatz ist der "Goldstandard" bei klinischen Studien. Der Vergleich der Behandlungen erfolgt direkt durch Gegenüberstellung der unterschiedlich behandelten Patientengruppen (interindividuelle Vergleiche).

2. Die Anwendung der zu vergleichenden Behandlungen an derselben Beobachtungseinheit (abhängige bzw. verbundene Stichproben):
   Die Idee hinter diesem aus landwirtschaftlichen Experimenten stammenden Konzept ist die Reduktion der Variabilität durch den direkten Vergleich der Behandlungen am selben Individuum (intraindividueller Vergleich). Bei Tierversuchen erlauben etwa die beiden Körperseiten die simultane (gleichzeitige) Anwendung von Behandlungen. So können zwei chirurgische Behandlungen zur Versorgung eines beschädigten Bandapparates an den Hinterbeinen von Schafen experimentell miteinander

verglichen werden. Auch bei der lokalen Behandlung von Schäden der Haut ist eine solche Vorgehensweise im Prinzip möglich. Hier ist jedoch zu beachten, dass es durch systemische Resorption zu Interaktionen zwischen den Therapien kommen könnte. Bei Experimenten am Menschen ist die simultane Anwendung von Therapien problematisch, da selten zwei "gleichgeschädigte" Lokalisationen verfügbar sind. Deshalb kann in der Regel ein solcher intraindividueller Vergleich von Behandlungen nur in zeitlicher Abfolge realisiert werden, wobei der "gleiche" Ausgangszustand oder Erkrankungszustand nur bei Probanden oder möglicherweise auch bei chronisch kranken Patienten, etwa Asthma-Patienten, als gegeben erachtet werden kann.

Im Falle von zwei Behandlungen erfolgt dies in Form des klassischen Crossover-Versuchsplanes, bei dem je die Hälfte der Beobachtungseinheiten die Behandlungen in umgekehrter Reihenfolge erhält. Die Tabelle 10.1 auf Seite 208 zeigt einen Crossover-Versuchsplan an 8 Probanden. Hingegen enthält Tabelle 10.2 auf Seite 208 die Anordnung von 4 Behandlungen (A, B, C, D) bei 4 Versuchspersonen in 4 Perioden (Zeitpunkten) nach einem "Latein-Quadrat". Diese Anordnung zeichnet sich dadurch aus, dass jede Behandlung genau einmal als erste (z. B. Behandlung A bei Versuchsperson 1), zweite (A bei Versuchsperson 4), dritte (A bei Versuchsperson 3) und letzte (A bei Versuchsperson 2) zur Anwendung kommt. Allerdings folgt bei dieser Anordnung auf A immer unmittelbar B. Wenn also A eine unerwünschte Wirkung auf die nachfolgende Behandlung hat, so schlägt sich diese immer bei B (negativ) nieder.

Die Tabelle 10.3 auf Seite 209 zeigt ein Latein-Quadrat, das gegenüber unmittelbaren Nachbarschaftseffekten ausgewogen ist ("Williams-Quadrat"). Das heißt jede paarweise Behandlungsabfolge AB, BA, AC, CA, ... tritt genau einmal auf. Eine solche Anordnung lässt sich für eine gerade Anzahl von Behandlungen immer finden.

Um größere Stichprobenumfänge zu erreichen, werden verschiedene zufällig ausgewählte Quadrate kombiniert.

Die Idee, durch eine solche Blockbildung[1], die niedrige biologische Variabilität innerhalb der Individuen auszunutzen (intraindividuelle Variabilität),

---

[1] Unter einer Blockbildung versteht man die Zusammenfassung von sich ähnelnden Beobachtungseinheiten zu so genannten Blöcken. Innerhalb eines Blocks ist die Strukturgleichheit der Beobachtungen eher gegeben als zwischen verschiedenen Blöcken. Beispiele für Blöcke sind: das Individuum, wenn wiederholte Beobachtungen am selben Individuum vorliegen, die Zentren einer klinischen Studie, wenn mehrere Behandlungen innerhalb eines Zentrums verglichen werden sollen (vgl. auch Matching im Kapitel 11: "Epidemiologie").

Tabelle 10.1. Randomisierungsliste für einen Crossover Versuchsplan mit zwei Behandlungen (A, B) in zwei Perioden für $n = 8$ Probanden

Person	Zeitpunkt 1	Zeitpunkt 2
1	A	B
2	B	A
3	B	A
4	B	A
5	A	B
6	A	B
7	B	A
8	A	B

Tabelle 10.2. Versuchsplan (Latein-Quadrat) von 4 Behandlungen (A, B, C, D) bei 4 Versuchspersonen in 4 Perioden (Zeitpunkten)

Versuchsperson	Periode			
	1	2	3	4
1	A	B	C	D
2	B	C	D	A
3	C	D	A	B
4	D	A	B	C

wird bei klinischen Experimenten dann ad absurdum geführt, wenn durch ein Heilverfahren der Krankheitszustand eines Patienten wesentlich gebessert wird; denn in der folgenden Phase ist unter Umständen der (geheilte) Patient kein Kandidat mehr für eine Behandlung, oder sein Zustand unterscheidet sich wesentlich vom Anfangszustand. Die üblicherweise vorgeschlagene therapiefreie Zeit zwischen den Behandlungsphasen ist aus ethischen Überlegungen problematisch und gewährleistet im Allgemeinen nicht, dass der Zustand des Patienten danach wieder dem bei Eintritt in die Studie entspricht. Die verlängerte Studienzeit der Patienten bedingt durch die mehrmalige An-

Tabelle 10.3. Versuchsplan (Williams-Quadrat) von 4 Behandlungen (A, B, C, D) bei 4 Versuchspersonen in 4 Perioden (Zeitpunkten)

Versuchsperson	Periode			
	1	2	3	4
1	A	B	C	D
2	C	A	D	B
3	D	C	B	A
4	B	D	A	C

wendung von Therapien führt häufig zu Patientenausfällen (z. B. mangelnde Compliance), wodurch wiederum Probleme bei der Auswertung entstehen. Schließlich besteht noch die Möglichkeit der Nachwirkung einer Therapie auf die andere, wodurch sich statistisch-methodische Probleme ergeben. Auch beim Auftreten von Nebenwirkungen in der zweiten Periode kann es schwierig werden, diese entweder der einen oder der anderen Therapie korrekt zuzuordnen.

Abschließend lässt sich feststellen, dass der Blockversuch unter bestimmten Bedingungen bei Experimenten mit Versuchstieren oder mit gesunden freiwilligen Probanden, bei Therapievergleichen an chronisch Kranken im Falle kurzfristiger therapeutischer Interventionen (z. B. Inhalationstherapie bei chronischen Asthmatikern) oder aber bei Therapievergleichen mit gleichzeitiger Anwendung an selben Patienten (rechte und linke Körperseite, rechtes und linkes Auge) unter bestimmten Bedingungen sinnvoll erscheint.

10.3.4 Randomisierung und Verblindung

Ein wesentliches Qualitätsmerkmal Klinischer Studien bzw. von Experimenten bildet die *Randomisierung*. So finden in Übersichtsarbeiten der Cochrane Collaboration (vgl. www.cochrane.de) nur kontrollierte Klinische Studien mit randomisierter Behandlungszuteilung Berücksichtigung.

Durch die Randomisierung, die zufällige Zuteilung der Behandlungen zu den Patienten, soll erreicht werden, dass alle sonstigen (bekannten oder unbekannten) Einflussfaktoren gleich auf die Behandlungen verteilt werden. Wenn sich nun in einer randomisierten Studie ein Unterschied zwischen den zu vergleichenden Behandlungen ergibt, dann wird dieser ursächlich auf den Unterschied zwischen den Behandlungen zurückgeführt (mit der kontrollierten Wahrscheinlichkeit für eine "falsch-positive" Entscheidung, vgl. Kapitel 6: "Testen von Hypothesen I"). Würde man die Auswahl der Therapie etwa den Patienten überlassen, so könnten Patienten mit schlechterer Prognose eine dieser Therapien bevorzugen. Durch eine solche *Selektion* könnte diese Therapie im Vergleich zu den anderen benachteiligt und die Ergebnisse verzerrt sein (*"Bias"*). Ein ähnliches Problem würde entstehen, wenn der Arzt die Zuordnung der Therapie vornimmt. So könnte er etwa schwerwiegendere Fälle mit einer schlechteren Prognose in bester medizinischer Absicht eher eine intensivere Therapie zuteilen. Dies könnte zu einer Unterschätzung eines eventuell bestehenden Vorteils gegenüber den weniger intensiven Therapien führen.

Es sei erwähnt, dass durch die Randomisierung die *Strukturgleichheit* der Behandlungsgruppen nur im statistischen Sinne gewährleistet wird, d. h. die Verteilungen der beobachteten Merkmale zu Beginn der Studie werden zufällig voneinander abweichen. Je mehr solcher Merkmale beobachtet werden, desto größer wird die Chance, auch gelegentlich starke Abweichungen zwischen den randomisierten Behandlungsgruppen zu finden. Häufig wird die Strukturgleichheit post hoc durch die Anwendung statistischer Tests zwischen den Gruppen "belegt". Bei Einhaltung der Randomisierungsregeln kommt dieser Vorgehensweise allerdings nur eine explorative Bedeutung zu.

Zwei Fragen drängen sich nun auf: Wie erstellt man eine Liste, an Hand derer eine zufällige Zuteilung erfolgt (Randomisierungmethoden), und wie realisiert man die praktische Umsetzung dieser Zuteilung (Randomisierungsverfahren)?

Randomisierungmethoden: Die allgemeinste Art der Randomisierung besteht darin, bei jeder Stichprobeneinheit jeweils zufällig zu entscheiden, welcher Behandlung sie zugeordnet werden soll (*vollständige Randomisierung*). Der Nachteil einer solchen uneingeschränkten Randomisierung ist, dass durch Zufall die resultierenden Stichprobenumfänge in den Behandlungsgruppen mehr oder weniger stark von dem vorher angestrebten Verhältnis abweichen können. Dies kann insbesondere bei kleinen Stichprobenumfängen relevant werden. Man beachte, dass das Verhältnis der Stichprobenumfänge in den einzelnen Gruppen nicht notwendigerweise gleich sein muss. Es gibt durchaus Fälle, in denen nur ein bestimmtes Verhältnis der Anwendungen ethisch vertretbar ist, z. B. wenn nur eine kleine Placebogruppe (mit vorgegebener Ausstiegstherapie) mitgeführt werden soll. Von statistischer Seite ist jedoch anzumerken, dass bei gleichem Verhältnis der Anwendungen insgesamt weniger Patienten in die Studie einbezogen werden müssen, da die Power des zugrunde liegenden statistischen Tests größer ist (vgl. Kapitel 6: "Testen von Hypothesen I"). Deshalb sei bei den folgenden Ausführungen ein gleiches Verhältnis der Anwendungen angenommen.

Um ein (annähernd) gleiches Verhältnis zwischen den Anzahlen der Behandlungen zu realisieren, wird daher meist eine *eingeschränkte Randomisierung* angewendet. Dabei wird gesichert, dass z. B. im Falle zweier Behandlungen A und B gleich viele Patienten mit A oder B behandelt werden. Ein Beispiel einer Randomisierungsliste für $n = 18$ Patienten entnehme man der Tabelle 10.4 auf Seite 212. Hier ergab sich bei der eingeschränkten Randomisierung die Tendenz, dass A eher am Anfang, B eher am Ende des Behandlungszeitraums angewandt wird. Es empfiehlt sich also, die Behandlungen möglichst gleichmäßig über den Studienzeitraum zu verteilen, um eine Vermischung von zeitlichen Trends (z. B. "leichte" Fälle werden gegen Ende der Studie eher aufgenommen, um die vorgesehene Anzahl von Patienten zu erreichen) und Therapieunterschiede zu vermeiden. Dazu schränkt man die zufällige Zuteilung so ein, dass nach einer festen Anzahl rekrutierter Patienten (Block) die Behandlungen gleich häufig vorkommen. Die Randomisierungsliste wird dann aus Blöcken zusammengesetzt, innerhalb derer die Behandlungen jeweils gleich häufig in zufälliger Reihenfolge den Patienten zugeordnet werden (*Randomisierung in permutierten Blöcken*).

In der Tabelle 10.4 auf Seite 212 sind die 18 Patienten in 3 Blöcke zu 6 Patienten (Länge 6) zusammengefasst. Innerhalb jedes Blocks werden die 3 Behandlungen A, B und C jeweils zweimal in zufälliger Reihenfolge den Patienten zugeordnet (Randomisierung in permutierten Blöcken). Die Anzahl der Zuordnung ist also nicht nur über alle Patienten, sondern auch in den Blöcken gleich (ausgewogen). Um die Vorhersagbarkeit der nächsten Behandlung zu erschweren, kann auch der Blockumfang selbst noch zufällig gewählt werden (z.B. zwischen 3, 6, und 9 Patienten). Man spricht dann von Randomisierung in permutierten Blöcken unterschiedlicher zufälliger Länge.

Eine weitere wichtige Technik ist die *Stratifizierung*. Dabei werden "Schichten (Strata)" ähnlicher Patienten gebildet und separate Randomisierungslisten für diese Schichten erstellt. Ein typisches Beispiel für Schichten sind "Zentren" in multizentrischen klinischen Studien. Die stratifizierte Randomisierung soll in diesem Fall den Vergleich der Behandlungen innerhalb der Zentren ermöglichen (Blockbildung). Allerdings ist bei einer zu großen Anzahl von Strata im Verhältnis zur Patientenzahl dieses Vorgehen nicht vernünftig (und ineffizient).

Bei klinischen Studien erfolgt die Erstellung der Randomisierungsliste meist zentral durch eine von der eigentlichen Studiendurchführung un-

Tabelle 10.4. Randomisierungsliste für $n = 18$ Patienten basierend auf der eingeschränkten Randomisierung bzw. Randomisierung in permutierten Blöcken der Länge 6

Patient	Eingeschränkte Randomisierung	Randomisierung in permutierten Blöcken der Länge 6 für drei Behandlungen (A, B, C)
1	A	A
2	A	B
3	C	C
4	C	C
5	A	A
6	C	<u>B</u>
7	A	B
8	B	C
9	A	A
10	B	A
11	C	B
12	B	<u>C</u>
13	A	B
14	C	C
15	B	B
16	B	A
17	C	C
18	B	<u>A</u>

abhängige Stelle. Die Randomisierungsliste ist kein Teil des Studienprotokolls und wird während der Studie unter Verschluss gehalten.

Bei offenen Studien (ohne Verblindung der verabreichten Therapie, siehe unten) erfolgt die Randomisierung für den Patienten in der Regel durch die Öffnung eines Randomisierungkuverts. Dazu werden dem behandelnden Arzt sequenziell numerierte, blickdicht verschlossene Kuverts, in denen ein Randomisierungszettel enthalten ist, zur Verfügung gestellt. Gegen dieses Vorgehen ist einzuwenden, dass es keine Kontrolle darüber gibt, ob dem behan-

delnden Arzt die anzuwendende Behandlung nicht bereits vor der Patienten-
auswahl bekannt geworden ist. Dies stellt aber die Validität des gesamten
Randomisierungsprozesses in Frage, da hier ein *"Selection Bias"* auftreten
kann. Durch die Kenntnis der Behandlung im Voraus könnten sich die in die
Studie aufgenommenen Patienten systematisch zwischen den Behandlungsgruppen unterscheiden. Z. B. könnten die Patienten der Kontrollgruppe einen
geringeren Schweregrad aufweisen als die mit der neuen Therapie behandelten Patienten. Sicherlich lässt sich der Zeitpunkt der Öffnung diese Kuverts etwa durch umgehende Faxbestätigung objektivieren, jedoch müssen
zahlreiche andere Kritikpunkte in Erwägung gezogen werden, die bei der
Anwendung dieses Randomisierungsverfahrens zu Unregelmäßigkeiten führen
können (vgl. Schulz (1995)).

Bei der *sequentiellen Randomisierung* werden die Einflussgrößen der
eingeschlossenen Patienten laufend erfasst. Die Zuteilung des nächsten Patienten zu einer Therapie hängt davon ab, wie sich die bisher aufgetretene
Unausgewogenheit in den Einflussfaktoren zwischen den Behandlungsgruppen am besten ausgleichen lässt. Praktisch umgesetzt wird in diesem Fall
die Randomisierung dadurch, dass ein Computerprogramm den Ausgang eines Zufallsexperimentes simuliert, welches mit einer erhöhten Wahrscheinlichkeit Patienten derjenigen Behandlungsgruppe zuweist, die zur größtmöglichen
Ausgewogenheit der Einflussfaktoren über die Behandlungsgruppen führt.
(*engl. biased coin*). Einflussgrößen bei einer Krebsstudie können etwa die
rekrutierende Institution, das Stadium der Krankheit, die Histologie, die
Vorbehandlungen, der Allgemeinzustand des Patienten, demographische Faktoren etc. sein.

Realisiert wird eine zentrale Randomisierung häufig entweder durch Te-
lefon- bzw. Fax-Kontakt oder aber durch Aufruf eines zentralen Randomi-
sierungsprogramms via Internet. Durch die zentrale Randomisierung kann
auch der Randomisierungsprozess besser überwacht werden und damit Unregelmäßigkeiten, wie etwa das 'versehentliche falsche Randomisieren' eines
Patienten eher ausgeschlossen werden. Hierbei kann die Ausgabe des Ran-
domisierungskodes selbstverständlich von einer vorherigen Eingabe der Pa-
tientenkennung und der Prüfung der Einschlussvoraussetzungen (Ein-, Ausschlusskriterien) abhängig gemacht werden.

Darüber hinaus steht laufend eine aktuelle Übersicht über den Fortgang
der Rekrutierung von Patienten zur Verfügung. Als problematisch bei der
Durchführung einer zentralen Randomisierung könnten sich organisatorische
Hindernisse wie etwa die Erreichbarkeit des Arztes oder der zentralen Ran-
domisierungsstelle via Telefon oder Computer erweisen. Ferner ergeben sich
bei doppelblinden Studien zuweilen Schwierigkeiten mit der Vorverpackung

der verblindeten Therapie (die dann in den Zentren nicht mehr in aufsteigender Reihenfolge an die Patienten verabreicht werden kann).

Offensichtlich könnte ein Problem bei der Implementierung des Randomisierungsprozesses in der frühzeitigen Randomisierung bestehen. So mag es etwa aus organisatorischen Gründen beim Vergleich zweier Operationsverfahren notwendig sein, dass die Randomisierung im Vorgriff auf die Operation durchgeführt werden muss. Ein besonderes Problem besteht nun dann, wenn die nächste zu applizierende Behandlung vor dem Einschluss des Patienten in die Studie demjenigen bekannt ist, der die Prüfung der Eignung des Patienten zur Teilnahme an der Studie durchführt. In einem solchen Fall ist *Selektionsbias* nicht auszuschließen, da die Kenntnis der anzuwendenden Behandlung einen Einfluss auf diese Prüfung haben kann. Diese Problematik beschreibt der englische Begriff *Concealment*. Bei der Studiendurchführung sind geeignete Vorkehrungen zu treffen, damit das Ergebnis der Randomisierung verborgen bleibt, denn sonst könnte die Validität des Randomisierungsprozesses gefährdet sein. Es erscheint darüber hinaus ratsam, die angewandte Behandlung, d. h. das Ergebnis der Randomisierung, auch im weiteren Verlauf der Studie nicht offenzulegen. Wird etwa im Rahmen einer Klinischen Studie der Visus (LogMAR, ein Jahr postoperativ) zum Vergleich zweier Operationsverfahren verwendet, so muss berücksichtigt werden, dass der Visus nicht frei von Untersuchereinflüssen gemessen werden kann. Ist nun die angewandte Operationsmethode vor der Visusmessung dem Untersucher bekannt, so ist nicht auszuschließen, das die Kenntnis der angewandten Operationsmethode einen Einfluss auf das Ergebnis der Visusmessung hat. Einen solchen *Informationsbias (engl. information bias)* gilt es offensichtlich auszuschließen. So ist Informationsbias weitestgehend auszuschließen, wenn das Zielkriterium "objektiv", d. h. frei von Untersuchereinflüssen gemessen werden kann, was jedoch in der Praxis selten möglich ist. Daher müssen geeignete Vorkehrungen, etwa in Form einer verblindeten Befundung oder der Aufrechterhaltung von Blindbedingungen getroffen werden.

Verblindung: Verblindungstechniken dienen der Vermeidung von systematischen Verzerrungen *(engl. bias)*. So könnte die Beurteilung des Behandlungserfolges durch den Patienten oder dem Arzt vom Wissen um die konkret angewandte Therapie unwillkürlich beeinflusst werden (*Beurteilungsungleichheit*). Auch die Aufmerksamkeit und Zuwendung zum Patienten durch den Arzt und das Pflegepersonal könnte von dem Wissen um die konkrete Behandlung beeinflusst werden (*Behandlungs- und Beobachtungsungleichheit*). Daher sollte weder der behandelte Patient / Proband noch der behandelnde Arzt wissen, welche Therapie konkret zugeteilt worden ist. Diese Vorgehen nennt man *doppelte Verblindung*.

Oft kann aber wegen der Art der angewandten Behandlungen (z. B. die Verwendung unterschiedlicher Nahtmaterialien bei einer Operation) das Experiment nur einfachblind durchgeführt werden, d. h. nur dem Patienten ist die bei ihm angewandte Behandlung nicht bekannt. In einem solchen Fall kann man versuchen, die Beurteilung des Behandlungserfolges nicht durch den Operateur, sondern durch unabhängige Beurteiler erfassen zu lassen (*Observerblind*). Wird beispielsweise eine operative mit einer konservativen Therapie verglichen, so muss die Studie meist offen durchgeführt werden, da allen Beteiligten die im Einzelfall angewandte Behandlung bekannt ist.

Eine 'doppelblinde' Versuchsanlage lässt sich noch dahingehend erweitern, dass zusätzlich auch der auswertende Statistiker verblindet wird (*Dreifach-Blindbedingungen*). Dies erreicht man durch ein Verkodung der Behandlungen. Dadurch können für die Auswertung zwar die Behandlungsgruppen gebildet werden, diese jedoch nicht mit den konkreten Behandlungen identifiziert werden.

Bei Arzneimittelstudien wird zum Wirkungsnachweis häufig gegen ein gleichaussehendes (und bei oraler Therapie möglichst gleichschmeckendes) Präparat "Placebo", das keinen Wirkstoff enthält, geprüft.
Soll der Nachweis der Wirksamkeit eines neuen Präparates A gegenüber einem Placebopräparat geführt werden, wobei jedoch für die Behandlung der Erkrankung bereits ein Standardpräparat B verfügbar ist, so kann unter Umständen bei nicht lebensbedrohenden Krankheiten ohne Folgeschäden für den Patienten eine Studie mit allen drei Therapien möglich sein. Wenn nun die neue Therapie und die Standardtherapie in unterschiedlichen Darreichungsformen, etwa Tablette und Tropfen, verabreicht werden, so kann die Randomisierung gegen ein einziges Placebopräparat nicht realisiert werden. Um trotzdem Blindbedingungen zu schaffen, werden für jede der Behandlungen A und B getrennt Placebos hergestellt. Die Patienten mit der Behandung A erhalten dann zusätzlich das Placebo von B und umgekehrt (*Double-Dummy-Technik*). Die Placebopatienten erhalten dann beide Placebos.

Bei pharmazeutischen Studien stehen dem durchführenden Arzt die anzuwendende Arzneimittel in äußerlich ununterscheidbarer Form zur Verfügung. Als einziges Zuordnungskriterium sind die Arzneimittel mit einer (aufsteigende) Nummer versehen, die sinnvollerweise zur Identifikation des jeweils behandelten Patienten innerhalb der Studie verwendet werden kann. Um im Notfall, etwa bei Auftreten eines unerwünschten Ereignisses, rasch die Art der angewandten Therapie identifizieren zu können, liegen auch getrennte, versiegelte Kuverts (*Dekodierungskuvert*) vor, die wieder nur durch die entsprechende Nummer zuzuordnen sind. Sie enthalten die Behandlungs-

zugehörigkeit und sind nach der Studie in geschlossener Form zurückzugeben
(die im Notfall geöffneten Kuverts sind entsprechend zu archivieren).

10.3.5 Ziel- und Begleitvariable

Einer der wesentlichen Punkte im Rahmen der Versuchsplanung liegt in der
Auswahl geeigneter Merkmale, die in einer klar nachzuvollziehbaren und medizinisch interpretierbaren Beziehung zu den an das Experiment gestellten
Fragen stehen. Das Problem dabei ist, dass es häufig sehr lange dauert, bis
verlässliche Aussagen über die wesentlichen Effekte einer Therapie, etwa das
Überleben des Patienten oder den Zeitpunkt des Ausbruchs von AIDS bei
HIV-infizierten Personen, getroffen werden können. Deshalb werden zur Bewertung des Therapieeffektes in manchen Situationen auch "Ersatzkriterien"
sogennannte "Surrogate" verwendet. Es ist jedes Mal eingehend zu prüfen,
ob anstelle dieser Merkmale "Surrogate" verwendet werden können. So ist es
beispielsweise bei der Therapie von HIV-Infizierten mittlerweile umstritten,
als eine solche Surrogatvariable für den Therapieeffekt die bisher verwendete
Entwicklung der T4-Helferzellen zu akzeptieren.

Der medizinische und technische Fortschritt hat dazu geführt, dass oftmals eine Fülle von Merkmalen gemessen werden kann. Das statistisch-
methodische Dilemma besteht darin, dass bei der Auswertung einer großen
Zahl von Merkmalen, etwa durch die Anwendung einzelner Tests zum Signifikanzniveau α (vgl. Kapitel 6: "Testen von Hypothesen I") die Chance steigt,
auch beim Fehlen von Effekten im Experiment durch Zufall Unterschiede zu
erhalten.

Aus diesem Grund ist es sinnvoll, sich auf eine oder wenige Zielvariablen
zu beschränken, die dann einer schließenden statistischen Auswertung unter-
worfen werden und somit die Grundlage für die Interpretation der Versuchs-
ergebnisse bilden. Alle anderen gemessenen Variablen sind daher im statistischen Sinn als Begleitvariablen zu interpretieren; ihre Behandlung unterscheidet sich klar von der der anderen.

Bei Verwendung mehrerer Zielvariablen müssen spezielle "multiple"
Auswertungsverfahren durchgeführt werden, die im Prinzip den Nachweis
einzelner Effekte erschweren. Nur dadurch kann gewährleistet werden, dass
die Wahrscheinlichkeit für mindestens einen falsch-positiven Schluss bei den
Zielvariablen insgesamt durch die Irrtumswahrscheinlichkeit α kontrolliert
wird.

Neben der Definition des Zielkriteriums müssen auch die Messmethode und die Messskala beschrieben werden. So liefert der Vergleich zweier Augenärztlicher Operationsmethoden (Pars-Plana-Vitrektomie gegenüber der Buckelchirurgie) anhand der Visuswerte 6 Monate nach Operation andere Ergebnisse als die Betrachtung der "Veränderung des Visus nach 6 Monaten gegenüber dem Ausgangswert". Darüber hinaus sind die Ergebnisse offensichtlich abhängig von den Messskala, logMAR-Visus oder Visus nach Snellen.

Beispiel 10.3: Mögliche Ziel- und Begleitvariablen zu einer Melanom-Studie

In einer multizentrischen Studie zum Vergleich zweier adjuvanter Behandlungen des fortgeschrittenen Melanoms wird die krankheitsfreie Überlebenszeit nach chirurgischer Behandlung als einziges Hauptzielkriterium festgelegt.

Beispiel 10.4: Formulierung von Ziel- und Begleitvariablen im Rahmen einer Therapiestudie bei Patienten mit Blasenstörung (1988)

In Beispiel 10.2, Seite 206 zum Vergleich einer neuen Therapie von neurogenen Blasenstörungen wurde vor Therapiebeginn und nach drei Wochen Therapie eine urodynamische Untersuchung durchgeführt. Als Zielvariablen wurden die Veränderungen von fünf Merkmalen ("maximale Blasenkapazität", "maximaler Detrusordruck", "Compliance der Blase", "maximaler Uroflow und Restharn") nach Therapie gegenüber dem Vorwert betrachtet.

10.3.6 Auswertungsstrategie

Die vorgesehene Auswertungsstrategie ist in groben Zügen vor der Durchführung eines Experiments festzulegen. Dadurch soll verhindert werden, dass eine Vielzahl verschiedener Auswertungsmöglichkeiten "durchprobiert" wird, um nach Vorliegen der Ergebnisse "passende" Signifikanztests (siehe Kapitel 6-8: "Testen von Hypothesen I bis III") auswählen zu können.

Beispiel 10.5: Mögliche Auswertungsstrategie zu einer Melanom-Studie (I)

In der Studie (vgl. Beispiel 10.3) zur Behandlung des Melanoms wird festgelegt, dass zum Vergleich der Verteilungen der krankheitsfreien Zeitintervalle in den zwei Behandlungsgruppen ein Testverfahren angewendet werden soll, das längere Intervalle höher gewichtet (Logrank-Test).

Beispiel 10.6: Auswertungsstrategie im Rahmen einer Therapie-studie bei Patienten mit Blasenstörung (1988)

Für die simultane Bewertung des Therapieeffektes anhand mehrerer un-terschiedlicher Zielvariablen, vgl. Beispiel 10.2, kann die Wahrschein-lichkeit für einen falsch positiven Schluss durch α dadurch kontrol-liert werden, dass die Einzelvergleiche jeweils zum Signifikanzniveau $\alpha/(Anzahl der Zielvariablen) = \alpha/5$ durchgeführt werden. In diesem Fall werden die beiden Behandlungen als unterschiedlich akzeptiert, wenn sich für mindestens eine der Zielvariablen anhand des statistischen Tests auf dem korrigierten Signifikanzniveau $0.05/5 = 0.01$ ein Unterschied nachweisen lässt. Eine solche Strategie muss gut überlegt sein, da sich dadurch die Chance für ein signifikantes Ergebnis bei einer einzelnen (möglicherweise relevanten) Zielvariablen verringert (vgl. Kapitel 6–8: "Testen von Hypothesen I bis III").

Es ist auch wünschenswert, vorab zu überlegen, ob und welche Störfak-toren des Experiments in der Auswertung mit berücksichtigt werden müssen (z. B. durch Bildung von Subgruppen oder durch eine "multivariate" Analy-se). Besonders wichtig bei multizentrischen Studien ist eine Auswertung pro Zentrum, um die Homogenität der Ergebnisse über die Zentren überprüfen zu können.

Beispiel 10.7: Mögliche Auswertungsstrategie zu einer Melanom-Studie (II)

In der Studie zur Behandlung des Melanoms (vgl. Beispiel 10.3) werden an Hand eines multivariaten Verfahrens (proportional hazards-model) neben dem Vergleich der beiden Behandlungsgruppen auch die Fak-toren "Zentrum", "Stadium", "Alter" und "Geschlecht" hinsichtlich ihres Einflusses auf den Therapieerfolg untersucht. Zentren mit weniger als 30 eingebrachten Patienten werden dabei in eine Kategorie "kleinere Zen-tren" zusammengefasst.

Darüber hinaus muss entschieden werden, ob die Auswertungsstrategie nach dem klassischen Prinzip des festen Stichprobenumfanges oder sequen-tiell erfolgen soll. Während bei klassischen Verfahren die Daten erst ausge-wertet werden, nachdem die Ergebnisse der gesamten Stichprobe vorliegen, ist es das Wesen der sequentiellen Verfahren, noch während der Sammlung der Daten "Zwischenauswertungen" durchzuführen, um bei Auftreten deutlicher Effekte oder beim Fehlen relevanter Trends schon frühzeitig das Experiment abbrechen zu können. Dabei ist wieder zu beachten, dass durch die mehrma-lige klassische Analyse innerhalb des gleichen Experiments die Chance steigt, selbst bei Fehlen jedweder Effekte durch Zufall eine positive Testentscheidung zu erhalten.

Der klassische Test ist so konstruiert, dass die Wahrscheinlichkeit einer falsch-positiven Testentscheidung durch das Signifikanzniveau α nur für die vorgesehene Auswertung am Ende des Experiments kontrolliert wird. Wenn also eine sequentielle Versuchsanordnung mit Zwischenauswertungen zur Erzielung einer Testentscheidung vorgesehen ist, muss im Versuchsplan festgelegt sein, wie die Zwischen- und Endauswertung "adjustiert" werden, um insgesamt eine Irrtumswahrscheinlichkeit für eine falsch-positive Testentscheidung durch α kontrollieren zu können.

10.3.7 Effektmaß

Die Bewertung der Ergebnisse einer klinischen Studie für die Praxis erfolgt nicht nur an Hand des Nachweises eines Unterschiedes durch ein statistisch signifikantes Testergebnis, sondern verlangt vielmehr die Bewertung der abgesicherten klinisch relevanten Differenz. Dies bedeutet, dass nicht nur untersucht werden sollte, ob eine Behandlung A tatsächlich "im Mittel" besser als B ist, sondern auch, ob sie um mindestens eine klinisch relevante Differenz besser ist. Die Größenordnung der klinisch relevanten Differenz muss sich aus der jeweiligen klinischen Fragestellung ableiten. So wird bei placebokontrollierten Studien die klinisch relevante Differenz relativ hoch angesetzt, da sinnvollerweise eine medizinisch deutliche Verbesserung gegenüber dem natürlichen Krankheitsverlauf zu verlangen ist. Hingegen wird ein wesentlich niedriger Wert für die klinisch relevante Differenz beim Vergleich mit einer aktiven, als wirksam akzeptierten Kontrolle verwendet werden. Wenn die neue Therapie A sonst keine Nachteile (wie schlechteres Nebenwirkungsprofil, mehr Belastung für den Patienten, höhere Kosten etc.) gegenüber B aufweist, reicht die einfache Absicherung der Überlegenheit von A gegenüber B aus.

In der Regel ist die 'klinisch relevante Differenz' aber auch schon in der Planungsphase einer Studie von besonderer Bedeutung, etwa bei der Fallzahl-Berechnung. Ziel ist hier die Bestimmung derjenigen Fallzahl, mit der ein klinisch relevanter Unterschied mit einer hohen Wahrscheinlichkeit (Power) $1-\beta$ (bei vorgegebenem Signifikanzniveau) entdeckt werden kann.

Die 'klinisch relevante Differenz' $\mathcal{D}$ ist dann der kleinste Unterschied, den man mit der Wahrscheinlichkeit von $1-\beta$ entdecken wird. Die Wahl der Fallzahl nach diesen Kriterien impliziert im Falle eines positiven (signifikanten) Studienergebnisses nicht, dass die *tatsächliche* Differenz mindestens $\mathcal{D}$ beträgt, es bedeutet hauptsächlich, dass überhaupt ein Unterschied besteht.

Der Test, der ja lediglich ein Entscheidungsproblem löst, liefert über die Größenordnung des Unterschieds keine Aussage. Die Quantifizierung des Unterschieds ist vielmehr ein Schätzproblem. Deshalb soll gerade in der klinischen Forschung zu jedem statistischen Test auch das entsprechende Konfidenzintervall angegeben werden. Im Falle eines positiven Unterschieds zweier Behandlungen darf auf einen relevanten Effekt geschlossen werden, wenn das Konfidenzintervall nicht nur oberhalb von Null, sondern auch oberhalb von $\mathcal{D}$ liegt (vgl. Kapitel 6–8: "Testen von Hypothesen I bis III").

Liegt keine begründete Annahme über die Größenordnung der absoluten klinisch relevanten Differenz vor, so kann für die Berechnung der Fallzahl auch das so genannte *Effektmaß* herangezogen werden. Das Effektmaß δ/σ ist definiert als Verhältnis des mittleren Behandlungsunterschieds δ bezogen auf die Standardabweichung σ (standardisierter Behandlungsunterschied). Cohen (1988) unterscheidet kleine, mittlere und große Effekte (Parallelgruppendesign mit stetigem Zielkriterium), falls $\delta/\sigma = 0.2$, $\delta/\sigma = 0.5$ bzw. $\delta/\sigma = 0.8$ ist. Bei der Wahl der Größenordnung des mittleren Behandlungsunterschiedes δ wird zuweilen auch eine 25%ige bzw. 50%ige Veränderung im Erwartungswert der Zielgröße unter der neuen Therapie gegenüber dem Vergleichskollektiv als klinisch relevant angesehen (Freiman, 1978).

10.3.8 Wahl des Stichprobenumfangs

Der Zusammenhang zwischen dem Therapieeffekt, der Fallzahl, dem Signifikanzniveau und der Power eines Test ist bereits im Kapitel 6: "Testen von Hypothesen I" dargelegt worden. Darüber hinaus wurde im Kapitel 5: "Punktschätzer und Konfidenzintervalle" die Abhängigkeit der Länge des Konfidenzintervalls von der Fallzahl bzw. dem Signifikanzniveau beispielhaft besprochen. Am Beispiel des approximativen $(1 - \alpha)$-Konfidenzintervalls für den Mittelwert (Standardfehler $s/\sqrt{n}$) lässt sich in guter Näherung die Fallzahl in Abhängigkeit von der Länge bzw. von dem Signifikanzniveau wie folgt berechnen:

$$n = \left(2\, z(1 - \frac{\alpha}{2})\, \frac{s}{L} \right)^2 .$$

Diese Formel liefert nur annähernd richtige Fallzahlen, denn im Allgemeinen kann nicht vorausgesetzt werden, dass der Mittelwert normalverteilt und die Streuung des Mittelwertes bekannt ist. Korrekterweise ist – bei unterstellter Normalverteilung des Mittelwertes und unbekannter Streuung – statt $z(1 - \frac{\alpha}{2})$ das Quantil der t-Verteilung zu verwenden. Dies lässt sich jedoch bei "geeignet großen" Stichprobenumfängen durch das entsprechende Normalverteilungsquantil ersetzen.

Für die Abschätzung der mindestens notwendigen Fallzahl bei der Anwendung eines statistischen Tests sind andere Überlegungen notwendig. Eine näherungsweise Abschätzung der mindestens notwendigen Fallzahl zur Entdeckung eines klinisch relevanten Unterschiedes von der Größe Δ mit einer Wahrscheinlichkeit von $1 - \beta$ (bei vorgegebenem zweiseitigen Signifikanzniveau α) kann durch

$$n = \left(\frac{z(1 - \frac{\alpha}{2}) + z(1 - \beta)}{\Delta} \right)^2$$

ermittelt werden.

Sollen im Rahmen einer klinischen Studie zwei Therapien in unabhängigen Stichproben angewandt werden, wobei die Zielgrösse eine kontinuierliche Messvariable ist, so sind zwei Mittelwerte μ_1 und μ_2 zu vergleichen. In diesem Fall lässt sich der mindestens notwendige Stichprobenumfang pro Gruppe annähernd mit der obigen Formel berechnen. Dabei ist das Effektmaß

$$\Delta = \frac{\mu_1 - \mu_2}{\sqrt{2}\sigma}$$

zu verwenden. Diese Fallzahlformel ist nur exakt für den Vergleich zweier normalverteilter Populationen mit gleicher (bekannter) Varianz, sie kann jedoch als gute Näherung auch für andere Testprobleme herangezogen werden. In Abbildung 10.1 ist der Zusammenhang zwischen der standardisierten Mittelwertdifferenz ($\frac{\mu_1 - \mu_2}{\sqrt{2}\sigma}$) und der mindestens notwendigen Fallzahl pro Behandlungsgruppe für die zweiseitigen Signifikanzniveaus $\alpha = 0.025$ und $\alpha = 0.05$ sowie für eine Power $1 - \beta = 0.8$ und $1 - \beta = 0.9$ dargestellt.

Dies führt unter Verwendung von $\alpha = 0.05$ und $\beta = 0.2$ zu der folgenden "Faustformel":

$$n = 16 \left(\frac{\sigma}{\mu_1 - \mu_2} \right)^2 .$$

Ist die Zielgröße hingegen dichotom, werden also Erfolge und Misserfolge gezählt, wird der Vergleich zweier Anteile p_1 und p_2 impliziert. Dann führt das Effektmaß

$$\Delta = \sqrt{2} \left(\arcsin \sqrt{p_1} - \arcsin \sqrt{p_2} \right)$$

häufig zu einer guten Abschätzung für die Fallzahl des χ^2-Tests (vgl. Cochran und Cox (1992)).

Gerade ethische Aspekte standen im Vordergrund bei der Entwicklung statistischer Methoden, die einen flexibleren Studienablauf möglich machen. Dabei stand der Wunsch eines möglichst frühzeitigen Studienabbruchs im Vordergrund. Hier finden gruppensequentielle Versuchsansätze (vgl. Pocock

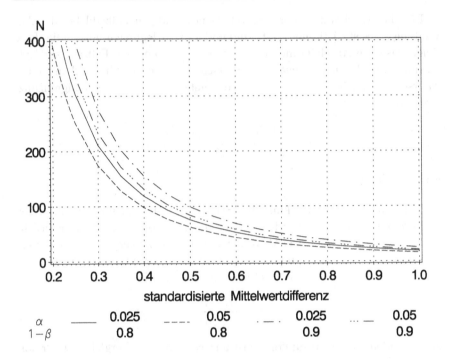

Abb. 10.1. Approximative Fallzahl pro Gruppe für den Vergleich zweier Mittelwerte in Abhängigkeit vom Effektmaß für eine Power von 80% und 90% sowie Signifikanzniveaus von 5% und 2.5%

(1977), O'Brien, Fleming (1979)) Anwendung. Andererseits möchte man die Ergebnisse etwa einer internen Pilotstudie bei der Auswertung der Hauptstudie nach dem Vorbild der Kombination von Studienresultaten im Rahmen von Meta-Analysen verwenden. Dazu wurden so genannte adaptive Auswertungsstrategien von Bauer und Köhne (1994), Proschan und Hunsberger (1995) sowie Lehmacher und Wassmer (1999) entwickelt.

Bei der Anwendung dieser Verfahren zur Zwischenauswertung stellt sich jedoch generell das so genannte Overrunning-Problem. Zum Zeitpunkt der Zwischenauswertung bei Follow-up-Studien werden nicht die Daten aller rekrutierten Patienten eingehen, sondern lediglich die Daten der Patienten, für die Messwerte des Zielkriteriums vorliegen. In diesem Fall kann es sich ergeben, dass das Ergebnis der Zwischenauswertung demjenigen der Auswertung der Ergebnisse aller rekrutierten Patienten entgegensteht, so dass ein Konflikt zwischen einer formalen Auswertung der Studie und einer empirischen Bewertung der Ergebnisse resultieren kann.

10.3.9 Ausfälle von Beobachtungseinheiten

Ein wesensmäßig mit medizinischen Studien verbundenes Problem ist das vorzeitige Ausscheiden von Patienten aus der Studie. Da Patienten im Rahmen der Aufklärung darauf aufmerksam gemacht werden müssen, dass sie jederzeit ohne Angabe von Gründen eine weitere Teilnahme an der Studie ablehnen können, sind fehlende Werte nicht notwendigerweise ein Zeichen ungenügender Sorgfalt bei der Versuchsdurchführung. Da das Ausscheiden der Patienten systematisch von der Behandlung abhängen kann, sind Ausfälle von Beobachtungseinheiten in der Auswertung geeignet zu berücksichtigen.

Prinzipiell gibt es zwei Vorgehensweisen:

1. Jeder Patient, der randomisiert wurde, muss in die Auswertung aufgenommen werden (*All-Randomized-Patients, Full Analysis Set (FAS)*). Diese Auswertung wird derzeit als die wichtigere angesehen, da sie eine unterschiedliche Selektion der Therapiegruppen durch unterschiedliches Ausfallen der Patienten vermeidet. Diese Analyse muss sicherlich als Idealfall betrachtet werden. So führt das Fehlen sämtlicher Daten eines Patienten nach der Randomisierung dazu, dass dieser Patient nicht in einer All-Randomized-Patients-Analyse berücksichtigt werden kann. Unterscheidet sich die Anzahl der so nicht in der Analyse berücksichtigten Patienten zwischen den Behandlungen, so ist die Möglichkeit eines Bias zu beachten.

2. Nur jene Patienten werden in die Auswertung aufgenommen, die sich gemäß den Festlegungen im Studienplan verhalten haben, d. h. die Therapie konsequent bis zum Studienende eingehalten haben (Per-protocol-Analyse).

Während die All-Randomized-Patients-Analyse eher auf eine pragmatische Bewertung des Therapieerfolges abzielt (unter Einbeziehung von Therapieausfällen, Therapieabbrechern und Therapiewechslern, wie sie auch bei der Anwendung außerhalb klinischer Studien zu erwarten ist), zielt die Per-protocol-Analyse eher auf einen "ideologischen" Vorteil.

Beispiel 10.8: All-Randomized-Patients-Analyse im Rahmen einer Morbus Crohn-Studie

Während eines aktiven Schubs bei Morbus-Crohn-Patienten wird eine Sondendiät mit der klassischen Cortisonbehandlung in unabhängigen Stichproben verglichen. Es ist nicht verwunderlich, dass ein Patient bei einem Versagen der Diät (keine wahrnehmbare Verbesserung des Zustandes) diese abbricht. Es wäre verfälschend, diese Abbrüche in der

Analyse als zufällig fehlende Werte zu berücksichtigen. In der All-Randomized-Patients-Analyse wird man diese Patienten eher als Therapieversager dokumentieren.

Problemlos kann das Ergebnis eines klinischen Experiments nur interpretiert werden, wenn beide Analysen in die gleiche Richtung weisen. Im Beispiel 10.8 würde diese Analyse zu einer Überschätzung des Effekts in der Diätgruppe führen.

10.3.10 Unerwünschte Effekte

Bei Arzneimittelstudien legt man einen besonderen Wert auf die Erhebung von Daten zur Arzneimittelsicherheit. Die Informationen können dabei durch spontane Angaben der Patienten oder durch gezielte Fragen in Richtung vermuteter unerwünschter Effekte gesammelt werden. Meldungen von solchen Effekten sind zentral zu sammeln und etwa bei Arzneimittelstudien rasch bestimmten Institutionen zu übermitteln. Häufig ist es wünschenswert, dass die laufende Kontrolle dieser Dokumentation durch ein unabhängiges "Sicherheitskomitee" (Safety monitoring board) erfolgt, welches gegebenenfalls auf der Grundlage einer Kosten-Nutzen-Risiko-Analyse einen vorzeitigen Abbruch der Studie empfehlen kann. Selbstverständlich ist in diesen Komitees auch statistischer Sachverstand vonnöten.

10.4 Verschiedene Aspekte der Studienplanung und -durchführung

10.4.1 Informations- und Wissensbeschaffung

Wie bereits dargelegt, bildet eine präzise formulierte medizinische Fragestellung die Grundlage eines Experimentes. Es ist essenziell, vor der Durchführung einer Studie sorgfältig zu recherchieren, welche in Zusammenhang mit der zu beantwortenden Fragestellung stehenden Untersuchungen bereits durchgeführt wurden und welche Erkenntnisse darüber vorliegen. Dazu ist unter anderem eine sorgfältige Literaturrecherche notwendig. Jährlich erscheinen etwa 2 Millionen neue Artikel in den rund 25.000 weltweit erscheinenden biomedizinischen Zeitschriften. Diese Informationsflut lässt sich selbst in einigen sehr eingeschränkten Fachgebieten ohne moderne Methoden der Informationsverarbeitung kaum mehr verarbeiten.

Die klassische Literatursuche findet mittlerweile computergestützt mittels so genannter Suchprogramme in Datenbanken wie *Science Citation Index*, *Web of Science*, *Medline*, *Embase*, *Current Contents*, *Cochrane Library*, *Index Medicus* usw. statt. Im folgenden seien einige Charakteristika dieser Informationsquellen skizziert.

Medline ist eine seit 1966 von der National Library of Medicine (NLM) in den USA gepflegte Datensammlung, die Zeitschriftenaufsätze von knapp 4.000 überwiegend englischsprachigen Zeitschriften enthält, unter anderem mit Angaben zu Titel, Autoren, Quellen, Themen und einer Zusammenfassung (Abstract).

Der *Current Contents* ist eine wöchentlich erscheinende Zeitschrift, die Inhaltsverzeichnisse aller aktuell erschienenen Fachzeitschriften enthält. Im Anhang eines jeden Heftes befindet sich ein Register der Veröffentlichungen. Außerdem sind die Adressen aller Autoren abgedruckt.

Der *Index Medicus* ist eine Bibliographie, die das medizinische Schrifttum seit 1879 erfasst und einen thematisch geordneten Index erstellt. Der *Index Medicus* entstand als Bestandsverzeichnis der Library of the Surgeon General's Office in Washington und verzeichnete damals laufend alle Schriften, die von dieser Bibliothek erworben wurden. Heute spezialisiert sich der *Index Medicus* auf medizinische Fachzeitschriften. Der Inhalt von 3000 medizinischen Journalen wird nach Schlagwörtern und Autoren katalogisiert. Im *Author Index* des *Index Medicus* sind alle Veröffentlichungen nach dem Namen des Erstverfassers alphabetisch sortiert. Bis zu 9 Mitverfasser sind hier ebenfalls aufgeführt. Im *Subject Index* sind die Veröffentlichungen nach inhaltlichen Schlüsselwörtern sortiert. Die Schlüsselwörter müssen dabei so präzise sein, dass sich hinter einem Schlüsselwort nicht zu viele Publikationen verbergen, andererseits dürfen sie nicht zu spezialisiert sein, damit der Benutzer nicht unter zu vielen Schlüsselwörtern wählen muss. Der *Medical Subject Heading* (MeSH) erscheint jährlich mit dem Januarband des *Index Medicus*. Er besteht im wesentlichen aus einem alphabetischen Verzeichnis aller gültigen Schlüsselwörter, aller Subject Headings sowie einem systematischen Verzeichnis der Subject Headings. Letzteres ist hierarchisch gegliedert. Der Benutzer hat dadurch die Möglichkeit, auch über- und untergeordnete Begriffe erschließen zu können. Außerdem umfasst der *Index Medicus* ein Verzeichnis aller Änderungen, also durch neu aufgenommener bzw. ab sofort nicht mehr verwendeter Headings.

Die *Cochrane Library* bietet von internationalen Expertengremien erstellte *systematische Übersichtsartikel* zu bestimmten Fragestellungen.

Science Citation Index: Während die Literatur im *Index Medicus* durch Schlüsselwörter nach inhaltlichen Gesichtspunkten erschlossen wird, wählt der *Science Citation Index* mit dem *Citation Index* und *Permuterm Subject Index* zwei andere Wege. Der *Citation Index* gibt an, von wem eine bestimmte Publikation zitiert worden ist. Wenn man den Namen eines Autors kennt, der zu einem bestimmten Thema publiziert hat, erhält man aus dem *Citation Index* die Information, welche in der Zwischenzeit erschienen Publikationen sich auf den Autor beziehen. Der *Permuterm Subject Index* orientiert sich an den im Titel der Arbeit vorkommenden Wörtern. Dabei werden nur aussagekräftige Begriffe in den Index aufgenommen. Aus den wissenschaftlich relevanten Wörtern werden Zweierpaare gebildet. Diese Begriffspaare sind unter Angabe des Autors im *Permuterm Subject Index* alphabetisch aufgeführt.

Bei der Literatursuche ist zwischen der Datenquelle (Datenbank) selbst und dem Computerprogramm, mit dessen Hilfe die Datenquelle durchsucht wird, zu unterscheiden. Die Grundlage solcher Programme sind Suchalgorithmen, die die Methode des Durchsuchens einer Datenquelle formalisieren. Enthält die Datenbank nur eine bestimmte Auswahl der verfügbaren Fachzeitschriften, etwa bezüglich der Sprache in der die Artikel publiziert werden, so können ggf. wichtige Erkenntnisse übersehen werden. Andererseits kann die Verwendung unterschiedlicher Suchprogramme für die gleiche Abfrage an die gleiche Datenbank zu unterschiedlichen Ergebnissen führen.[2] Nur die Kombination aus einem vollständigen Bestand an Informationen in den Literaturdatenbanken und einem "intelligenten" Suchverfahren kann in der Praxis nutzbringend sein. Im Idealfall findet man das, was man sucht. Es

Tabelle 10.5. Ergebnis einer Literaturrecherche in Abhängigkeit von den vorhandenen Daten

Ergebnis	Vorhandene Daten	
der Suche	relevant	nicht relevant
gefunden	a	b
nicht gefunden	c	d

kommt aber auch vor, dass man das, was man sucht nicht findet, und statt

---

[2] Die meisten Datenbankprogramme sind in der Lage auch Datensätze zu finden, deren Eintrag dem Suchbegriff ähnelt. Wird etwa nach Mayer gesucht, so werden dann auch Einträge mit den Namen Mayer, Maier, Meyer, Maier ... gefunden. Die Ergebnisse der Abfrage sollten aber im Einzelfall überprüft werden.

dessen etwas findet, was man nicht gesucht hat (vgl. Tabelle 10.5). Informationstheoretisch beschreibt man die Güte einer Suche bzw. deren Ergebnis häufig durch zwei Kenngrößen. Suchverfahren finden im Idealfall tatsächlich die relevanten Artikel (Vollzähligkeitsrate oder *Recall*). Dies kann durch den Quotienten $a/(a + c)$ ausgedrückt werden. Bei einem Recall von 1 sind alle gesuchten Daten auch gefunden worden. Der Anteil der nicht gesuchten, aber gefundenen Daten an der Gesamtzahl der gefundenen Daten $(b/(a + b)$ heißt *Precision*. Der Quotient drückt aus, welcher Anteil der gefundenen Daten auch wirklich relevant ist.

Bei einer breit angelegten Literaturrecherche ist zu erwarten, dass die Precision gering, der Recall jedoch hoch ist. Eng begrenzte Recherchen liefern einen geringeren Recall, aber eine höhere Precision. Diese Gütekriterien entsprechen der Sensitivität bzw. 1 minus dem positven Vorhersagewert $(1 - P(K^+|T^+))$ im Rahmen diagnostischer Testverfahren (vgl. Kapitel 4: "Bedingte Wahrscheinlichkeiten und Diagnostische Tests").

Kritisch anzumerken ist, dass die übliche Form der klassischen Literaturrecherche nicht frei von Bias (Verzerrung, Ungenauigkeit) ist. Es muss davon ausgegangen werden, dass eine große Zahl wissenschaftlicher Erkenntnisse überhaupt nicht den Weg in die Literaturdatenbanken finden. Nicht selten werden "Negativ-Ergebnisse", zum Beispiel Untersuchungen, die nicht die gewünschte "Signifikanz" im Sinne eines (statistisch) signifikanten Testergebnisses aufweisen, als nicht publikationswürdig eingeschätzt und bleiben deshalb unveröffentlicht. Folglich können solche Erkenntnisse auch nicht mit den klassischen Suchmethoden gefunden werden. Pessimistische Schätzungen gehen davon aus, dass der Anteil der Publikationen, die diesem *Publication Bias* unterliegen, bei 30 bis gar 50 Prozent liegen könnte. Eine weitere Ursache für das Nicht-Auffinden von wissenschaftlichen Erkenntnissen ist die Tatsache, dass Suchanfragen nicht selten mit Bezug auf eine bestimmte Sprache durchgeführt werden. Da in der Medline Datenbank überwiegend englischsprachige Literatur enthalten sind, ist die Chance anderssprachige Literatur zu finden, sehr gering (*Language Bias*).

Unter Berücksichtigung der genannten Aspekte ist dringend anzuraten, für die Literatursuche mehrere Quellen und unterschiedliche Suchprogramme zu verwenden. Eine für Anfänger und Fortgeschrittene geeignete Suchmaschine für *Medline* findet sich zum Beispiel im Internet unter `www.medline.de`, ein Zugang zur Suchmaschine der NLM selbst findet sich unter `www.pubmed.gov`.

Die klassische Literaturrecherche in *Medline* oder anderen wichtigen Datenbanken wie *Embase, Current Content, Cochrane Library* usw. wird

heutzutage immer mehr ergänzt durch komplementäre Wissensquellen, allen
voran das Internet mit seinen Möglichkeiten der Recherche über so genannte
Suchmaschinen. Während die klassische Literaturrecherche thematisch deutlich fokussiert abläuft – es handelt sich um Literatur aus der Medizin und
verwandten Themengebieten – gestaltet sich die Suche im Internet komplexer.
Thematisch ausgerichtete Internetserver bieten oft eher Informationen über
das Gesuchte als global agierende Suchmaschinen.

Beispiel 10.9: Themensuchmaschinen
*Werden Informationen über die Allergiehäufigkeit im Zusammenhang mit
dem regelmäßigen Verzehr von Margarine bzw. Butter gesucht, muss
man bei einer ungefilterten Suche im Internet damit rechnen, wegen der
genannten Zutaten auch Kuchenrezepte als Ergebnisse zu erhalten.*

Themenorientierten Suchmaschinen sollte daher der Vorzug gegeben werden. Einige allgemeine Suchmaschinen bieten aber bereits Zusatzfunktionen
zur Einschränkung der Suchergebnisse oder zur genaueren Spezifizierung der
Suchbegriffe, zum Beispiel durch Vorgabe bestimmter Suchbegriffe. Suchmaschinen der neueren Generation (z. B. `www.google.de`) nutzen alternative
Indexierungsverfahren und erzielen damit eine deutlich höhere Präzision.

10.4.2 Organisation und Dokumentation

Ein wesentlicher Beitrag zum Gelingen einer klinischen Studie ist ein prak-
tikables Organisationskonzept, das die tatsächlichen Gegebenheiten der den
Versuch durchführenden Institution(en) mit berücksichtigt. Dazu gehört auch
eine ständige begleitende Kontrolle während der Durchführung des Versuchs
(Monitoring) sowie regelmäßige Treffen der beteiligten Personen (Studien-
treffen). Die Bereitstellung effektiver Mittel der Dokumentation (Layout der
CRFs, Plausibilitätschecks, Konsistenzprüfungen etc.) sowie der Haltung und
Verwaltung der Daten in adäquaten Datenbanken darf in ihrem Einfluss auf
die vollständige und korrekte Erfassung der Rohdaten nicht unterschätzt
werden (vgl. die Ausführungen in Kapitel 13: "Dokumentation und Informationsverarbeitung"). Dabei sollte der Ablauf der Studie durch Bereitstellung von Termin-Mahnlisten und regelmäßige Berichte über den Fortgang der
Studie unterstützt werden.

10.4.3 Ethische und regulative Voraussetzungen

Vor jedem Experiment an Tieren oder Menschen ist eine Genehmigung durch die entsprechenden Gremien einzuholen. Jeder klinische (Arznei-mittel-)Versuch muss von einer Ethikkommission beurteilt werden (vgl. Weltärztebund, Deklaration von Helsinki). Neben der Prüfung der Zumutbarkeit des Experiments für das Individuum (z. B. Ist ein Vergleich gegen eine Placebogruppe unbedenklich? Gibt es prohibitive Sicherheitsrisiken eines neuen Therapiekonzepts?) ist auch zu prüfen, ob die Planung des Experiments "nach dem jeweiligen Stand der Wissenschaft" erfolgt ist. Dadurch sind Studien, die nicht nach den geltenden Standards statistischer Methoden geplant sind, als nicht ethisch abzulehnen.

Die wesentlichen Rahmenbedingungen werden in einem vor Studienbeginn zu formulierenden Prüfplan festgelegt. Sowohl in Europa als auch in den USA und Japan gelten für die Planung, Durchführung und Aus- bzw. Bewertung einer klinischen Studie Richtlinien und Rahmenbedingungen, wie z. B. Guidelines for Good Clinical Practice (ICH E6), die insbesondere bei der Formulierung eines Prüfplans zu beachten sind. Aus medizin-statistischer Sicht sind auch die ICH E9: Statistical principles for clinical trials und ICH E10: The choice of a control group von besonderem Interesse (vgl. www.ifpma.org).

Der Prüfplan sollte darüber hinaus den Empfehlungen des Weltärztebundes (Revidierte Deklaration von Helsinki in der vom Weltärztebund bei seiner 52. Generalversammlung im Oktober 2000 in Edinburgh beschlossenen, revidierten Fassung) entsprechen (vgl. www.wma.net) und einer unabhängigen Ethikkommission vorgelegt werden. Ferner bestehen zur Zeit in Europa unterschiedliche Regelungen bezüglich der Meldepflicht klinischer Studie bei den örtlichen Regierungsbehörden, da die bisher gültigen Reglungen der Anzeigepflicht klinischer Studien im Rahmen der Zulassung pharmazeutischer Präparate zur Zeit erweitert wird. Änderungen im Prüfplan sind als Anhänge (engl. amendment) schriftlich zu formulieren und müssen gegebenenfalls der Ethikkommission angezeigt werden.

Eine generelle Voraussetzung für die Teilnahme einer geschäftsfähigen Versuchsperson an klinischen Studien ist eine detaillierte Aufklärung durch einen Arzt "über Wesen, Bedeutung, Tragweite und Risiken der klinischen Prüfung" und die nachfolgende (schriftliche) Einwilligung der Versuchsperson.

10.5 Übungen

10.5.1 Fragestellungen

1. Das maligne Melanom der Haut ist wegen seines großen Metastasie-
   rungspotentials eine der aggressivsten Neoplasien des Menschen. An der
   Bedeutung der Früherkennung und frühzeitigen Exzision des Melanoms
   besteht heute kein Zweifel mehr. Trotz Durchführung von Aufklärungs-
   kampagnen beobachtet man jedoch immer noch eine große Anzahl von
   Patienten mit späten, prognostisch ungünstigen Stadien. Zahlreiche Untersuchungen haben gezeigt, dass die 10-Jahres-Überlebensrate mit dem
   Breslow-Index (dieser misst die größte vertikale Tumordicke) korreliert.

   International werden seit Jahren die verschiedensten immuntherapeuti-
   schen Schemata als adjuvante Therapie im Stadium IIa und IIb (UICC)
   bei klinischer Tumorfreiheit in randomisierten Multicenter-Studien untersucht. Bis heute existiert jedoch kein etabliertes Therapieprotokoll, so
   dass vielfach bei diesen Patienten keine adjuvante Therapie durchgeführt
   werden kann.

   Interferone sind molekulare Proteine mit antiviralen, antiproliferativen
   und immunmodulierenden Wirksamkeiten. Seit Jahren werden nun in der
   Behandlung des metastasierenden Melanoms verschiedene Interferone in
   unterschiedlicher Dosierung und Applikation mit divergierendem Erfolg
   verwendet. Hier werden Ansprechraten von 10–30 % beobachtet.

   Retionoide sind Derivate des Vitamin A mit einer großen Anzahl von verschiedenen biologischen Wirkungen wie immunmodulatorische und sebo-
   suppressive Eigenschaften sowie Beeinflussung der Zellproliferation und
   Differenzierung. Auf Grund von Literaturdaten scheint die Durchführung
   einer adjuvanten Behandlung mit Interferon-α-2a in Kombination mit 13-
   cis-Retinsäure beim malignen Melanom im Stadium IIa und IIb gerechtfertigt.

   Diskutieren Sie, wie eine Studie zur Beurteilung der Wirksamkeit (Rezidivrate, Überlebensrate) einer Kombinationstherapie gegen Interferon al-
   lein bei Patienten mit malignem Melanom geplant werden kann.

Kapitel 11:
Epidemiologie

11.1 Allgemeine Vorbemerkungen

Sowohl die Epidemiologie als auch die Demographie sind vorwiegend auf Beobachtungsstudien angewiesen. Die Ergebnisse solcher Studien werden häufig anhand spezieller "zusammengesetzter" Größen, wie etwa Anteile, Verhältnisse oder Raten dargestellt. Im folgenden Abschnitt werden diese Größen eingeführt.

11.1.1 Anteil, Verhältnis, Rate

Anteil: Unter einem Anteil $p = z/n$ (engl. *proportion*) versteht man eine dimensionslose Zahl zwischen 0 und 1, wobei die Anzahl z im Zähler einen definierten Teil der im Nenner stehenden Anzahl n ausdrückt $(0 \leq z \leq n)$.

Verhältnis: Das Verhältnis $r = z/n$ (engl. *ratio*) ist ebenfalls als ein Quotient definiert. Dabei bezieht sich der Zähler z jedoch nicht auf einen Teil der im Nenner abgezählten Größe n. Das resultierende Verhältnis r kann eine Dimension besitzen oder aber auch dimensionslos sein.

Beispiele für Anteile sind der Anteil der Raucher in Österreich und die Zahl der Totgeburten pro 1000 Geburten. Der Anteil der Raucher bezogen auf den Anteil der Nichtraucher Vorarlbergs (dimensionslos) oder der Anteil der Raucher in Wien bezogen auf den Anteil der Raucher in Österreich (dimensionslos) stellen ebenso Verhältnisse dar wie die Anzahl der Krankenhausbetten bezogen auf 10000 Einwohner.

Rate: Der Begriff Rate lässt sich vergleichsweise nur unscharf definieren. Zumeist ist in seiner Definition ein Differentialquotient involviert. Man könnte sagen, eine Rate drückt die Veränderung einer Größe (y) im Hinblick auf die Veränderung einer anderen Größe (x) aus. Diese wird dann im Wesentlichen durch den Differentialquotienten dy/dx beschrieben. Eine Rate hat zumeist eine Dimension, kann aber auch dimensionslos sein.

Beispiel 11.1: Der Begriff "Rate" in den Wissenschaften

Eine aus der Physik bekannte Rate ist die Geschwindigkeit

$$v = \frac{ds}{dt} \left[\frac{m}{s} \right].$$

In der Epidemiologie bildet die (dimensionslose) Mortalitätsintensität, definiert durch

$$\mu(t) = \frac{f(t)}{1 - F(t)},$$

ebenfalls eine Rate (vgl. Sterberate im Kapitel 9). Hierbei bezeichnen $f(t)$ die Dichte der Sterbezeiten (Mortalitätsdichte) und $F(t)$ die kumulative Verteilungsfunktion der Sterbezeiten. Es gilt: $f(t) = F'(t)$.
Die Mortalitätsintensität ist immer nicht-negativ und beschreibt für die zum Zeitpunkt t noch Lebenden die momentane Todesbedrohung. Sie kann formal als negative logarithmische Ableitung der Funktion $1 - F(t)$ beschrieben werden: $\mu(t) = - dln(1 - F(t))/dt$.

Bemerkungen: Die im Kapitel 12: "Demographie" zu besprechenden "Mortalitätsraten" sind Anteile, die eine enge Beziehung zur Mortalitätsintensität aufweisen.

Oft werden *Durchschnittsraten* betrachtet, die formal einem Verhältnis entsprechen wie z. B. die Durchschnittsgeschwindigkeit $v = s/t$; dabei bezeichnet s den in der Zeit t zurückgelegten Weg.

11.2 Begriffsdefinition

Der Begriff *Epidemiologie* leitet sich von "Epidemie" ab, worunter ein (zeitlich und räumlich) gehäuftes Auftreten einer Massenerkrankung zu verstehen ist, die vielfach durch Infektionen hervorgerufen wird. Wir betrachten die Epidemiologie als die Lehre von der Beschreibung (*deskriptive Epidemiologie*) und Erforschung (*analytische Epidemiologie*) von Erkrankungshäufigkeiten in der Bevölkerung. Die Epidemiologie erforscht die Ursachen einer Krankheit:

"Epidemiology is the study of occurrance of illness".

11.3 Prävalenz und Inzidenz einer Krankheit

Die *Prävalenz* bezeichnet den Anteil der erkrankten Fälle bezogen auf die Gesamtpopulation. Sie bezieht sich auf einen Zeitpunkt (*Punktprävalenz*) oder auf ein vorgegebenes Intervall (*Intervallprävalenz, Periodenprävalenz*).

$$\text{Punktprävalenz (zur Zeit } c) = \frac{\text{Anzahl der Fälle im Zeitpunkt c}}{\text{Populationsumfang}}$$

$$\text{Intervallprävalenz} = \frac{\text{Anzahl der Fälle im Intervall}}{\text{Populationsumfang (Mitte des Intervalls)}}$$

Der Bezug auf den Populationsumfang zur Mitte des Zeitintervalls stellt eine Vereinfachung dar, die jedoch häufig zutreffend ist. Betrachtet man etwa den Fall, dass die Population sich im Zeitintervall nicht verändert, man spricht von einer *fixen Population*, dann ist der Umfang zu jedem Zeitpunkt im Intervall gleich dem Umfang zur Intervallmitte. Ist das Zeitintervall sehr kurz, so mag die Population als fix angesehen werden. Ändert sich hingegen die Population im Zeitintervall, so muss geprüft werden, ob der Umfang zur Intervallmitte als eine gute Schätzung für den Umfang der Population im Zeitintervall angesehen werden.

Bei der Berechnung der *kumulativen Inzidenz* einer Krankheit (oder auch eines anderen Ereignisses, wie z. B. einer Lärmbelastung) betrachtet man den Beginn einer Erkrankung (oder Exposition) und bezieht sich immer auf ein Intervall.

$$\text{Kumulative Inzidenz} =$$

$$\frac{\text{Anzahl der neuen Fälle im Intervall}}{\text{Populationsumfang zu Intervallbeginn (\textit{at risk} und frei von Krankheit)}}$$

Die Inzidenz kann sich auch auf den Tod (oder den Tod mit vorgegebener Todesursache) beziehen.

Beispielhaft sind in Abbildung 11.1 auf Seite 234 Erkrankungsintervalle von fünf Personen eingezeichnet. Die Anzahl der Fälle zum Zeitpunkt c ist gleich 3, so dass hier die Punktprävalenz 3/5 wäre. Die Anzahl der Fälle im Intervall (a, b) ist gleich 5. Bei wiederholter Erkrankung einer Person (z.

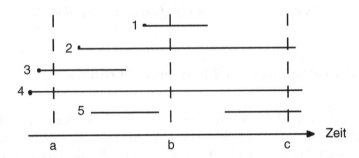

Abb. 11.1. Erkrankungsintervalle von 5 Personen im zeitlichen Verlauf (skizziert)

B. Person 5) wird die Erkrankung zumeist nur einfach gezählt. In unserer Abbildung finden sich somit nur 3 neue Fälle im Intervall (a, c), nämlich die Nummern 1, 2 und 5.

Ein häufig in der Epidemiologie verwendeter Begriff ist die *Inzidenz* (*Inzidenzrate, Inzidenzdichte*). Dabei dürfen individuell unterschiedliche Beobachtungszeiten auftreten, und man dividiert die Anzahl der Fälle durch die Summe der individuellen Risikozeiten ("Personenjahre"). Die Dimension dieser Größe ist dann [Zeit^{-1}]. Im Gegensatz zur kumulativen Inzidenz ist die Inzidenzrate nicht beschränkt.

11.4 Krankheitsentwicklung

Wir gehen von der sehr vereinfachten Vorstellung aus, dass einige Faktoren (in bestimmter Reihenfolge) auftreten müssen, damit sich die Krankheit K entwickeln kann. Im nachfolgenden Beispiel sind es die Faktoren $A, B, \ldots, E$. Dabei versteht man z. B. unter der *Induktionsperiode* des Faktors B bezüglich der Krankheit K die Zeit vom Eintreten des Faktors B bis zum Ausbruch der Krankheit K:

$$A \to \underbrace{B \to C \to D \to E \to K}_{\text{Induktionszeit}} \, .$$

Für den Faktor E wäre die Induktionszeit gleich Null, falls die Krankheit unmittelbar nach E beginnt.

Die *Latenzzeit* ist die Zeit vom Beginn des Krankheitsprozesses bis zur Diagnose. Diese Latenzzeit kann z. B. durch Vorsorgeuntersuchungen verkürzt werden *(Screenings)*.

Der *Risikofaktor* ist ein Faktor, von dem man annimmt, dass er verstärkt das Auftreten der Erkrankung bewirkt.

In Abbildung 11.2 auf Seite 235 werden neben der Kette der Krankheitsentwicklung auch die Möglichkeiten von Präventionen dargestellt.

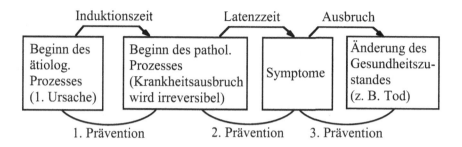

Abb. 11.2. Kette der Krankheitsentwicklung

11.5 Statistische Tests und Assoziationsmaße bei Vierfeldertafeln

Wir betrachten zwei binäre Merkmale. Mit E sei das Merkmal Exposition und mit K die Krankheit bezeichnet. Dann beschreiben

$E, \overline{E}$: Exposition vorhanden bzw. nicht vorhanden
$K, \overline{K}$: Krankheit K vorhanden bzw. nicht vorhanden.

Man erhält z. B. aus einer Zufallsstichprobe des Umfangs n die Vierfeldertafel in Tabelle 11.1. Entstammen diese Daten einer Querschnitterhebung (vgl. 11.6.3), so kann z. B. die Prävalenz der Krankheit $P(K)$ durch $\frac{n_{1\bullet}}{n}$ geschätzt werden.

Statt $P(K)$ wird vielfach die *Chance (Odds)* für das Auftreten einer Krankheit K in der Population angegeben:

$$odds(K) = \frac{P(K)}{1 - P(K)} \, .$$

Das Odds gibt offensichtlich das Verhältnis der Wahrscheinlichkeiten für einen Erkrankten zur Wahrscheinlichkeit für einen Gesunden in einer Zufallsstichprobe aus der Population an. Umgekehrt ergibt sich aus den Odds auch die zugehörige Wahrscheinlichkeit:

Tabelle 11.1. Vierfeldertafel zum Zusammenhang von Exposition und Erkrankung
(Vorlage)

Krankheit	Exposition		Gesamt
	E	$\overline{E}$	
K	n_{11}	n_{12}	$n_{1\bullet}$
$\overline{K}$	n_{21}	n_{22}	$n_{2\bullet}$
Gesamt	$n_{\bullet 1}$	$n_{\bullet 2}$	n

$$P(K) = \frac{odds(K)}{1 + odds(K)} \; .$$

Eine Punktschätzung von $odds(K)$ ist

$$\widehat{odds}(K) = \frac{n_{1\bullet}/n}{n_{2\bullet}/n} = \frac{n_{1\bullet}}{n_{2\bullet}} \; .$$

In der exponierten Patientengruppe – auch Schicht E genannt – ist die
"Chance", dass die Krankheit K auftritt, gegeben durch $odds(K|E)$. In
der Schicht $\overline{E}$ erhält man entsprechend $odds(K|\overline{E})$. Ein recht allgemeines
Maß, den Zusammenhang zwischen der Exposition und der Krankheit zu
beschreiben, ist das *Odds-Ratio*

$$OR = \frac{odds(K|E)}{odds(K|\overline{E})} = \frac{P(K|E)\,P(\overline{K}|\overline{E})}{P(\overline{K}|E)\,P(K|\overline{E})} \; .$$

Punktschätzer für $odds(K|E)$, $odds(K|\overline{E})$ und OR ergeben sich aus

$$\widehat{odds}(K|E) = \frac{n_{11}}{n_{21}}$$

$$\widehat{odds}(K|\overline{E}) = \frac{n_{12}}{n_{22}}$$

$$\widehat{OR} = \frac{n_{11}\,n_{22}}{n_{12}\,n_{21}} \; .$$

Ist das Verhältnis der Erkrankten zu den Gesunden in der Gruppe der Exponierten gleich dem entsprechenden Verhältnis unter den Nichtexponierten,
so ist das OR gleich 1. Dann besteht kein Zusammenhang zwischen beiden

Epidemiologie

237

Merkmalen (K und E). Wenn K vermehrt mit E auftritt, so gilt $OR > 1$ ("positive Assoziation"), im entgegengesetzten Fall gilt $OR < 1$ ("negative Assoziation"). Ein klassischer asymptotischer Test zum Vergleich zweier Odds, d. h. zum Prüfen der Nullhypothese $H_0 : OR = 1$, ist der χ^2-Test. Dabei ist die Prüfgröße

$$\frac{n(n_{11}\, n_{22} - n_{12}\, n_{21})^2}{n_{1\bullet}\, n_{2\bullet}\, n_{\bullet 1}\, n_{\bullet 2}}$$

unter der Nullhypothese χ^2-verteilt mit einem Freiheitsgrad (vgl. Kapitel 7: "Testen von Hypothesen II").[1]

Tabelle 11.2. Vierfeldertafel zum Zusammenhang von Exposition und Erkrankung einer (fiktiven) Stichprobe vom Umfang $n = 500$

Krankheit	Exposition		Gesamt
	E	$\overline{E}$	
K	40	60	100
$\overline{K}$	80	320	400
Gesamt	120	380	500

Beispiel 11.2: Odds-Ratio zur Beschreibung des Zusammenhangs zwischen Exposition und Erkrankung

Der Zusammenhang zwischen einer Exposition und einer Erkrankung habe in einer (fiktiven) Stichprobe vom Umfang $n = 500$ die in Tabelle 11.2 dargestellten Anzahlen ergeben.

$$Dann\ ist \qquad \hat{P}(K) = \frac{100}{500} = \frac{1}{5},$$

$$\widehat{odds}(K) = \frac{100}{400} = \frac{1}{4},$$

$$\widehat{odds}(K|E) = \frac{40}{80} = \frac{1}{2},$$

---

[1] Odds ratios finden nicht nur in der Epidemiologie, sondern vermehrt auch im Rahmen klinischer Studien zur Bewertung des Therapieerfolgs Anwendung, falls die Prüfgröße dichotom ist und zwei Gruppen miteinander zu vergleichen sind.

$$\widehat{odds}(K|\overline{E}) = \frac{60}{320} = \frac{3}{16},$$

und somit $$\qquad \widehat{OR} = \frac{1}{2} : \frac{3}{16} = \frac{8}{3} = 2.67,$$

oder auch $$\qquad \widehat{OR} = \frac{40 \times 320}{60 \times 80} = 2.67\,.$$

Die Prüfgröße des χ^2-Tests der Nullhypothese $H_0 : OR = 1$ liefert den Wert

$$\frac{500(40 \times 320 - 60 \times 80)^2}{100 \times 400 \times 120 \times 380} = 17.54\,,$$

was auf dem 5%-Signifikanzniveau zu einer Ablehnung der Nullhypothese führt. Der zugehörige p-Wert beträgt $p < 0.00005$. Offensichtlich besteht eine positive Assoziation zwischen E und K.
Die Berechnung eines asymptotischen Konfidenzintervalls für OR wird in dem Abschnitt über Fall-Kontroll-Studien (vgl. 11.6.2) besprochen.

Es gibt zahlreiche andere Assoziationsmaße für Vierfeldertafeln. In Kohortenstudien (siehe 11.6.1) verwendet man das *Risk-Ratio (RR)*. In Querschnittstudien (siehe 11.6.3) wird auch ein Prävalenzverhältnis betrachtet.

Die Vierfeldertafel sollte immer in der angeführten Weise aufgeschrieben werden, wobei ohne weiteres die Zeilen mit den Spalten vertauscht werden können. Wichtig ist nur, dass die Ausprägungen ('krank' bzw. 'exponiert') jeweils in der ersten Position stehen.

11.6 Einige wichtige epidemiologische Studienansätze

Im Wesentlichen gibt es in der Epidemiologie drei Studienarten, um den Zusammenhang von *Exposition* (Rauchen, Lärm am Arbeitsplatz, ...) und *Erkrankung* (Lungenkrebs, Schwerhörigkeit, ...) festzustellen: *prospektive Studien*, *retrospektive Studien* und *Querschnittstudien*.

11.6.1 Kohortenstudie (Follow-up-Studie, Inzidenz-Studie, prospektive Studie, Längsschnittstudie)

Eine Zufallsstichprobe wird nach einer Exposition *("Antezedens")* stratifiziert (in Schichten eingeteilt). Im einfachsten Fall handelt es sich um 2 Kategorien der Exposition ($E, \overline{E}$, z. B. Raucher, Nichtraucher). Wenn es realisierbar ist, werden zwei gleich große *Kohorten* zusammengestellt (*schichtweise Stichprobenentnahme*). Die Frage ist nun, ob sich die Erkrankungshäufigkeiten der betrachteten Krankheit K ("*Konsequenz*") in beiden Kohorten im Laufe der Zeit (etwa nach 5 Jahren) deutlich unterscheiden. Zu beachten ist, dass keine der in die Kohorten aufgenommenen Personen zum Aufnahmezeitpunkt an der Krankheit K leidet.

Die Vorgehensweise bei der Kohortenstudie ist ähnlich der des klinischen Versuchs, nur fehlt die randomisierte Zuordnung zu E und $\overline{E}$, denn die Kohortenzuteilung ist von vornherein gegeben. Kausale Schlüsse sind somit nicht zulässig, denn andere Faktoren könnten mit der Exposition assoziiert sein und einen Einfluss auf die Entstehung der Krankheit ausüben. Der Vorteil dieser Studie ist, dass man von dem "Antezedens" auf die "Konsequenz" zu schließen trachtet. Der Nachteil besteht darin, dass sie langwierig und teuer ist und bei geringer Erkrankungshäufigkeit große Stichprobenumfänge für E und $\overline{E}$ benötigt werden.

Hierbei resultiert möglicherweise eine Verzerrung der Ergebnisse (*Bias*) im selektiven follow-up, d. h. treue Studienteilnehmer sind meist auch gesünder. Der Schwund innerhalb der Kohorten (*loss to follow up*) sollte nicht zu hoch sein ($\leq 10\,\%$). Die Dauer der Studie richtet sich nach dem *Induktionsintervall* (Zeitraum vom Einwirken der Noxe bis zum Auftreten der Erkrankung).

Eine Kohortenstudie lässt sich – wie in Abbildung 11.3 skizziert – schematisch darstellen.

Aus dem einer Grundgesamtheit (Gg) entstammenden Anteil $\overline{C}$ der nicht an der chronischen Krankheit C (deren Inzidenz wir später mit K bezeichnen werden) Leidenden wird eine Stichprobe entnommen. Diese wird in die zwei Kohorten, "Exponierte" ($\overline{C}, E$) und "Nicht-Exponierte" ($\overline{C}, \overline{E}$), aufgeteilt und im Zeitverlauf wird das Auftreten der Erkrankung (K) beobachtet. Alternativ dazu kann eine schichtweise Stichprobenentnahme erfolgen (siehe oben).
Die Bezeichnung Kohortenstudie ist zu bevorzugen, da sie unverwechselbar die Studienart angibt. Alle anderen Bezeichnungen können auch in ähnlichen Zusammenhängen verwendet werden und weisen nur auf Teilaspekte der Studienart hin. Der Begriff prospektive (epidemiologische) Studie gibt die Blickrichtung von der Exposition zur eventuellen Erkrankung an. Doch auch jede kontrollierte klinische Studie ist prospektiv. Die Bezeichnung Längsschnittstudie oder Follow-up-Studie rührt daher, dass ein zeitlicher Verlauf beachtet werden muss. Auch diese Bezeichnungen treffen oft für klinische Studien zu.

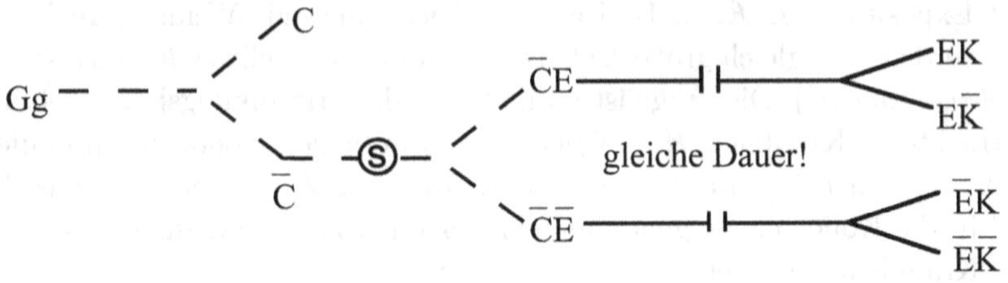

$$
Gg - - - - \Big\langle\begin{array}{l} \diagup C \\ \diagdown \\ \overline{C} \end{array} -\circledS- \Big\langle\begin{array}{l} \diagup \overline{CE}\text{———}\dashv\vdash\text{———}\Big\langle\begin{array}{l}EK\\ \overline{E}K\end{array} \\ \text{gleiche Dauer!} \\ \diagdown \overline{\overline{CE}}\text{———}\dashv\vdash\Big\langle\begin{array}{l}\overline{E}K\\ \overline{\overline{E}K}\end{array}\end{array}
$$

Gg : Grundgesamtheit

S : Zufallsstichprobe

C : (chronische) Krankheit K ist vorhanden

E : Studienfaktor ist vorhanden

K : erstes Auftreten der (u. U. chronischen) Erkrankung:
Krankheitsinzidenz (u. U. Tod)

Abb. 11.3. Flussdiagramm einer Kohortenstudie (skizziert)

Eine Inzidenzstudie liegt vor, wenn der Beginn der Erkrankung bestimmt werden kann; auch bei randomisierten Studien kann die Inzidenz eines Ereignisses (z. B. Tod) das Hauptzielkriterium sein.

Unter einer *Interventionsstudie* versteht man eine Kohortenstudie, bei der für eine Kohorte eine Intervention (z. B. eine Impfung) erfolgte, für eine andere nicht. Die Einzelteilnehmer werden zumeist nicht randomisiert der Intervention zugeordnet. Ziel ist es, das Risiko zu schätzen, in einer vorgegebenen Zeitspanne zu erkranken (K). Dabei wird zwischen dem *Erkrankungsrisiko für die Exponierten (E)* (Punktschätzung von $P(K|E)$) und dem *Erkrankungsrisiko für die Nichtexponierten ($\overline{E}$)* (Punktschätzung von $P(K|\overline{E})$) unterschieden. Zur Bewertung des Einflusses der Exposition auf das Erkrankungsrisiko wird häufig das *Risikoverhältnis (Risk-Ratio)*

$$
RR = \frac{P(K|E)}{P(K|\overline{E})}
$$

oder aber die *Risikodifferenz*

$$
RD = P(K|E) - P(K|\overline{E})
$$

betrachtet. Gelegentlich wird auch das *Odds-Ratio* (Chancenverhältnis, vgl. 11.5) berechnet. Es ist zu beachten, dass das OR (außer für $OR = 1$) bei geringer Inzidenz von K prinzipiell weiter entfernt von 1 ist als RR.

Tabelle 11.3. Vierfeldertafel des Zusammenhangs Exposition – Erkrankung in einer Kohortenstudie (fiktive Stichprobe vom Umfang $n = 1000$)

Krankheit	Exposition		Gesamt
	E	$\overline{E}$	
K	50	10	60
$\overline{K}$	950	990	1940
Gesamt	1000	1000	2000

Beispiel 11.3: Maße (RR, RD, OR) zur Beschreibung des Zusammenhangs zwischen Risiko und Erkrankung in Kohortenstudien (fiktiv)

Es sei angenommen, dass im Rahmen einer Kohortenstudie nach schichtweiser Stichprobenentnahme mit Umfängen von je 1000 nach einiger Zeit die in Tabelle 11.3 angegebene Vierfeldertafel resultiert. Es ergeben sich

Erkrankungsrisiko für E: $\quad \widehat{P}(K|E) \quad = \quad \frac{50}{1000} = 0.05$

Erkrankungsrisiko für $\overline{E}$: $\quad \widehat{P}(K|\overline{E}) \quad = \quad \frac{10}{1000} = 0.01$

Risikoverhältnis: $\qquad\qquad \widehat{RR} \quad = \quad \frac{0.05}{0.01} = 5$

Risikodifferenz: $\qquad\qquad \widehat{RD} \quad = \quad 0.05 - 0.01 = 0.04$.

Die Berechnung der Odds ergibt mit

$$\widehat{odds}(K|E) = 50 : 950 = 1 : 19$$

$$\widehat{odds}(K|\overline{E}) = 10 : 990 = 1 : 99$$

ein geschätztes Odds-Ratio von

$$\widehat{OR} = \frac{\frac{1}{19}}{\frac{1}{99}} = \frac{99}{19} \approx 5.21 .$$

Das *Relative Risiko* (*RR*) ist ein Maß für die relative Größenordung des Unterschiedes der Ereignisraten zweier Gruppen. Es reflektiert jedoch nicht das

Niveau des Effektes. Schließlich ergibt sich ein relatives Risiko von 2 sowohl wenn die Erkrankungsrisiken unter Exposition bzw. Nicht-Exposition 0.02 bzw. 0.01, aber auch wenn die Raten 0.4 bzw. 0.2 betragen. Beide Fälle sind offensichtlich stark unterschiedlich. Dieser Unterschied wird durch die absolute Risikodifferenz besser erfasst. Bei der Angabe der absoluten Risiko-differenz ist jedoch entsprechend zu beachten, dass sich eine absolute Risiko-differenz von 0.1 ergibt, wenn die Erkrankungsrisiken unter Exposition bzw. Nicht-Exposition 0.2 bzw. 0.1, aber auch 0.7 bzw. 0.6 betragen. Man beachte hierbei, dass die absolute Veränderung von 0.2 zu 0.1 gegebenenfalls klinisch bedeutsamer erscheint.

Da die exakte Verteilung des RR schwer zu bestimmen ist, werden Re-sultate für große Stichprobenumfänge benötigt. In solchen Fällen gilt, dass die Verteilung von $ln(\widehat{RR})$ annähernd einer Normalverteilung entspricht. Die unter Verwendung dieses Resultates berechneten Konfidenzintervalle heißen *asymptotisch*. Ein asymptotisches $(1-\alpha)$-*Konfidenzintervall für* $ln(\widehat{RR})$ kann mit Hilfe der Schätzung des asymptotischen Standardfehlers (ASE) von $ln(\widehat{RR})$

$$\widehat{ASE}\left(ln(\widehat{RR})\right) = \sqrt{\frac{1}{n_{11}} - \frac{1}{n_{\bullet 1}} + \frac{1}{n_{12}} - \frac{1}{n_{\bullet 2}}}$$

angegeben werden. Beachtet man, dass $ln(\widehat{RR})$ asymptotisch normalverteilt mit dem Erwartungswert $ln(\widehat{RR})$ und Varianz $= ASE^2$ ist, so ergibt sich näherungsweise das $(1-\alpha)$-*Konfidenzintervall* für $ln(\widehat{RR})$

$$\left(\ln(\widehat{RR}) - z(1-\frac{\alpha}{2})\,\widehat{ASE}\left(ln(\widehat{RR})\right), \right.$$

$$\left. ln(\widehat{RR}) + z(1-\frac{\alpha}{2})\,\widehat{ASE}\left(ln(\widehat{RR})\right) \right)$$

beziehungsweise für RR nach exponentieren

$$\left(\exp\left\{ \ln(\widehat{RR}) - z(1-\frac{\alpha}{2})\,\widehat{ASE}\left(ln(\widehat{RR})\right) \right\}, \right.$$

$$\left. \exp\left\{ \ln(\widehat{RR}) + z(1-\frac{\alpha}{2})\,\widehat{ASE}\left(ln(\widehat{RR})\right) \right\} \right).$$

Das Konfidenzintervall muss nicht immer mit dem entsprechenden Ergebnis des χ^2-Tests konform gehen. Im Falle eines Widerspruchs ist der Aussage des χ^2-Tests der Vorzug zu geben.

Beispiel 11.4: Konfidenzintervall für RR zur Beschreibung des Zusammenhangs zwischen Risiko und Erkrankung in Kohortenstudien (fiktiv)

Im Beispiel 11.3, Seite 241 erhalten wir

$$\widehat{ASE}(ln(RR)) = \sqrt{\frac{1}{50} - \frac{1}{1000} + \frac{1}{10} - \frac{1}{1000}} \approx 0.344$$

und für $\alpha = 0.05$, *also* $z(1 - \alpha/2) = 1.96$ *(vgl. Tabelle 3.4 auf Seite 66)*

$$ln(\widehat{RR}) \pm 1.96 \times \widehat{ASE} = 1.609 \pm 1.96 \times 0.344 = 1.609 \pm 0.674.$$

Das näherungsweise 95%-Konfidenzintervall für $ln(RR)$ *lautet*

$$(0.935, 2.283).$$

Damit ergibt sich für RR das asymptotische 95%-Konfidenzintervall

$$\left(e^{0.935}, e^{2.283}\right) = (2.55, 9.81).$$

Zur Risikobeschreibung wird bei Kohortenstudien auch der Begriff des attributierbaren Risikos verwendet. Die Größe

$$PAR = \frac{P(K) - P(K|\overline{E})}{P(K)}$$

heißt auch *populationsattributierbares Risiko (PAR)*.

Das populationsattributierbare Risiko kann interpretiert werden als der Anteil, der auf die Exposition zurückführbaren Erkrankungsfälle an allen Erkrankungsfällen in der Population. Man beachte jedoch, dass das populationsattributierbare Risiko stark vom relativen Risiko und der Wahrscheinlichkeit für das Vorliegen der Exposition abhängt. Denn durch Umformung erhält man

$$PAR = \frac{RR - 1}{RR - 1 + \frac{1}{P(E)}} \cdot$$

Man sieht, dass das populationsattributierbare Risiko groß wird, wenn bei konstantem relativen Risiko der Anteil der Exponierten in der Population groß ist, bzw. wenn bei konstanter Expositionswahrscheinlichkeit das relative Risiko groß ist. Um das populationsattributierbare Risiko berechnen zu können, ist also die Prävalenz von E erforderlich. Hingegen ist das attributierbare Risiko der Exponierten (ARE) folgendermaßen definiert:

$$ARE = \frac{P(K|E) - P(K|\overline{E})}{P(K|E)} = \frac{RR - 1}{RR} \cdot$$

Beispiel 11.5: Populationsattributierbares Risiko (PAR) in Kohortenstudien (fiktiv)

In dem Beispiel 11.3, Seite 241 gehen wir davon aus, dass die Prävalenz 0.5 beträgt. (Da in dem Beispiel eine schichtweise Stichprobenentnahme erfolgte, ist aus der Vierfeldertafel selbstverständlich die Prävalenz P(E) nicht schätzbar!)
Wir erhalten somit

$$\widehat{PAR} = \frac{5-1}{5-1+2} = \frac{2}{3} \approx 67\ \%$$

d. h. etwa 67 % der Erkrankungen sind auf E "zurückzuführen". Für das Beispiel erhält man

$$\widehat{ARE} = \frac{5-1}{5} = \frac{4}{5} = 80\ \%\ .$$

Also sind 80 % der Erkrankungen unter den exponierten Personen auf die Exposition zurückzuführen.

Um die Dauer einer Kohortenstudie zu verkürzen, kann deren Durchführung auch retrospektiv (zurückblickend) oder ambispektiv (gleichzeitig retro- als auch prospektiv) sein.

Die zu vergleichenden Kohorten müssen dabei hinsichtlich anderer Faktoren ähnlich sein. Eine Kohortenstudie ist jedoch für das Studium seltener Krankheiten ineffizient, da in diesem Fall-Kohorten größeren Umfangs vorausgesetzt werden müssen. Bei einer prospektiv durchgeführten Kohortenstudie droht bei langer follow-up-Zeit die Gefahr des Verlustes von Teilnehmern durch Migration, Verweigerung der weiteren Teilnahme oder Tod.

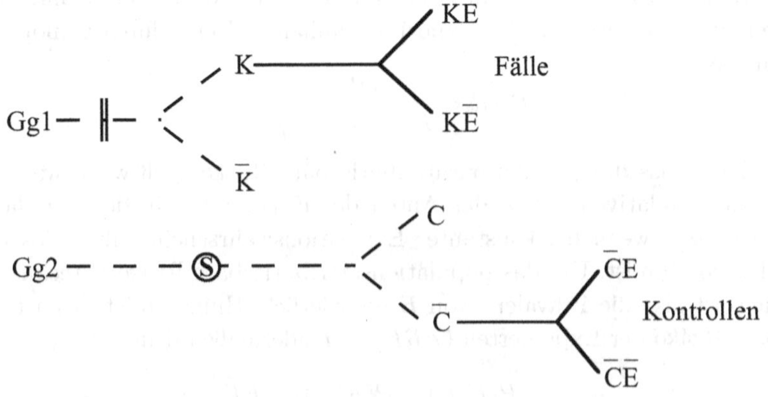

Abb. 11.4. Flussdiagramm einer Fall-Kontroll-Studie (skizziert)

11.6.2 Fall-Kontroll-Studie (retrospektive Studie)

Bei diesem Studientyp erfolgt die Gruppeneinteilung der Patienten auf der Basis der möglichen Konsequenz (Erkrankung); das Auftreten des Antezedens (der Exposition) wird erhoben. Im einfachsten Fall entstehen zwei Gruppen: "Fälle" und "Kontrollen". Die Frage ist nun, ob in einer der beiden Gruppen die Exposition bei den Fällen entscheidend häufiger vorkommt. Ein Problem stellt die Auswahl der Kontrollgruppe dar. Oft wird zu jedem Kranken eine Kontrollperson "gematcht", die dem Kranken "möglichst gleicht" (gleiches Alter, gleiches Geschlecht, gleicher Wohnort ...). Dieses Vorgehen heißt *1:1-matching* (paired matching). Es besteht alternativ auch die Möglichkeit, ein *1:m-matching* ($m \geq 2$) durchzuführen, d. h. jedem Kranken werden m "Gesunde" zugeordnet oder jedem Kranken wird jeweils eine unterschiedliche Anzahl von "Gesunden" zugeordnet. Die statistische Auswertung wird dadurch entsprechend erschwert. Der Vorteil einer Fall-Kontroll-Studie besteht darin, dass auch bei geringer Erkrankungshäufigkeit rasch ein Ergebnis vorliegt. Die Nachteile sind zahlreich: Ein grundlegendes Problem besteht in der Auswahl der Kontrollen. Spiegeln diese "Kontrollen" das wider, was man sich unter dem Verhalten von "Gesunden" (nicht an der betrachteten Krankheit Leidenden) vorstellt?

Bei dieser Studienanordnung können verschiedene Arten von "bias" auftreten: beispielsweise der *recall-bias* (Fälle und Kontrollen reagieren auf die Frage nach der Exposition möglicherweise unterschiedlich) oder der *Berkson-bias* (die Krankenhauspatienten spiegeln die wahren Verhältnisse hinsichtlich der Verteilung von E und $\overline{E}$ nicht wider). Außerdem muss die Exposition hinreichend lange vor der Erkrankung aufgetreten sein (>Induktionsperiode).

Die Bezeichnung "retrospektive Studie" wird auch in anderem Zusammenhang verwendet, wie z. B. für Beobachtungsstudien, die auf bereits vorhandene Krankendaten zurückgreifen.

Der Studienplan kann – wie in Abbildung 11.4 skizziert – grafisch veranschaulicht werden. Fälle und Kontrollen stammen aus zwei verschiedenen Populationen. Es wird mit prävalenten Fällen aus Gg1 gearbeitet oder, was vielfach vorzuziehen ist, mit inzidenten Fällen. Aus Gg2 wird die Kontrollgruppe rekrutiert. Sehr oft wird die Kontrollgruppe passend ausgewählt, z. B. zu jedem Fall werden, wie bereits erwähnt, "ähnliche" Kontrollpersonen "gematcht". Das Verhältnis der Anzahl der Fälle zu der Anzahl der Kontrollen wird vom Untersucher mit dem Ziel festgelegt, bei vorgegebenem Stichprobenumfang oder vorgegebenen Kosten möglichst effizient zu testen.

Weiterhin ist zu unterscheiden, ob die Kontrollgruppe sich aus Krankenhauspatienten (*Krankenhaus-Kontrollen*) oder aus Personen der allgemeinen Bevölkerung (*Population, Populations-Kontrollen*) zusammensetzt. Bei
Krankenhaus-Kontrollen besteht die Gefahr des Fehlschlusses aus den Ergebnissen aufgrund eines Berksonbias. Manchmal werden sowohl Krankenhaus-
als auch Populations-Kontrollen parallel in die Studie eingeschlossen.

Fall-Kontroll Studien sind geeignet sowohl ätiologische Hypothesen für
seltene Krankheiten als auch für Krankheiten mit langer Induktionsperiode
zu prüfen. Sie zeichnen sich durch eine kurze Studiendauer aus und sind daher
oft billiger. Sie können aber aus folgenden Gründen problematisch sein:

- Der Studienfaktor E wird erst nach Auftreten der Krankheit erhoben.

- Fälle und Kontrollen werden aus verschiedenen Populationen erhoben. Es
  kann somit ein *Selektionsbias* entstehen.

Selbstverständlich kann man aus Fall-Kontroll-Studien nicht die Prävalenz einer Krankheit schätzen. Darüber hinaus ist es möglich, dass die
Angaben zu den Einflussfaktoren zwischen den beiden Gruppen (Fälle versus Kontrollen) mit unterschiedlicher Genauigkeit erfolgen. Es könnte zu einem "selective recall" kommen, wenn eine motivierte Fallgruppe ihr Erin-
nerungsvermögen besonders anstrengt.

Die Fall-Kontroll-Studien weichen vom klassischen Versuchsansatz am
meisten ab, denn sie wurden von Epidemiologen in Eigenregie entwickelt. Die
Frage nach dem Zusammenhang zwischen der Einnahme eines oralen Kon-
trazeptivums (Pille) und dem Auftreten von Brustkrebs ließe sich im Rahmen einer Fall-Kontroll-Studie beantworten, da aus ethischen Gründen eine
Randomisierung zur Einnahme von oralen Kontrazeptiva ausgeschlossen ist.
Dabei werden die Patientinnen mit Brustkrebs an Hand der im Krankenhaus
(innerhalb einer vorgegebenen Zeitspanne) reportierten Fällen identifiziert
und mit einer z. B. gleichen Anzahl von Nichtkrebspatientinnen (gepaart
nach Alter, Wohnort usw.) oder (auch) mit einer Anzahl gesunder Frauen aus
dem Einzugsgebiet des betreffenden Krankenhauses verglichen. Dabei könnte
sich zeigen, dass in beiden Gruppen der Pillengebrauch ungefähr gleich war,
also kein Hinweis eines Einflusses der Pille auf Brustkrebs gefunden werden
konnte. Eine andere Möglichkeit wäre, wenn die Pille in der Fallgruppe statistisch auffallend oft (oder länger oder in höherer Dosierung) eingenommen
wurde. Es könnte sich somit möglicherweise ein gefährlicher Effekt der Pille
ergeben. Selbstverständlich könnte sich auch umgekehrt ein präventiver Effekt der Pille bezüglich der Erkrankung an Brustkrebs herausstellen.

Bezeichnet E die Einnahme der Pille (Exposition) und $\overline{E}$ die Nicht-Einnahme bzw. K das Auftreten von Brustkrebs (Krankheit) und $\overline{K}$ das Nicht-Auftreten, so lassen sich in Fall-Kontroll-Studien selbstverständlich die bedingten Wahrscheinlichkeiten

$P(E|K)$ Wahrscheinlichkeit für die Einnahme der Pille unter den an Brustkrebs Erkrankten

$P(E|\overline{K})$ Wahrscheinlichkeit für die Einnahme der Pille unter den Nicht-Erkrankten

schätzen. Eigentlich interessieren jedoch $P(K|E)$ und $P(K|\overline{E})$, die unter Umständen mit Hilfe des Bayes'schen Theorems geschätzt werden können. Eine andere Möglichkeit der Beschreibung des Zusammenhangs besteht in der Berechnung des OR.

Werden die Daten einer Fall-Kontroll-Studie in einer Vierfeldertafel zusammengefasst (vgl. Tabelle 11.1 auf Seite 236), so lässt sich das Odds-Ratio schätzen mittels

$$\widehat{OR} = \frac{n_{11}\, n_{22}}{n_{12}\, n_{21}}\,.$$

Wie beim RR gelten analoge asymptotische Aussagen für das OR:

$$\widehat{ASE}(ln(\widehat{OR})) = \sqrt{\frac{1}{n_{11}} + \frac{1}{n_{12}} + \frac{1}{n_{21}} + \frac{1}{n_{22}}}$$

(Bezeichnung wie in 11.5). Auch $ln(\widehat{OR})$ ist asymptotisch normalverteilt mit dem Erwartungswert $ln(OR)$ und der Varianz ASE^2. Ein asymptotisches $(1 - \alpha)$-Konfidenzintervall für $ln(OR)$ berechnet sich gemäß

$$\left(ln(\widehat{OR}) - z(1 - \frac{\alpha}{2})\widehat{ASE}(ln(\widehat{OR})), ln(\widehat{OR}) + z(1 - \frac{\alpha}{2})\widehat{ASE}(ln(\widehat{OR})) \right)$$

und das entsprechende $(1 - \alpha)$-Konfidenzintervall für (OR) nach Exponentieren der Intervallgrenzen.

Tabelle 11.4. Vierfeldertafel einer Fall-Kontroll-Studie zur Assoziation zwischen Myokardinfarkt und oralen Kontrazeptiva (England, 1968–1972)

Krankheit	Exposition	
	E	$\overline{E}$
K	23	34
$\overline{K}$	35	132
Gesamt	58	166

Beispiel 11.6: Fall-Kontroll-Studie zur Untersuchung der Assoziation zwischen dem Auftreten von Myokardinfarkt und dem Gebrauch oraler Kontrazeptiva

Im Zeitraum von 1968–1972 wurden in zwei Krankenhäusern (in England und Wales) 58 inzidente Fälle von Myokardinfarkt bei bis zu 45 Jahre alten verheirateten Frauen beobachtet. Jedem Fall wurden aus demselben Krankenhaus bis zu drei Frauen ungefähr des gleichen Alters als Kontrollen zugeordnet. Selbstverständlich durften diese bisher keinen Myokardinfarkt erlitten haben. Die Zuordnung diente dazu, die "Kontrollgruppe" der "Fallgruppe" bezüglich der Altersverteilung und dem Wohnort ähnlich zu machen. Das individuelle "matching" wird bei unserer Auswertung nicht berücksichtigt. Die erkrankten Patientinnen und die Patientinnen der Kontrollgruppe wurden nun gefragt, ob sie orale Kontrazeptiva verwendet hatten. Die binäre Zufallsvariable ist also der Gebrauch der Pille E bzw. $\overline{E}$. Somit ist es möglich, $P(E|K)$ und $P(E|\overline{K})$ – die Wahrscheinlichkeit, orale Kontrazeptiva verwendet zu haben – sowohl für die Infarktgruppe (K) als für die Kontrollgruppe $(\overline{K})$ zu schätzen. Die Berechnung unter Verwendung der Vierfeldertafel (vgl. Tabelle 11.4) ergibt für das OR dieser Fall-Kontroll-Studie:

$$\widehat{OR} = \frac{23 \times 132}{34 \times 35} \approx 2.55 \,.$$

Zur Berechnung des asymptotischen 95%-Konfidenzintervalls für $ln(OR)$ verwendet man:

$$ln(\widehat{OR}) = ln\,(2.55) = 0.936$$

und

$$\widehat{ASE}(ln(\widehat{OR})) = \sqrt{\frac{1}{23} + \frac{1}{34} + \frac{1}{35} + \frac{1}{132}} = 0.33\,.$$

Dann ergibt sich das Konfidenzintervall für ln(OR):

$$(0.936 - 1.96 \times 0.330, 0.936 + 1.96 \times 0.330) = (0.289, 1.583)$$

und daraus das entsprechende 95%-Konfidenzintervall für OR:

$$(e^{0.289}, e^{1.583}) = (1.34, 4.87).$$

Die Prüfgröße des χ^2-Tests (vgl. Beispiel 11.2, Seite 237), der die Hypothese OR $= 1$ überprüft, beträgt 8.33, was einem p-Wert von 0.0039 entspricht.

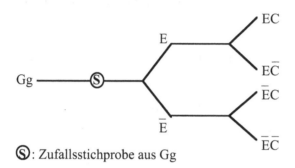

$\textcircled{S}$: Zufallsstichprobe aus Gg

Abb. 11.5. Flussdiagramm einer Querschnitterhebung (skizziert)

11.6.3 Querschnitterhebung (Prävalenzstudie, survey)

Beide Variablen (Krankheit und Exposition) werden bei einer Querschnitterhebung gleichzeitig erhoben. Die Beurteilung eines kausalen Zusammenhangs ist nicht möglich, nur ein korrelativer Zusammenhang ist feststellbar. Auch hier ist ein *recall-bias* denkbar. Der Vorteil einer solchen Erhebung besteht allerdings darin, dass sie rasch vonstatten geht und alle Wahrscheinlichkeiten geschätzt werden können, z. B. $P(K)$, $P(E)$, $P(K$ und $E)$. Schwierigkeiten bereitet jedoch die Stichprobenauswahl. Dabei muss eine Zufallsauswahl aus einer sich stets ändernden (*dynamischen*) Population gezogen werden, da sonst ein Auswahlbias (*Berksonbias*) entstehen kann. Grafisch ist dieser Studientyp wie in Abbildung 11.5 darstellbar.

Dieser Studienplan ist dann nützlich, wenn E entweder quantitativ bestimmt wird, mit der Zeit variiert (z. B. Blutdruck) oder auch bei relativ häufigen Krankheiten von langer Dauer (z. B. chronische Bronchitis). Wenn beispielsweise bei chronischer Bronchitis die Rauchgewohnheiten der Patienten untersucht werden, kann die Prävalenz dieser Krankheit in den verschiedenen Raucherkategorien bestimmt und dabei eine positive Assoziation dieser beiden Faktoren festgestellt werden. Dabei ist aber kaum beurteilbar, ob "Rauchen" ein Risikofaktor für "Bronchitis" ist, denn im Allgemeinen ist die vorangehende Krankheitsdauer unbekannt. Jede ursächlich orientierte Interpretation wäre problematisch.

Man kann durch eine Querschnittstudie keine kausalen Aussagen treffen, jedoch ist sie essentiell für einen Überblick im Gesundheitswesen. Wichtig ist sie auch zum Generieren ätiologischer Hypothesen (Faktor – Krankheit); schlecht geeignet ist sie für Krankheiten von kurzer Dauer und bei seltenen Krankheiten.

Tabelle 11.5. Vierfeldertafel einer (fiktiven) Querschnittstudie

Krankheit	Exposition		Gesamt
	E	$\overline{E}$	
K	150	30	180
$\overline{K}$	2400	2420	4820
gesamt	2550	2450	5000

Beispiel 11.7: Odds-Ratio und Prävalenz-Ratio in Querschnittstudien

Eine Stichprobe mit dem Umfang 5000 wird erhoben (vgl. etwa Tabelle 11.5 auf Seite 250). Daraus ergeben sich Schätzungen für die Morbidität (Prävalenz von K) von 180/5000 = 0.036 sowie für die Prävalenz von E von ungefähr 2550/5000 ≈ 0.5. Als Zusammenhangsmaß kann das OR, aber auch das Prävalenz-Ratio (PR) verwendet werden.

$$\widehat{OR} = \frac{150 \times 2420}{30 \times 2400} \approx 5.04$$

$$\widehat{PR} = \frac{150/2550}{30/2450} = \frac{150 \times 2450}{2550 \times 30} \approx 4.80 \ .$$

OR liegt im Vergleich zu PR (für PR ≠ 1) weiter entfernt von 1.

11.6.4 Fall-Kohorten-Studie

Bei einer Fall-Kohorten-Studie handelt es sich um einen hybriden Plan, der sich aus Elementen einer Kohortenstudie und einer Fall-Kontroll-Studie zusammensetzt. Man kann im Verlauf einer Kohortenstudie verschiedene zusätzliche Fragen untersuchen, was oft zu multiplen Testproblemen führt. Die grafische Repräsentation eines solchen Ansatzes ist in Abbildung 11.6, Seite 251 veranschaulicht.

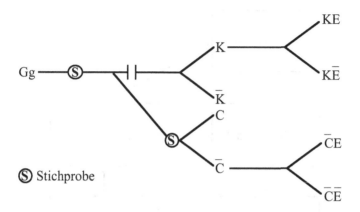

Abb. 11.6. Flussdiagramm einer Fall-Kohorten-Studie (skizziert)

Im Rahmen einer Kohorten-Studie kann beobachtet werden, ob eine bestimmte Krankheit K auftritt. Für die inzidenten Fälle stellt man fest, ob die Exposition vorliegt (oder vorgelegen hat). Ähnlich wie bei einer Fall-Kontroll-Studie wird zum Vergleich eine Substichprobe entnommen und dabei die nicht prävalenten Fälle ($\overline{C}$) als Kontrollfälle betrachtet. KE, $K\overline{E}$, $\overline{C}E$ und $\overline{C}\,\overline{E}$ werden dann einander gegenübergestellt. Da im Laufe der Zeit einige Krankheiten und Expositionen in ähnlicher Weise betrachtet werden, erfreut sich dieser Versuchsansatz, der hauptsächlich der Hypothesengenerierung dienen sollte, großer Beliebtheit.

11.6.5 Confounding (Vermengen)

Ein Merkmal wird als *Confounder* bezeichnet, wenn es sich kausal auf die Zielvariable (Krankheit) auswirkt und mit den Einflussvariablen assoziiert ist, jedoch nicht das direkte Ziel der Untersuchung darstellt.

Beispiel 11.8: Rauchen als Confounder bei der Ätiologie des Öso-phaguskarzinoms

Wir betrachten im Folgenden die Ätiologie des Ösophaguskarzinoms. Soll der Zusammenhang zwischen Alkoholkonsum und Speiseröhrenkrebs untersucht werden, so ist zu beachten, dass auch das Rauchen einen Risikobeitrag darstellen kann. Die Rauch- und Trinkgewohnheiten einer Person sind außerdem keineswegs unabhängige Eigenschaften. Daher stellt hier das Rauchen einen Confounder dar.

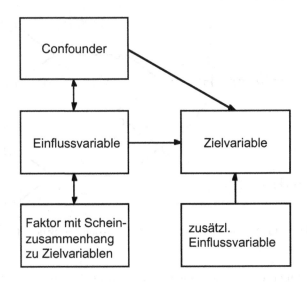

Abb. 11.7. Confounding

Eine *Scheinassoziation* zwischen einem Faktor und der Zielvariablen besteht dann, wenn der Faktor mit Einflussvariablen assoziiert ist, jedoch selbst keinen Einfluss auf die Zielvariable ausübt. Ein solcher Einfluss ist dann nur vorgetäuscht wie etwa zwischen Tabakexposition und Leberzirrhose (positive Korrelation von Tabakexposition und Alkoholkonsum).

Folgende Eigenschaften treten für Confounder auf:

1. Ein Confounder ist auch bei Nichtvorliegen der Exposition ein Risikofaktor für die untersuchte Krankheit.

2. Ein Confounder ist mit der Exposition assoziiert.

3a. Ein Confounder ist kein zwischen Exposition und Erkrankung liegender Faktor (vgl. Abbildung 11.8).

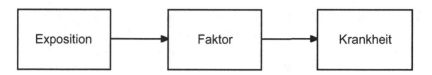

Abb. 11.8. Zusammenhang Exposition – Krankheit

Bei dem Zusammenhang "Strahlenexposition → Zellschäden → Tumor" ist zu beachten, dass ein Zellschaden kein Confounder bei der Tumorentstehung ist!

3b. Ein Confounder ist keine Folge der Exposition (vgl. Abbildung 11.9).

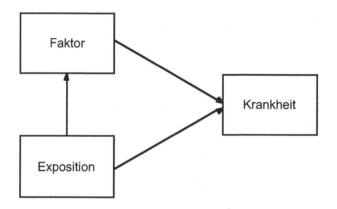

Abb. 11.9. Zusammenhang Exposition – Krankheit (Confounding)

Nehmen wir einmal an, dass das "Rauchen" der Expositionsfaktor ist. Als Faktor wird ein Metabolit von Nikotin betrachtet, nämlich Kotinin im Harn. Dieser Faktor steht also gleichbedeutend für "Rauchen". Beide "wirken" auf eine akute Bronchitis.

11.6.6 Wechselwirkung (Interaktion, Effektmodifikation)

Wir betrachten einen Faktor, der auf die Krankheit wirkt, wobei keine Assoziation zwischen dem Faktor und der Exposition besteht. Verstärkt (schwächt) der Faktor die Wirkung der Exposition, so spricht man von *Wechselwirkung* zwischen Exposition und Faktor oder von *Effektmodifikation*, speziell von *Synergismus* (Wirkungsverstärkung) und *Antagonismus*

(Wirkungsabschwächung). Ein Beispiel für einen Synergismus ist die verstär-
kende Wirkung mancher Medikamente (Exposition) bei gleichzeitigem Alko-
holgenuss (Faktor), vorausgesetzt, dass zwischen Medikamenteneinnahme
und Alkoholkonsum keine Assoziation besteht.

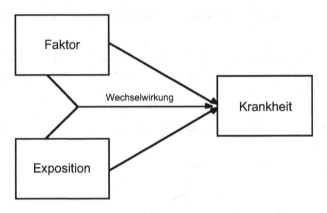

Abb. 11.10. Effektmodifikation

Besteht zwischen Faktor und Exposition zusätzlich eine Assoziation, kann
das *Confounding mit einer Effektmodifikation* einhergehen.

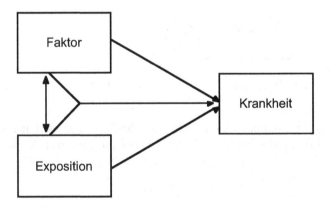

Abb. 11.11. Effektmodifikation mit Confounding

**Beispiel 11.9: Wechselwirkung zwischen Rauchen und Asbestbelas-
tung bei Lungenkrebserkrankung**

*In unserem Beispiel handelt es sich um Lungenkrebs mit der Exposition
des aktiven Rauchens (OR = 10). Als Faktor betrachten wir eine beruf-
liche Asbestexposition (OR = 5). Da die Rauch- und Asbestexpositionen
positiv assoziiert sind, kann man die Asbestbelastung als Confounder be-*

trachten. Wirkt sich nun das Rauchen bei zusätzlicher Asbestbelastung besonders drastisch auf die Lungenkrebserkrankung aus, so besteht eine Wechselwirkung. Wenn zum Beispiel bei einem additiven Modell bei der Doppelbelastung statt einem Wert von 15 ein OR von 50 beobachtet wird, so kann dieser Wert einer positiven Interaktion (Rauchen × Asbest) zugeschrieben werden. Allerdings ist bekannt, dass die Größe der Wechselwirkung von dem vorausgesetzten Modell abhängt. So bestünde beispielsweise beim logistischen Modell, das bezüglich OR multiplikativ ist, keine Wechselwirkung (5 × 10 = 50).

11.7 Übungen

11.7.1 Testaufgaben

1. Im Großraum Berlin werden während eines Jahres alle Patienten mit akutem Nierenversagen erfasst. Zu jedem dieser Patienten wird ein Patient gleichen Alters und Geschlechts aus einem allgemeinchirurgischen Krankengut zugeordnet. Rückwirkend werden alle Patienten in gleicher Weise über den Gebrauch von Analgetika in ihrem bisherigen Leben befragt. In der Auswertung wird verglichen, ob sich die Gruppe der Patienten mit akutem Nierenversagen gegenüber der Gruppe der allgemeinchirurgischen Patienten hinsichtlich ihres Gebrauchs von Analgetika unterscheidet. Eine solche Studie ist

   (A) eine Kohortenstudie,

   (B) eine Fall-Kontroll-Studie,

   (C) eine Längsschnittuntersuchung,

   (D) eine Cross-over Studie,

   (E) ein randomisierter Therapievergleich.

2. Als Confounding bezeichnet man in epidemiologischen Studien,

   (A) wenn die Schätzung des Effektes der Exposure-disease-Beziehung durch Vermischung mit dem Effekt einer "externen Variablen" (z. B. Alter oder Geschlecht) verfälscht wird,

   (B) wenn die Schätzung des Effektes der Exposure-disease-Beziehung durch die Art der Auswahl der Studienpopulation (z. B. matched pairs) verfälscht wird,

   (C) wenn die Schätzung des Effektes der Exposure-disease-Beziehung den Effekt "externer Variablen" berücksichtigt,

   (D) wenn bei der Schätzung des Effektes der Exposure-disease-Beziehung auch die Art der Auswahl (z. B. matched pairs) der Studienpopulation berücksichtigt wird,

   (E) wenn die Exposure-disease-Beziehung durch einen begründeten naturwissenschaftlichen Wirkmechanismus erklärt werden kann.

3. Das Odds Ratio hat die folgenden Eigenschaften:

(A) Das Odds Ratio ist invariant gegenüber der Multiplikation der Zeilen und Spalten mit derselben Konstanten.

(B) Das Odds Ratio ist gleich 1, wenn die Exposition schädlich ist.

(C) Das Odds Ratio ist gleich der Wahrscheinlichkeit eines exponierten Individuums, eine bestimmte Krankheit während einer definierten Zeitspanne zu erleiden.

(D) Das Odds Ratio ist gleich dem relativen Risiko, wenn die Häufigkeit der Erkrankten unter Exponierten und den Nicht-Exponierten groß ist.

(E) Das Odds Ratio ist nur in Kohortenstudien sinnvoll interpretierbar.

11.7.2 Fragestellungen

1. Diskutieren Sie die Verschiebungen in den neun Haupttodesursachen in den USA der Jahre 1900 und 1982 (vgl. Tabelle 11.6)!

Tabelle 11.6. Haupttodesursachen in den USA der Jahre 1900 und 1982

Jahrgang			
1900		**1982**	
Krankheit	Prozent	Krankheit	Prozent
Pneumonie / Influenza	11.8 %	Herzkrankheit	34.4 %
Tuberkulose	11.2 %	Krebs	23.9 %
Herzkrankheit	9.4 %	Unfall	6.6 %
Schlaganfall	7.6 %	Schlaganfall	6.5 %
Diarrhoe / Enteritis	6.3 %	chron. Lungenerkrankung	2.9 %
Nephritis	5.9 %	Suizid	2.1 %
Krebs	4.5 %	Pneumonie / Influenza	2.0 %
Unfall	4.2 %	chron. Lebererkrankung	1.9 %
Diphtherie	1.9 %	Diabetes mellitus	1.7 %
Rest	37.2 %	Rest	18.0 %

2. In einer (prospektiven) Kohortenstudie wurde eine positive Assoziation zwischen Kaffeekonsum und koronarer Herzkrankheit festgestellt. Man reportierte ein $RR = 2.5$ für diejenigen, die im Durchschnitt mindestens 5 Tassen Kaffee täglich getrunken hatten mit einem 95%-Konfidenzintervall für RR von 1.08 bis 5.77 (alles im Vergleich zu den Nichttrinkern von Kaffee). Auf Grund dieses Ergebnisses empfahl eine Gesundheitsbehörde, höchstens 2 Tassen Kaffee täglich zu trinken.

Ist dieser Empfehlung zuzustimmen? Was ist dagegen einzuwenden?

3. In einer Fall-Kontroll-Studie wurden einige Risikofaktoren für das Auftreten eines Myokardinfarktes untersucht. An 366 Fällen und 423 Kontrollen wurde u. a. das aktuelle Rauchverhalten erhoben (Rauchen während der letzten drei Monate).

Ein positives Ergebnis zeigten 157 der Fälle und 110 der Kontrollfälle.

Stellen Sie die Vierfeldertafel auf und berechnen Sie das Assoziationsmaß OR und ein approximatives 95%-Konfidenzintervall. Wie ist das Ergebnis zu interpretieren?

4. Welcher Bias könnte bei Kohortenstudien und welcher bei Fall-Kontroll-Studien auftreten?

5. Bei zwei Querschnitterhebungen an insgesamt 54000 Kindern im schulpflichtigen Alter aus Plauen und Karl-Marx-Stadt in der ehemaligen DDR wurde der Zahnstatus in den Jahren 1959 und 1971 erhoben. Vor der ersten Erhebung lag der Fluoridgehalt des Trinkwassers beider Städte unter 0.2 ppm. Im Jahre 1959 wurde in Karl-Marx-Stadt der Fluoridgehalt des Trinkwassers auf 1 ppm angehoben, so dass hier bis zur zweiten Erhebung 12 Jahre lang das fluoridierte Trinkwasser zur Verfügung stand.

Beispielhaft ergab sich für Mädchen, die im Vergleich zu den Knaben immer einen erhöhten Kariesbefall aufwiesen, für den unteren ersten Molaren[2] in Plauen im Jahr 1959 eine mittlere Kariesbefallsintensität[3] von 0.243, im Jahre 1971 eine von 0.297.

In Karl-Marx-Stadt waren die entsprechenden Werte 0.268 (1959) und 0.108 (1971). Ähnliche Ergebnisse ergaben sich (mit geringeren Kariesbefallsintensitäten) für die anderen Zähne.

Spricht dieses Ergebnis für eine prophylaktische Wirkung der Trinkwasserfluoridierung? Was könnte dagegen vorgebracht werden?

---

[2] den am häufigsten von Karies befallenen Zahn

[3] Es handelt sich hierbei um eine nicht-negative Zahl, die die "momentane" Gefahr ausdrückt, dass ein gesunder Zahn in nächster Zeit kariös wird; diese Größe ist formal wie die Mortalitätsintensität im Beispiel 11.1, Seite 232 definiert, wenn man die Kariesinzidenz eines Zahnes als "Sterben" interpretiert.

Kapitel 12:
Demographie

12.1 Einleitung

Unter *Demographie* versteht man die Beschreibung von Bevölkerungsbewegungen, z. B. Geburten, Sterbefälle, Emigrationen oder Immigrationen. Als Quellen dienen oft amtliche Routineerhebungen, mit deren Hilfe auch strukturelle Veränderungen einer Population, wie beispielsweise die Alters- und Geschlechtsverteilung, über einen Zeitraum von mehreren Jahren aufgezeigt werden können. Besonders am Beispiel der Krebsepidemiologie wird deutlich, dass in der Demographie häufig die Beschreibung und Analyse von Raten im Vordergrund steht. Im folgenden Kapitel werden verschiedene Methoden zur Analyse von Raten besprochen.

12.1.1 Verteilung der Todesfälle

Am Anfang der Betrachtung steht die Beschreibung der Verteilung von Todesfällen. Eine differenzierte Betrachtung berücksichtigt dabei den Einfluss des Alters auf die Verteilung der Todesfälle.

Beispiel 12.1: Beschreibung der Häufigkeit von Todesfällen in den USA

Als Beispiel betrachten wir die Altersverteilung der Todesfälle in den USA im Jahre 1967 (vgl. Tabelle 12.1).

Die grafische Veranschaulichung dieser Verteilung kann mittels eines Histogramms erfolgen. Dabei ist jedoch zu beachten, dass die Altersklassen unterschiedliche Breiten aufweisen. Hier sind nicht, wie üblicherweise im Falle äquidistanter Klassengrenzen, die Höhen, sondern die Flächen über den Altersklassen proportional zu der (absoluten) Anzahl der Todesfälle.

Die Abbildung 12.1 auf Seite 263 zeigt die zweigipfelige (bimodale) Form des Histogramms.

Tabelle 12.1. Altersverteilung der Todesfälle in den USA im Jahre 1967

Alter [Jahre]	Klassen	Klassen-mitte	Klassen-länge	Todesfälle	Todesfälle pro Jahr
< 1	[0 – 1)	0.5	1	79028	79028
1 – 4	[1 – 5)	3.0	4	13506	3377
5 – 9	[5 – 10)	7.5	5	8809	1762
10 – 14	[10 – 15)	12.5	5	8084	1617
15 – 24	[15 – 25)	20.0	10	37706	3771
25 – 44	[25 – 45)	35.0	20	108825	5441
45 – 64	[45 – 65)	55.0	20	459203	22960
65 – 74	[65 – 75)	70.0	10	437919	43792
75 – 84	[75 – 85)	80.0	10	469669	46967
≥ 85	[85 – 100)	92.5	15	227987	15199

12.1.2 Totale Todesrate

Bei der Berechnung der *totalen Todesrate* ist es das Ziel, einen Wert für die Sterberate in der Bevölkerung anzugeben. Wenn die Altersverteilung der Bevölkerung bekannt ist, können aus den Sterbedaten so genannte Mortalitätsraten berechnet werden. Man unterscheidet hierbei *totale* und *altersspezifische* Mortalitätsraten.

Einen ersten groben Schätzer für die Mortalitätsrate liefert die so genannte *totale Mortalitätsrate* oder *totale Todesrate*. Diese ist definiert als die Anzahl der Todesfälle im Bezugsjahr bezogen auf den Populationsumfang. Wie bei den übrigen Berechnungen von Raten stellt auch hier die Ermittlung des Populationsumfanges ein besonderes Problem dar. Im einfachsten Fall kann von einer konstanten Anzahl von Personen in der Population über das

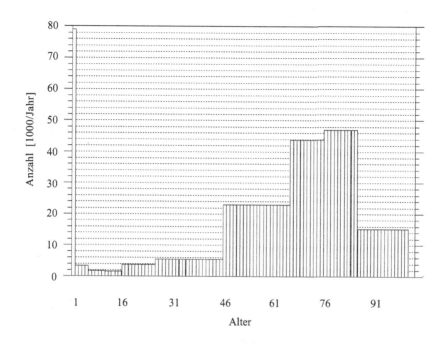

Abb. 12.1. Histogramm der Sterbezahlen pro Altersklasse

gesamte Jahr ausgegangen werden. Man spricht von einer *fixen Population*. Offensichtlich lässt sich der Populationsumfang dann leicht bestimmen. In der medizinischen Praxis trifft diese Annahme jedoch kaum zu. Die Population wird eher *dynamisch* sein, d. h. die Population wird im Laufe der Beobachtungszeit – hier ein Jahr – zahlenmäßig zunehmen, z. B. durch Geburt, bzw. abnehmen, z. B. durch Umzug. Geeignete Schätzungen liefern ähnliche Methoden, wie sie bei der Sterbetafelanalyse Anwendung finden. Näherungsweise wird bei Berechnungen der Populationsumfang zur Mitte des Jahres verwendet. Dann ergibt sich die *totale Todesrate* (TTR) bezogen auf 100000:

$$TTR = \frac{\text{Anzahl Todesfälle (im Jahr)}}{\text{Population (Mitte des Jahres)}} \times 100000 \, .$$

Beispiel 12.2: Totale Mortalitätsrate der Todesfälle in den USA
Aus den altersabhängigen Angaben zur Anzahl der Todesfälle in den USA im Jahre 1967 (vgl. Beispiel 12.1, Seite 261) sowie den Populationsumfängen zur Jahresmitte (vgl. Tabelle 12.2, Seite 264) ergibt sich für

die USA im Jahr 1967 eine totale Mortalitätsrate von

$$TTR = \frac{1850736}{197864 \times 1000} \times 100000 = 935.4 \ .$$

Tabelle 12.2. Anzahl von Todesfällen und Populationsumfang in den USA im Jahre 1967 pro Altersgruppe (Mortalitätsraten, Todesraten, Sterberaten)

Alter [Jahre]	Anzahl Tote	Population (Mitte 1967) [× 1000]
< 1	79028	3539
1 – 4	13506	15652
5 – 9	8809	20910
10 – 14	8084	19885
15 – 24	37706	32265
25 – 44	108825	46656
45 – 64	459203	40160
65 – 74	437919	11678
75 – 84	469669	5945
≥ 85	227987	1174
Total	1850736	197864

12.1.3 Altersspezifische Todesrate

Der Altersbezug ist in der Demographie von zentraler Aussagekraft, da das Alter einerseits häufig als bedeutender Risikofaktor für eine Krankheit zu betrachten ist oder andererseits mit anderen Risikofaktoren eng korreliert. Die im vorangehenden Abschnitt vorgestellte totale Todesrate ist zwar eine einfache, das Sterbeverhalten einer Population beschreibende Größe, sie hängt jedoch von der Altersstruktur ab und ist daher zum Vergleich von Populationen kaum geeignet. Um diesen Umstand zu berücksichtigen, werden so genannte *altersspezifische Mortalitätsraten* ermittelt. Diese sind definiert als

die Sterberaten innerhalb einer Altersklasse bezogen auf den Populations-
umfang der Altersklasse – wieder üblicherweise zur Mitte des Jahres. Die
Berechnung kann für jede Altersklasse getrennt erfolgen. Die *altersspezifische
Todesrate* (ASTR) bezogen auf 100000 Personen ist gegeben duch:

$$ASTR_j = \frac{\text{Anzahl Todesfälle (im Jahr) in Altersklasse } j}{\text{Population der Altersklasse } j \text{ (Mitte des Jahres)}} \times 100000 \, .$$

**Beispiel 12.3: Altersspezifische Todesraten der Todesfälle in den
USA**

*Aus den altersabhängigen Angabe zur Sterblichkeit sowie zum
Populationsumfang aus Beispiel 12.2, Seite 263 ergeben die in der*

Tabelle 12.3. Anzahl von Todesfällen, Populationsumfang und altersspezifische
Todesraten pro Altersgruppe in den USA im Jahre 1967

Alter [Jahre]	Anzahl Tote	Population (Mitte 1967) [$\times 1000$]	altersspez. Todesrate [$\times 10^{-5}$]
< 1	79028	3539	2233.1
1 – 4	13506	15652	86.3
5 – 9	8809	20910	42.1
10 – 14	8084	19885	40.7
15 – 24	37706	32265	116.9
25 – 44	108825	46656	233.2
45 – 64	459203	40160	1143.4
65 – 74	437919	11678	3749.9
75 – 84	469669	5945	7900.2
≥ 85	227987	1174	19419.7
Total	1850736	197864	935.4

rechten Spalte der Tabelle 12.3 enthaltenen altersspezifische Todesraten
(ASTR). Diese lassen sich folgt berechnen:

$$ASTR(< 1 Jahr) = \frac{79028}{3539 \times 1000} \times 100000 = 2233.1 \, .$$

Die altersspezifischen Todesraten können als Polygonzug dargestellt werden, wobei die Todesraten in der jeweiligen Intervallmitte aufzutragen und durch gerade Linien zu verbinden sind. Der J-förmige (U-förmige) Kurvenverlauf ist der Abbildung 12.2 auf Seite 266 zu entnehmen.

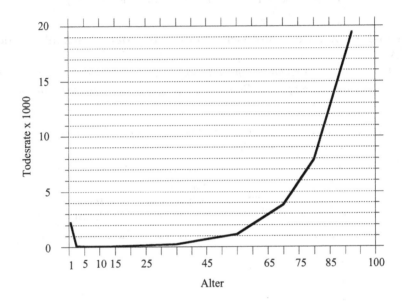

Abb. 12.2. Darstellung der altersspezifische Todesraten für die USA im Jahre 1967

Der besondere Vorteil der totalen Mortalitätsrate besteht darin, dass eine Krankheit durch die Angabe einer einzigen Masszahl mit Bezug zur Bevölkerung beschrieben werden kann. Nachteilig wirkt sich jedoch der fehlende Altersbezug aus, weshalb alterspezifische Todesraten eingeführt wurden. Für den Vergleich zweier Populationen an Hand der Todesraten ist die Angabe eines summarischen, gegebenenfalls auf den alterspezifischen Todesraten basierenden Wertes wünschenswert. Dies führt zu der Betrachtung adjustierter Todesraten, wobei zwischen der direkten und indirekten Adjustierung unterschieden wird.

12.2 Direkte Adjustierung

Die direkte Adjustierung wird mit Bezug auf eine Standardpopulation berechnet. Diese Standardpopulation kann in geeigneter Weise aus der Summe der betrachteten Teilpopulationen gebildet werden. Im nachfolgenden Beispiel wird die Population aller Frauen in den USA des Jahres 1930 herangezogen.

Im Folgenden wird die direkt adjustierte Krebstodesrate an Hand der Angaben zur Krebssterblichkeit lediger (vgl. Tabelle 12.4) sowie verheirateter (vgl. Tabelle 12.5 auf Seite 268) Frauen aus den USA der Jahre 1929–1931 berechnet und mit der totalen Krebstodesrate verglichen. Hieraus ergibt sich eine totale Krebstodesrate für Ledige von

$$\frac{5845}{9472.8 \times 1000} \times 100000 = 61.70 \,.$$

Für die verheirateten Frauen ergibt sich eine totale Krebstodesrate von

$$\frac{29014}{21144.7 \times 1000} \times 100000 = 137.22 \,.$$

Beim Vergleich der Populationsumfänge in den Tabellen 12.4 und 12.5 auf Seite 268 bzw. 268 fällt die ungleiche Altersstruktur auf. Offensichtlich dominieren die Frauen zwischen 15 und 24 Jahren die Gesamtpopulation der Ledigen. Dies legt den Schluss nahe, dass die 'Gleichgewichtung' bei der Berechung der totalen Krebstodesrate zu verzerrten Aussagen führt.

Die Berücksichtigung unterschiedlicher Altersstrukturen gelingt nun wieder durch die Berechnung von altersspezifischen Krebstodesraten. Aus den Angaben in der Tabelle 12.4 auf Seite 268 erhält man exemplarisch für die 15–24-jährigen ledigen Frauen eine altersspezifische Krebstodesrate von

$$\frac{226}{6129.5 \times 1000} \times 100000 = 3.69 \,.$$

An Hand der alterspezifischen Todesraten ergibt sich die direkt adjustierte Krebsrate als gewichteter Mittelwert der einzelnen altersspezifischen Todesraten, wobei die Gewichte entsprechend den Umfängen der Standardpopulation in den Altersklassen gebildet werden (siehe Tabelle 12.6 auf Seite 269):

$$\sum_{\text{Altersklassen}} \frac{\text{Todesrate in der Altersklasse} \times \text{Population in der Altersklasse}}{\text{Populationsumfang}}$$

Tabelle 12.4. Angaben zur Krebssterblichkeit lediger Frauen in den USA (1929–1931)

Alter	Population (Mitte 1930) [×1000]	Krebs †	Krebstodesrate [pro 100.000]
15 – 24	6129.5	226	3.69
25 – 34	1485.4	251	16.90
35 – 44	759.0	612	80.63
45 – 54	522.4	1198	229.33
55 – 64	343.5	1511	439.88
65 – 74	187.9	1340	713.15
≥ 75	45.1	707	1567.63
Total	9472.8	5845	61.70

Tabelle 12.5. Angaben zur Krebssterblichkeit verheirateter Frauen aus den USA (1929–1931)

Alter	Population [×1000]	Krebs †	Krebstodesrate [pro 100.000]
15 – 24	2627.5	141	5.37
25 – 34	5923.8	1335	22.54
35 – 44	5610.3	4630	82.53
45 – 54	3876.4	7894	203.64
55 – 64	2124.3	8155	383.89
65 – 74	828.2	5346	645.50
≥ 75	154.2	1513	981.19
Total	21144.7	29014	137.22

Beispiel 12.4: Direkt adjustierte Krebsmortalität lediger vs. verheirateter Frauen

Die direkt adjustierten Krebstodesraten für ledige Frauen ergibt sich zu

$$\frac{8847.1 \times 3.69 + \cdots + 825.0 \times 1567.63}{34967.1} = 175.94 \ ,$$

bzw. für verheiratete Frauen zu

$$\frac{8847.1 \times 5.37 + \cdots + 825.0 \times 981.19}{34967.1} = 150.93 \ .$$

Auffällig ist die Umkehr der Größenverhältnisse beim Vergleich mit den ursprünglichen totalen Mortalitätsraten von 61.70 für ledige und 137.22 für verheiratete Frauen. Offensichtlich hängen die Ergebnisse der Alterskorrektur von der Wahl der Standardpopulation (in unserem Fall die Population aller Frauen) ab.

Zusammenfassend lässt sich sagen, dass zur Durchführung einer direkten Adjustierung

1. die altersspezifischen Raten pro Population und

2. die Altersverteilung einer vernünftig gewählten Standardpopulation

benötigt werden.

Tabelle 12.6. Altersstandardisierte Krebsmortalitätsraten lediger und verheirateter Frauen in den USA (1929–1931) und Standardpopulation

Alter	Krebstodesrate für Ledige [pro 100.000]	Krebstodesrate für Verheiratete [pro 100.000]	Population (aller Frauen) [pro 100.000]
15 – 24	3.69	5.37	8847.1
25 – 34	16.90	22.54	7725.2
35 – 44	80.63	82.53	6924.3
45 – 54	229.33	203.64	5189.4
55 – 64	439.88	383.89	3454.1
65 – 74	713.15	645.50	2002.1
≥ 75	1567.63	981.19	825.0
Total			34967.1

12.3 Indirekte Adjustierung

Eine alternative Art der Adjustierung ist die so genannte *indirekte Altersadjustierung*. Diese basiert auf der Idee der Gewichtung der totalen Todesrate mit dem Verhältnis der erwarteten Anzahl Toter in einer Standardpopulation zu den beobachteten Toten in einer speziellen (Teil-)Population. Das getrennt für jede Altersklasse berechnete Verhältnis der Anzahl der beobachteten zur Anzahl erwarteter Toter heißt *standardisiertes Mortalitätsverhältnis* (engl. *standard mortality ratio, SMR*).

$$SMR_j = \frac{\text{Gesamtzahl der bobachteten Toten in Altersklasse } j}{\text{erwartete Zahl der Toten in Altersklasse } j}$$

Damit ergibt sich die indirekte altersadjustierte Krebstodesrate durch Multiplikation des standardisierten Mortalitätsverhältnisses mit der totalen Todesrate der Standardpopulation. Insofern wird eine dem standardisierten Mortalitätsverhältnis entsprechende proportionale Verteilung der totalen Todesrate gebildet

$$SMR_j \times TTR.$$

Um die indirekte Adjustierung der totalen Krebstodesrate konkret durchführen zu können, benötigt man die altersspezifischen Krebstodesraten für die gewählte Standardpopulation. An Hand des folgenden Beispiels wird die Berechnungsvorschrift erläutert.

Beispiel 12.5: Mortalitätsraten und indirekt adjustierte Krebstodesraten in den USA (1929–1931)

Zunächst berechnen wir die standardisierten Mortalitätsverhältnisse jeweils für die ledigen und die verheirateten Frauen. Die dafür notwendige Zahl erwarteter Krebstodesfälle in den zu vergleichenden Populationen ergibt sich, wenn man jeweils die Krebsmortalitätsraten der Standardpopulation aller Frauen (letzte Spalte in Tabelle 12.7, Seite 271) auf die Population der Ledigen bzw. der Verheirateten bezieht. Für die Ledigen ergibt sich die erwartete Anzahl als Summe der Produkte des Populationsumfangs in den Altersgruppen (vgl. zweite Spalte in Tabelle 12.7) und der Krebsmortalitätsraten der Standardpopulation (vgl. letzte Spalte in Tabelle 12.7) in den Altersgruppen

$$(6129.5 \times 4.27 + \cdots + 45.1 \times 1095.88)\frac{1000}{100000} = 5567.9 \,.$$

Entsprechend ergibt sich für die erwartete Anzahl die Summe der Produkte des Populationsumfangs in den Altersgruppen (vgl. dritte Spalte in Tabelle 12.7) und der Krebsmortalitätsraten der Standardpopulation in der Altersgruppe

Tabelle 12.7. Altersverteilung der Ledigen und Verheirateten sowie altersspezifische Krebsmortalitätsraten der Standardpopulation aller Frauen in den USA (1929-1931)

Alter	ledig [×1000]	verheiratet [×1000]	Krebsmortalitätsraten der Standardpopulation [pro 100.000]
15 – 24	6129.5	2627.5	4.27
25 – 34	1485.4	5923.8	22.03
35 – 44	759.0	5610.3	84.88
45 – 54	522.4	3876.4	214.40
55 – 64	343.5	2124.3	411.40
65 – 74	187.9	828.2	695.88
≥ 75	45.1	154.2	1095.88
Total	9472.8	21144.7	160.90

$$(2627.5 \times 4.27 + \cdots + 154.2 \times 1095.88)\frac{1000}{100000} = 30681.7 \ .$$

Die beobachtete Anzahl Krebstoter für die Ledigen beträgt 5845 (vgl. dritte Spalte von Tabelle 12.4, Seite 268) bzw. 29014 für die Verheirateten (vgl. dritte Spalte von Tabelle 12.5, Seite 268).
Zusammenfassend ergeben sich die erwarteten und beobachteten Anzahlen in Tabelle 12.8. Die standardisierten Mortalitätsverhältnisse der Ledi-

Tabelle 12.8. Vierfeldertafel der erwarteten und der beobachteten Anzahl von Krebstoten in den USA (nach Familienstand im Jahre 1929-1931)

Krebstote	Familienstand	
	ledig	verheiratet
beobachtet	5845	29014
erwartet	5567.9	30681.7

gen (SMR_{ledig}) bzw. der Verheirateten ($SMR_{verheiratet}$) ergeben sich jeweils als Verhältnis der erwarteten zu den beobachteten Anzahlen in Tabelle 12.8 und betragen 1.050 für ledige bzw. 0.946 für verheiratete Frauen (Tabelle 12.9). Schließlich erhalten wir aus der totalen Krebsmor-

Tabelle 12.9. Mortalitätsverhältnis für ledige bzw. verheiratete Frauen in den USA (1929-1931)

Familienstand	$\dfrac{\text{beobachtet}}{\text{erwartet}}$
ledig	$\dfrac{5845}{5567.9} = 1.050$
verheiratet	$\dfrac{29014}{30681.7} = 0.946$

talitätsrate der Standardbevölkerung (vgl. Tabelle 12.7 auf Seite 271) die indirekt altersadjustierten Krebstodesraten in Tabelle 12.8.
Offensichtlich ergeben sich hier ähnliche Verhältnisse wie bei der direkten Adjustierung.

Tabelle 12.10. Indirekt adjustierte Krebstodesraten in Abhängigkeit vom Familienstand in den USA (1929-1931)

Familienstand	indirekt adjustierte Krebstodesrate
ledig	$160.90 \times 1.050 = 168.9$
verheiratet	$160.90 \times 0.946 = 152.2$

Für die indirekte Adjustierung werden die folgenden Angaben benötigt:

1. die Altersverteilungen der Vergleichspopulationen sowie deren Gesamt-
    anzahl der Krebstoten

und

2. die altersspezifischen Raten und die totale Rate der Standardpo-
    pulation.

12.4 Vergleich der beiden Adjustierungsverfahren

Die wesentlichen Informationen beim Vergleich von Mortalitätsraten liefern
selbstverständlich die einzelnen altersspezifischen Raten, wobei dies den Vergleich einer größeren Anzahl von Werten nach sich zieht, da die Raten
auf die Subpopulation bezogen werden. Vielfach soll vereinfachend nur eine
einzige Zahl pro Population angegeben werden, die im Großen und Ganzen
die vorliegenden Verhältnisse beschreibt. Beispiele sind die totalen (unkorrigierten) Krebstodesraten von 61.7 und 137.2 für ledige bzw. verheiratete
Frauen (vgl. Tabelle 12.2 auf Seite 264). Bei Berücksichtigung unterschiedlicher Altersstrukturen ergeben sich bei direkter Adjustierung die Raten 175.9
bzw. 150.9, wobei sich die Größenordnung im Vergleich zu den unkorrigierten
Werten umdreht. Bei indirekter Adjustierung ergeben sich die Werte 168.9
bzw. 152.2, also ähnliche Werte wie bei der direkten Adjustierung.

Die Frage nach der Adjustierung hängt vor allem davon ab, welche Daten vorhanden sind. Im Zweifelsfalle wird die direkte Adjustierungsmethode
vorzuziehen sein.

Kapitel 13:

Dokumentation und Informationsverarbeitung

13.1 Einleitung

Neben den in Kapitel 10: "Studienplanung" und Kapitel 11: "Epidemiologie" besprochenen methodischen Aspekten zur Planung einer klinischen Studie müssen hinsichtlich der Qualitätssicherung bei der Durchführung auch die entstehenden Informationsflüsse berücksichtigt werden. Schließlich sind für valide Ergebnisse einer Studie Daten von hoher Qualität unverzichtbar. Im Folgenden wird auf verschiedene Gesichtspunkte von der Erhebung über die Speicherung bis hin zur Verarbeitung der Daten eingegangen.

13.2 Codeplan

Der erste Schritt bei der Planung der Dokumentation sollte in jedem Falle die Erstellung eines Codeplans sein. Dieser Codeplan enthält von allen Messgrößen (Merkmalen)

- die genaue Bezeichnung und Bedeutung,

- einen "Kurznamen", der aus Übersichtlichkeitsgründen zu empfehlen ist,

- den Datentyp (ganze Zahl, reelle Zahl, Datum, Währung, Zeichenkette etc.),

- das Skalenniveau,

- den möglichen zulässigen Wertebereich sowie gegebenenfalls weitere Kriterien für Plausibilitätskontrollen,

- Angaben über die Codierung fehlender Werte,

- die evtl. vollständige Tabelle der zu verwendeten Codes kategorieller (nominal oder ordinal skalierter) Merkmale, einschließlich der Bedeutung der Codes bzw. ggf. die Angabe des zu verwendenden Codesystems (z. B. TNM-Schlüssel, siehe unten),

- die Vorgaben zu den Antwortmöglichkeiten für Merkmale mit Mehrfachauswahl. In diesem Zusammenhang ist daran zu denken, dass bei einem Patienten gleichzeitig unterschiedlich viele Diagnosen gestellt werden können.

Mit den Festlegungen im Codierungsplan eng verbunden ist die Auswahl der Messmethode. Für viele klinische Messgrößen, wie beispielsweise die Visusmessung, stehen mehrere Messverfahren (Snellen-Visus, log-Mar-Visus, etc.) zur Verfügung, die sich hinsichtlich ihrer Eigenschaften erheblich unterscheiden können. Die Entscheidung für das eine oder andere Messverfahren kann vielfältige Auswirkungen auf die Dokumentation, die statistische Auswertemethode und damit auch auf die Interpretation der Ergebnisse haben.

Die Aufstellung des Codeplans ist Teil der Planungsphase und erfolgt im Allgemeinen in Anschluss an die Festlegung aller Messgrößen, die im Rahmen der Studie erhoben werden sollen. Es ist offensichtlich, dass dieser Codeplan sowohl für die Erstellung der Erhebungsbögen, die Struktur einer ggfs. zur Anwendung kommenden Datenbank als auch für die anstehenden Plausibilitätskontrollen von erheblichem Nutzen ist.

Beispiel 13.1: Auszug aus einem Codierungsplan für eine Erhebung (fiktiv)

Der folgende Auszug aus einem Codierungsplan für eine Erhebung bezieht sich auf demografische Daten (Geschlecht, Alter), anamnestische Informationen (Kinderkrankheiten, Rauchverhalten) und körperliche Untersuchungsergebnisse (Puls, Körpergröße, Augenfarbe). Die Angaben der Einheit der Messgrößen kann beispielsweise in eckigen Klammern [ ] erfolgen, wie bei der "Körpergröße [cm]". Mehrfachantwortvariablen (siehe Kinderkrankheiten) werden gruppiert aufgeführt. Sinnvoll ist es, bei bestimmten Variablen wie etwa bei den Rauchgewohnheiten, der Augenfarbe und dem Geschlecht Codierungen einzuführen, die den möglichen Wertebereich und mögliche Einzelwerte widerspiegeln.

Die Verwendung von Codierungen kann nicht nur das Ausfüllen der Er-

Tabelle 13.1. Auszug aus einem Codierungsplan für eine Erhebung

Variablen-beschreibung	Kurzname der Variablen	Datentyp	Codierung / Wertebereich	Codierung fehlender Werte
Demografische Daten				
Probanden-Nr.	proband	Ganzzahl	–	–
Geschlecht	geschl	Zeichenkette 1 String	m: männlich w: weiblich	x
Alter [Jahre]	alter	Ganzzahl	–	–
Anamnestische Daten				
Kinderkrankheiten (Mehrfachantwortmöglichkeit)				
– Masern	masern	Ganzzahl	0: nein 1: ja	–
– Mumps	mumps	Ganzzahl	0: nein 1: ja	–
– Röteln	roeteln	Ganzzahl	0: nein 1: ja	–
– Windpocken	windpock	Ganzzahl	0: nein 1: ja	–
Rauchge-wohnheit	raucher	Ganzzahl	0: Nichtraucher 1: 1–10 Zigaretten pro Tag 2: > 10 Zigaretten pro Tag 8: keine Auskunft	9
Körperliche Untersuchung				
Puls [/15 Sek.]	puls	Ganzzahl	–	–
Körpergröße [cm]	groesse	Ganzzahl	–	–
Augenfarbe	augenf	Ganzzahl	1: blau 2: braun 3: grün 4: andere	0

hebungsbögen erleichtern, sondern erweist sich auch bei der Übertragung von Informationen in ein Computerprogramm zur Speicherung der Daten als vorteilhaft. Darüber hinaus haben die Codierungen direkte Auswirkungen auf die Auswertemethode. So ist die Erfassung von Informationen in Zeichenketten, wie beispielsweise bei der Erfassung der Rauchgewohnheiten in der Form "über 15 Zigaretten pro Tag", zwar nahe liegend, da wir gewohnt sind, derartig variable Texte inhaltlich zu erschließen, jedoch ist die dadurch repräsentierte Information wenig spezifisch und steht häufig im Widerspruch zu einer trennscharfen Auswertung.

13.3 Quelle der Daten

Im Rahmen klinischer Studien werden die Daten häufig entweder direkt bei den Patienten erhoben oder aber indirekt aus Archiven. Das übliche Vorgehen bei prospektiven Studien ist die direkte Erhebung der Daten, wie etwa die Erfassung von Untersuchungsbefunden am Patienten. Die Dokumentation der erhobenen Informationen kann während der Untersuchung entweder auf *Erhebungsbögen* oder durch direkte Eingabe der Daten in ein EDV-System erfolgen. In manchen Fällen, etwa wenn Laborbefunde zu erheben sind, erfolgt die Dokumentation mit zeitlicher Verzögerung. Gerade in solchen Fällen sind Mechanismen zu implementieren, die eine vollständige Erfassung der Daten für alle Patienten gewährleisten.

Üblicherweise werden die Daten bei retrospektiven Studien indirekt erfasst. Hierbei werden die Informationen nach bestimmten Kriterien aus *Archivunterlagen*, wie etwa Krankenakten, erhoben. Grundsätzlich ist zu diesem Vorgehen anzumerken, dass bei der Erhebung aus Krankenakten mit einer hohen Rate an fehlenden Daten zu rechnen ist. Dies kann z. B. daran liegen, dass die Erfassung einzelner Befunde bei einigen Patienten nicht notwendig erschien oder ein negativer Befund nicht dokumentiert wurde.

Dort, wo bereits Computersysteme für die klinische Dokumentation genutzt werden, ist es möglich, diese für die Datenerhebung zu nutzen (Auszug aus einer Datenbank).

13.4 Datenerfassung

Der Einfluss der Datenerhebung und -eingabe auf die Qualität der erhobenen Daten sollte nicht unterschätzt werden. Neben der technischen Umsetzung in

Form einer Papierdokumentation oder einer Abspeicherung in einer Daten-bank, kann auch die Zusammenarbeit der beteiligten Partner einen Einfluss auf die Datenqualität haben. So ist zu klären, wie die Ärzte über die Wieder-einbestellung von Patienten bzw. das Fehlen einer Dokumentation informiert werden, an wen Rückfragen bei Unklarheiten zu richten sind und wie der Rückfluss von Informationen sichergestellt werden kann. Im Folgenden wer-den unterschiedliche Möglichkeiten der Datenerfassung besprochen.

13.4.1 Erhebungsbögen

Im klassischen Fall wird man *Erhebungsbögen (case report forms, CRF)* entwerfen, um die papiergebundene Dokumentation zu systematisieren und mögliche Fehler zu vermeiden. CRFs stellen eine Form der (Zwischen-) Spei-cherung dar.

Die sorgfältige Gestaltung von Erhebungsbögen stellt einen wesentlichen Beitrag zur Qualitätssicherung bei der Datenerfassung sowohl im Hinblick auf die Erhebung selbst als auch auf die später stattfindende Übertragung der Daten in ein Auswertungsprogramm dar. Die Erhebungsbögen bilden die Grundlage für die Erfassung valider und plausibler Daten. Bei der Gestal-tung dieser Bögen sollten die Merkmale nach Sachgruppen, etwa Ein- und Ausschlusskriterien, anamnestische Befunde, Operationsbefunde, Befunde der ersten Nachuntersuchung etc. gegliedert werden. Innerhalb dieser Haupt-gliederungspunkte empfiehlt sich eine weitere Unterteilung. So lassen sich bei-spielsweise anamnestische Befunde in demografische Daten (z. B. Geschlecht, Alter usw.), Angaben zu Riskofaktoren (z. B. Rauchen, Alkoholabusus usw.), Ergebnisse zu körperlichen Untersuchungen, Laborwerte etc. gliedern. Die Reihenfolge der Angaben sollte nach Möglichkeit dem chronologischen Ablauf der Befragung bzw. der Untersuchung des Patienten entsprechen (vgl. Abbil-dung 13.8, Seite 288).

Darüber hinaus ist eine feste Anzahl von rechtsbündig auszufüllenden Schreibstellen (inklusive Dezimalstellen) sowie die Einheit der Messgröße (Abbildung 13.2) vorzugeben. Ankreuzfelder für Merkmale, bei denen für jeden Patienten lediglich eine von mehreren (fest vorgegeben) Möglichkeiten zutrifft, sollten das Aussehen eines Kreises (○, vgl. Abbildung 13.3, Seite 280) haben (*Auswahlantwort*). Können hingegen mehrere (fest vorgegebene) Möglichkeiten für jeden Patienten zutreffen, wie etwa bei Kinderkrankheiten (vgl. Abbildung 13.4, Seite 281), so sollten Ankreuzfelder mit dem Aussehen einer Box (□) verwendet werden (*Mehrfachantwort*).

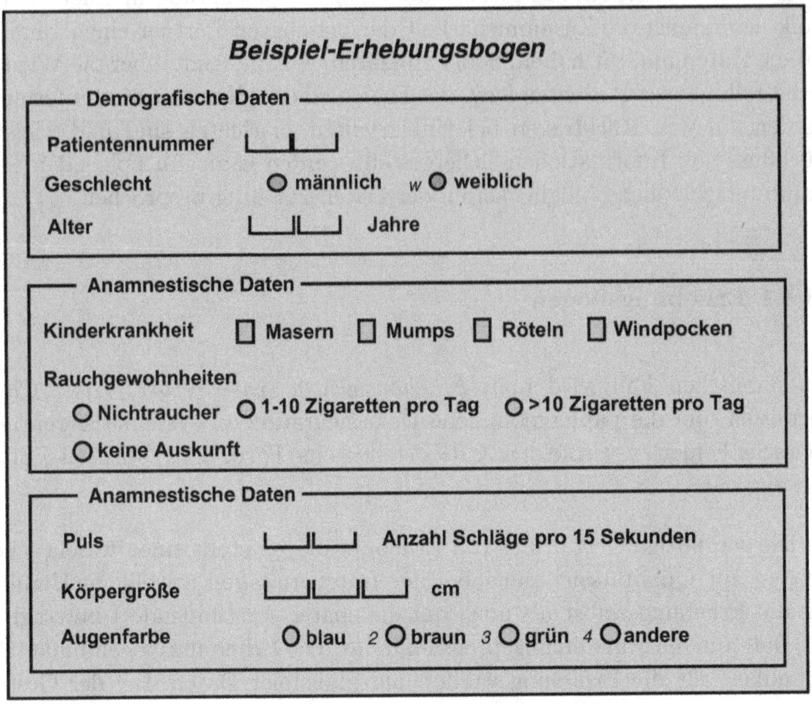

Beispiel-Erhebungsbogen

— Demografische Daten —

Patientennummer ⌞_⌞_⌟

Geschlecht   ◯ männlich *w* ◯ weiblich

Alter   ⌞_⌞_⌟ Jahre

— Anamnestische Daten —

Kinderkrankheit   ☐ Masern ☐ Mumps ☐ Röteln ☐ Windpocken

Rauchgewohnheiten
  ◯ Nichtraucher ◯ 1-10 Zigaretten pro Tag ◯ >10 Zigaretten pro Tag
  ◯ keine Auskunft

— Anamnestische Daten —

Puls   ⌞_⌞_⌟ Anzahl Schläge pro 15 Sekunden

Körpergröße   ⌞_⌞_⌞_⌟ cm

Augenfarbe   ◯ blau *2* ◯ braun *3* ◯ grün *4* ◯ andere

Abb. 13.1. Ausschnitt aus einem Erhebungsbogen

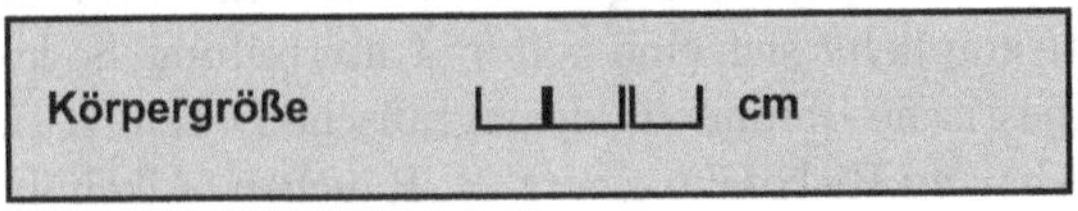

Körpergröße   ⌞_⌞_⌟ cm

Abb. 13.2. Messgröße mit vorgegebener Anzahl von rechtsbündig auszufüllenden Schreibstellen sowie vorgegebener Einheit

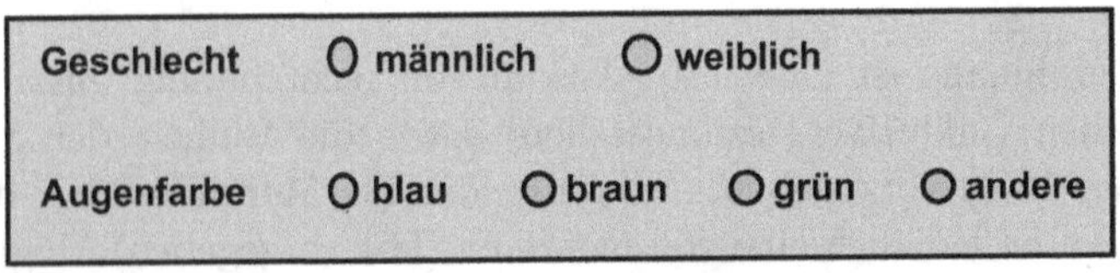

Geschlecht ◯ männlich   ◯ weiblich

Augenfarbe ◯ blau   ◯ braun   ◯ grün   ◯ andere

Abb. 13.3. Ankreuzfelder für Auswahlantworten

Die Erhebung von Messgrößen sollte mit fest vorgegebener Anzahl von rechtsbündig auszufüllenden Schreibstellen sowie vorgegebener Einheit erfolgen. Dabei kann es wichtig sein, die verschiedenen Gründe für das Fehlen von

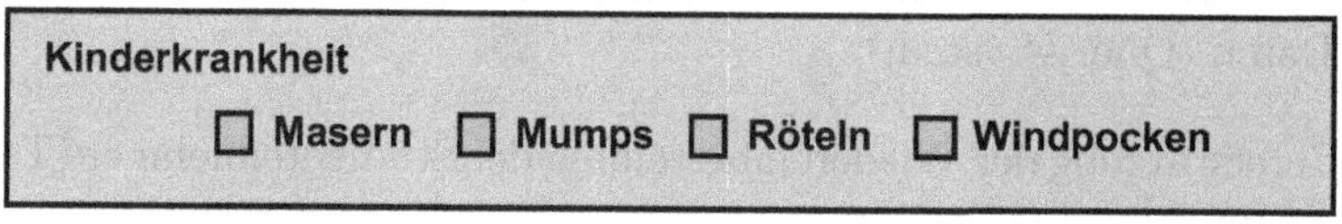

Abb. 13.4. Ankreuzfelder für Mehrfachantworten

Informationen mit zu erfassen (nicht auswertbarer Befund, fehlende Information, verweigerte Auskunft usw.).

Durch die sorgfältige Gestaltung der Erhebungsbögen kann wiederum auch der Prozess der Dateneingabe unterstützen werden. Da der Codeplan den zulässigen Wertebereich bzw. die zulässigen Codes, z. B. "m" für männlich und "w" für weiblich, für jedes Merkmal enthält, können Teile dieser Information auch auf den Erhebungsbögen untergebracht werden (vgl. Abbildung 13.3).

13.4.2 Datenbanken

Besonders bei größeren Studien empfiehlt sich die Verwendung einer Datenbank zur Speicherung der erhobenen Merkmalsausprägungen/Informationen. Üblicherweise wird die Dateneingabe in einer solchen Datenbank über "Masken" oder "Formulare" gesteuert, für die die oben beschriebenen Eigenschaften von Erhebungsbögen ebenfalls gelten. Vorteilhaft erweist sich bei diesem Vorgehen, dass bereits bei der Eingabe der Daten eine Plausibilitätsüberprüfung und ggfs. eine Vollständigkeitskontrolle erfolgen kann. So kann durch eine entsprechende Programmierung der Datenbank der Wertebereich für bestimmte Merkmale eingeschränkt werden, so dass die Eingabe von Werten ausserhalb dieses Bereiches nicht möglich ist. Andererseits wird man bei wichtigen Merkmalen eine Eingabe erzwingen.

Die Verwendung von Datenbanken insbesondere im Rahmen großer klinischer Studien bietet über die Datenspeicherung hinaus auch die Möglichkeit das Projektmanagement effizienter zu unterstützen. Hier ist etwa an das folgende Aufgabenspektrum zu denken:

• die Dokumentation von "Stammdaten" der Studienteilnehmer, demografische Daten, Ein- und Ausschlusskriterien usw.,

• die Dokumentation multipler Untersuchungsverfahren und -zeitpunkte,

- die Überprüfung der Plausibilität und Wiederspruchsfreiheit (Konsistenz) der Daten (Query-System),

- die Unterstützung der Wiedereinbestellung der Studienteilnehmer (Terminverwaltung),

- die Unterstützung des Mahnwesens für fehlende Dokumentationen,

- Auszüge für Zwischenauswertungen,

- das Erstellen von Berichten.

Üblicherweise werden für diese Zwecke relationale Datenbanken eingesetzt. Dabei werden die gespeicherten Informationen in so genannten Tabellen abgelegt, die wiederum in einer bestimmten Beziehungen zueinander stehen. Die Struktur einer relationalen Datenbank ist in den Abbildungen 13.5 und 13.6 grafisch dargestellt.

Beispiel 13.2: Relationale Datenbanken

Gehen wir davon aus, dass im Rahmen einer Studie für jeden Patienten demografische Daten einmalig sowie die Daten bestimmter Merkmale wiederkehrend erhoben werden. Die Tabelle "demografie" enthält die de-

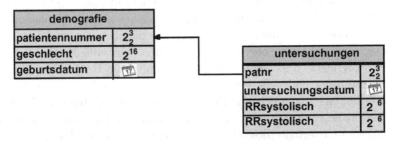

Abb. 13.5. Grafische Darstellung einer relationalen Datenbankstruktur (fiktiv) mit einer Tabelle "demografie" und einer Tabelle "untersuchungen"

mografischen Daten der Patienten (hier exemplarisch nur "geschlecht" und "geburtsdatum") mit genau einem Datensatz pro Patient. Die Tabelle "untersuchungen" enthält systolische und diastolische Blutdruckwerte zu verschiedenen Zeitpunkten (für denselben Patienten unterscheidbar durch das "untersuchungsdatum"); hier liegen ggfs. mehrere Datensätze für denselben Patienten vor. Der Bezug (Relation) zwischen den beiden Tabellen wird über die Verbindung der Felder "patientnummer" und "patnr" aufgebaut (vgl. Abbildung 13.6, Seite 283). Für den Patienten 123 liegen in Abbildungen 13.6 auf drei Untersuchungen vor, für den Patienten 234 jedoch nur zwei. Die Beziehung (Relation) zwischen Untersuchungen und Patienten wird über die Patientennummer hergestellt.

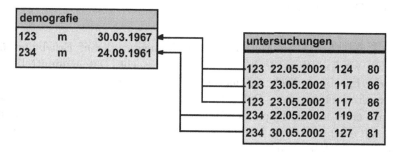

Abb. 13.6. Auszug aus den Datentabellen einer relationalen Datenbank (vgl. Abbildung 13.5)

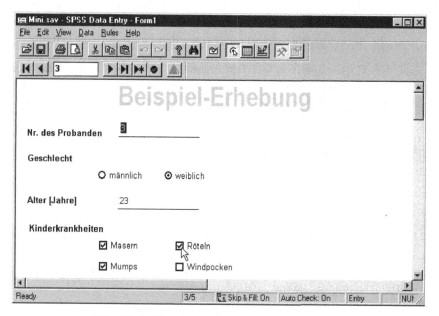

Abb. 13.7. Eingabemaske eines Statistikprogramms

Ein alternatives Vorgehen ist die *direkte Eingabe der Daten in ein statistisches Auswertungsprogramm.* Dieser Weg sollte jedoch nur bei kleineren

Studien beschritten werden. Mit einigen statistischen Auswerteprogrammen lassen sich Eingabemasken (vgl. Abbildung 13.7) erstellen.

13.4.3 Datenspeicherung

Neben der klassischen Methode der Dokumentation auf Erhebungsbögen (CRFs) wird mittlerweile immer häufiger versucht, Daten unmittelbar am Ort der Erhebung direkt in eine Datenbank oder ein entsprechendes Computersystem einzugeben. Dabei ist derjenige, der die Daten erhebt, entweder mit einer lokalen Kopie der Datenbank ausgerüstet oder über ein Netzwerk mit einer entfernten Datenbank direkt verbunden (*Remote Data Entry*). Durch dieses Vorgehen entfällt der Zwischenschritt der Papierdokumentation sowie die zentrale Eingabe der Erhebungsbögen. Zudem können erhebliche Einsparungen bei der Plausibilitätskontrolle erwartet werden, da die Prüfung der Widerspruchsfreiheit *(Konsistenz)* der Daten teilweise direkt bei der Eingabe erfolgen kann. Darüber hinaus können noch während der Eingabe "Rückfragen" bezüglich der Datenplausibilität durchgeführt werden. Dies kann ebenfalls zur Qualitätssteigerung der erhobenen Daten beitragen. Studien, die diese Vorgehensweise nutzen, werden heute *e-Trials* genannt.

Bei der Umsetzung von e-Trials ergeben sich jedoch eine Reihe von spezifischen Problemen, die ebenfalls im Rahmen der Studienplanung angesprochen und für die Lösungsstrategien entwickelt werden müssen. So werden in der Regel das Internet und andere EDV-Netzwerke als "Kommunikations- bzw. Übertragungsmittel" genutzt. Die Verbindungen zwischen den Eingabesystemen und dem üblicherweise fernen Datenbanksystem müssen angemessen schnell und leicht verfügbar sein (*Bandbreite* und *Verfügbarkeit* der Verbindung). Derartige Verbindungen sind grundsätzlich über geeignete Mechanismen, z. B. durch Verschlüsselung des Informationsaustauschs, gegen den Zugriff unberechtigter Personen zu schützen *(Verschlüsselung)*. Schließlich muss sichergestellt sein, dass nur Berechtigte Daten eingeben, ändern und ggf. löschen können. Ferner müssen Vorkehrungen getroffen werden, wie sich die Beteiligten gegenüber dem System als berechtigt "ausweisen" können *(Authentifizierung)*.

13.4.4 Plausibilitätskontrolle

Das Sammeln von Daten im Rahmen klinischer Studien ist ein Prozess, bei dem Fehler während der Erhebung bzw. der Übertragung von Informationen auftreten können. Es ist daher notwendig, Mechanismen zur Vermeidung von Fehlern einzusetzen und dem Aufdecken von Übertragungsfehlern besondere Aufmerksamkeit zu schenken. In diesem Zusammenhang ist das in allen Phasen klinischer Studien einzusetzende Monitoring von herausragender Bedeutung. Beim Monitoring wird vorgesehen, dass eine (meist zur zentralen Studienbetreuung gehörende) geschulte Person den Ort der Datenerhebung aufsucht (z. B. die Kliniken einer Multicenter-Studie). Zu Beginn der Studie werden im Rahmen eines Monitorings häufig die Eignung eines Studienzentrums etwa bezüglich der operativen Voraussetzungen geprüft (*initial site monitoring*). Es schließen sich während der Datenerhebungsphase Monitoring-Besuche zur Unterweisung und Motivation des Studienpersonals sowie zur Überprüfung von Daten an (*periodic monitoring*). Zum Abschluss der Studie erfolgt in der Regel – zumindest für die wichtigsten Daten – ein Abgleich mit den Orginalpatientenakten (*source data verification*).

Oben wurde bereits auf die Bedeutung der Gestaltung von Erhebungsbögen und die Durchführung von Plausibilitäts- und Konsistenzüberprüfungen während der Eingabe hingewiesen. "Plausibel" meint in diesem Zusammenhang, dass die dokumentierten Daten einleuchtend, konsistent und widerspruchsfrei sind.

Auch bei der Übertragung der Daten aus der Urliste in das Statistikprogramm oder die Datenbank können Fehler entstehen. Mögliche Fehlerquellen können durch Lese- und Tippfehler, durch Zahlendreher und Verständnisfehler etc. entstehen. Darüber hinaus führen unverständlich formulierte oder überlesene Fragen beim Ausfüllen von Erhebungsbögen zu Ungenauigkeiten. Eine Kontrolle der erhobenen Daten ist daher unerlässlich. Dabei ist die *Vollständigkeit* und *Plausibilität* der Angaben im Erhebungsbogen zu prüfen. Die Änderungen auf den Erhebungsbögen dürfen nur von einer autorisierten Person durchgeführt werden. In der Regel ist diese Person *nicht* identisch mit derjenigen, die die Daten in den Computer eingibt. Für solche Änderungen gibt es eine Vielzahl von Vorschriften. So darf die ursprüngliche Eintragung nur durchgestrichen werden, da sie weiterhin lesbar bleiben muss. Dementsprechend ist die Verwendung von Korrekturflüssigkeiten o. ä. unzulässig. Schließlich muss die Änderung durch eine Paraphe gegengezeichnet werden.

Um die Fehlerrate während der *Eingabe der Daten* in den Computer zu minimieren, sehen die GCP-Richtlinien für klinische Studien u. a. eine Doppeleingabe der erhobenen Daten durch zwei unterschiedliche Personen vor (vgl. ICH E 6: Good Clinical Practice). Durch den nachfolgenden Vergleich der entstandenen Dateien sollen mögliche Fehler identifiziert werden. Eine gute Kontrolle ist jedoch auch durch den visuellen Vergleich der abgespeicherten Daten mit den Einträgen auf den Erhebungsbögen möglich. Diese

Sichtkontrolle eignet sich freilich eher für kleine und mittlere Datenmengen. Die Kontrolle wird effektiver, wenn sie von einer unabhängigen Person durchgeführt wird.

Die Prüfung der Plausibilität erfolgt auch unter dem Gesichtspunkt, ob die Daten valide und in sich schlüssig sind. Dabei interessieren auch Verstöße gegen *logische Zusammenhänge*. Die Angaben "Geschlecht: männlich" und "Schwanger: ja" gehören zu den offensichtlichsten Fehlern, sie führen jedoch leicht zu widersprüchlichen Aussagen bei der Auswertung der Daten.

Eine weitere Möglichkeit für Plausibilitätsüberprüfungen bietet die Erstellung von Aggregationsstatistiken. Mithilfe dieser Statistiken können Ausreißer und die Raten der fehlenden Werte leicht identifiziert werden. Hierbei gilt es als hilfreich, wenn von numerischen Merkmalen Minimum und Maximum a priori bekannt sind. Es ist jedoch zu beachten, dass durch diese Vorgehensweise das Ergebnis der statistischen Analyse nicht vorweggenommen werden darf.

13.5 Datenanalyse

Ein wichtiger Abschnitt des Studienprotokolls beschreibt die für die spätere statistische Auswertung vorgesehenen Verfahren. Es wird dabei in der Regel festgelegt, welche statistischen Analysen durchgeführt, welche Messgrößen verwendet und welche Kollektive betrachtet werden sollen. So kann es gegebenenfalls notwendig sein, dass Originalmerkmale durch Transformationsvorschriften in abgeleitete Messgrößen überführt (Datentransformation) bzw. Teilkollektive betrachtet werden müssen (Datenselektion).

13.5.1 EDV-gestützte statistische Analysen

Für die Auswertung des statistischen Datenmaterials verwendet man heute Computerprogramme. Mithilfe dieser *Statistiksoftware* können Tabellen, Grafiken und Berechnungen zu statistischen Testverfahren etc. erstellt werden. So wie die Bedienung der Computer selbst ist auch die Benutzung von Statistikprogrammen in den letzten Jahren immer einfacher geworden. Es sei jedoch kritsch angemerkt, dass die Benutzerfreundlichkeit der Programme oftmals zu falschen Anwendungen verleiten. Es bleibt also festzuhalten, dass sowohl der Computer als auch einfach zu handhabende Statistiksoftware (EDV) zwar Rechenhilfen darstellen, der Interpretation und Bewertung der Ergebnisse, insbesondere vor dem Hintergrund der Angemessenheit der angewandten Methode, jedoch immer noch die herausragende Bedeutung zukommt.

Tabellenkalkulationsprogramme gehören mittlerweile zum Standard einer EDV-Ausrüstung und werden daher nicht selten für statistische Auswertungen herangezogen. Mit diesen Programmen lassen sich bequem Daten aufnehmen *(Spreadsheet)* und einfache, numerisch oder grafisch orientierte Auswertungen durchführen. Allerdings wird schon die Eingabe der Daten nicht immer sachgerecht unterstützt, da vielfach die Spezifikation von Skalenniveaus oder anderen Eigenschaften von Merkmalen nicht möglich ist. Plausibilitätskontrollen zur Gewährleistung der Konsistenz der Daten lassen sich selten in gefordertem Ausmaß implementieren. In der Regel "versagen" diese einfachen Auswertesysteme, wenn es um komplexere statistische Testverfahren geht. Deshalb ist die Verwendung einer Software, die auf die speziellen Anforderungen der medizinischen Statistik zugeschnitten ist, zu empfehlen. Hierbei handelt es sich um Programmsysteme, die bereits bei der Definition und Eingabe der Daten eher eine sachgerechte Verwaltung der Daten ermöglichen, adäquate Mechanismen zur Datentransformation und -selektion (siehe unten) vorweisen und über eine umfangreiche Palette statistischer Verfahren verfügen. Der hohe Qualitätsanspruch an die auf den neuesten wissenschaftlichen Ergebnissen basierende medizinische Versorgung führt seinerseits zu einer hohen Erwartung an die Validität der Studienergebnisse. Bezogen auf die statistischen Auswertemethoden bzw. die verwendeten Statistik-Programme bedeutet dies, dass für die Auswertung nur validierte und zertifizierte Software verwendet werden sollte. Entsprechende Zertifikate stellt die US-amerikanische Food and Drug Administration (FDA) aus.

Gängige statistische Auswertungsprogramme sind beispielsweise Systeme wie SPSS (vgl. `http://www.spss.com/`) oder SAS (vgl. `http://www.sas.com/`). Ersteres verfügt über eine Datenverwaltung, die an die Einfachheit der Tabellenkalkulation anknüpft (siehe Abbildung 13.8, Seite 288). Sowohl deskriptive als auch inferentielle Verfahren sind hier dialogorientiert auswähl- und parametrierbar (vgl. Abbildung 13.9, Seite 289). Für komplexere Fragestellungen steht eine Programmiersprache zur Verfügung, mit der sich u. a. dokumentieren lässt, welche Art der Auswertung durchgeführt und welcher Test mit welchen Parametern gewählt wurde.

Im Rahmen der Nachbearbeitung der während der Auswertungsphase gesammelten Daten werden immer wieder die Instrumente der Transformation (vgl. Beispiel 2, Seite 32) und Selektion von Daten angewandt. So wird man das Alter der Patienten nicht direkt erheben, sondern als die Zeitdifferenz zwischen einem Stichtag und dem Geburtsdatum errechnen. Ein an-

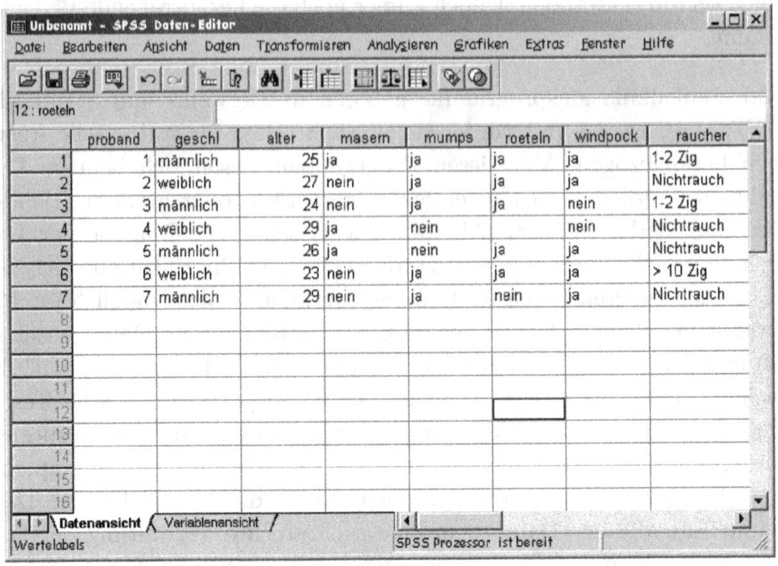

	proband	geschl	alter	masern	mumps	roeteln	windpock	raucher
1	1	männlich	25	ja	ja	ja	ja	1-2 Zig
2	2	weiblich	27	nein	ja	ja	ja	Nichtrauch
3	3	männlich	24	nein	ja	ja	nein	1-2 Zig
4	4	weiblich	29	ja	nein		nein	Nichtrauch
5	5	männlich	26	ja	nein	ja	ja	Nichtrauch
6	6	weiblich	23	nein	ja	ja	ja	> 10 Zig
7	7	männlich	29	nein	ja	nein	ja	Nichtrauch
8								
9								
10								
11								
12								
13								
14								
15								
16								

Abb. 13.8. Ausschnitt aus einem Erhebungsbogen

deres Beispiel ist die Berechnung des *Body-Mass-Index* aus den dokumentierten Werten für Körpergröße und Körpergewicht.[1]

Andererseits sind im Rahmen großer Studien zur Sicherheit von Pharmazeutika häufig auch Fragestellungen in bestimmten Teilkollektiven zu behandeln. Dann müssen Auswahlkriterien formuliert werden, die dieses Teilkollektiv beschreiben (*Selektion*). In Abbildung 13.10 auf Seite 290 ist ein solches Auswahlkriterium, anhand dessen alle mänlichen Probanden mit einem Serum-Cholesterin über 200 [mg/100 ml] selektiert werden (vgl. die Tabellen 1.5 und 1.6 auf den Seiten 24 und 25), formuliert. Bei der Formulierung von Suchanfragen aus mehreren Suchkriterien ist auf die logische Verknüpfung zu achten. Verknüpft man die Suchkriterien mit "UND", so werden alle Patienten identifiziert, die alle Kriterien (Kriterium1 UND Kriterium2 UND ...) gleichzeitig erfüllen. Wird andererseits eine "ODER"-Verknüpfung gewählt, so werden nur jene Fälle ausgewählt, die eines der Kriterien erfüllen. Die Wirkung der Suchanfrage sollte sorgfältig überprüft werden.

[1] Die Formel hierfür lautet:

$$BMI = \frac{\text{Körpergewicht}[kg]}{(\text{Körpergröße}[m])^2}$$

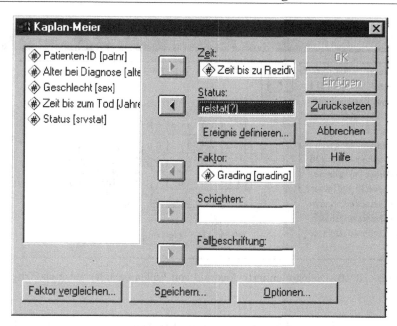

Abb. 13.9. Dialog zur Festlegung der Parameter für eine Überlebenszeitanalyse nach Kaplan-Meier. (Dieser Analyse liegt ein anderer Datensatz zu Grunde als der in den vorangegangenen Abschnitten beschriebene.)

13.6 Ergebnispräsentation und Publikation

Ein Grundanliegen jeder wissenschaftlichen Fragestellung ist die Verbreitung der Ergebnisse in Form einer geeigneten Publikation, so dass nachfolgende Untersuchungen darauf aufbauen können. Wie bereits in Kapitel 10 zum Thema Literatursuche erwähnt, sollte darauf geachtet werden, dass die Beobachtung etwa einer statistisch nicht signifikanten Überlegenheit einer Methode gegenüber der Standardmethode keinen Grund für das Unterlassen der Publikation des Ergebnisses darstellen darf. Das Unterlassen der Publikation solcher Ergebnisse führt bei der Bewertung der Literatur zu einer Überschätzung des Therpieeffektes (*publication bias*). Wissenschaftliche Ergebnisse sollten – möglichst in englischsprachigen – Zeitschriften veröffentlicht werden (vgl. Kapitel 10: "Studienplanung").

In diesem Zusammenhang sei darauf hingewiesen, dass zweckdienliche Empfehlungen für die Erstellung wissenschaftlicher Publikationen bereits vorliegen. Hier sind zu nennen: die *ICH E 3*-Richtlinie zur Erstellung eines Berichtes im Rahmen des Zulassungsprozesses für Arzneimittel, das *CONSORT*-Statement (Begg, 1996), die Hinweise zur Erstellung strukturier-

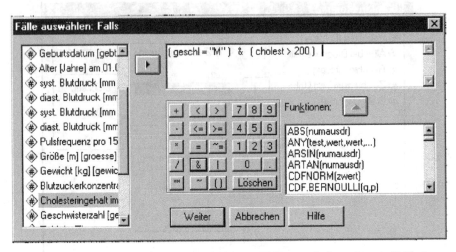

Abb. 13.10. Dialogorientierte Auswahl von Fällen nach festgelegten Kriterien

ter Abstracts (Group for critical appraisal of the medical literature, 1987) und die Anweisungen zur Erstellung wissenschaftlicher Publikationen (vgl. Bailar, 1988).

13.7 Codierungssysteme

Ziel der Codierung von Informationen ist die Vereinfachung der Datenstruktur, eine Erleichterung bei der Auswertung der Daten und eine verbesserte internationale Verständigung. Durch die Codierung wird im Allgemeinen versucht, reale Gegebenheiten auf Schlüsselsysteme abzubilden, wodurch fast immer ein Informationsverlust zu verzeichnen ist. So besitzt der Arzt in der Regel spezifischere Angaben über die Diagnose als durch die Verschlüsselung dargestellt werden kann. Zuweilen sind auch nicht-klinische Beweggründe für eine Klassifikation vorhanden, wie etwa die Diagnoseverschlüsselung zur vereinfachten Abrechnung von Gesundheitsleistungen durch einen Kostenträger. Anzumerken ist, dass die Zuweisung nicht stets als zweifelsfrei anzusehen ist. Bei der Aufstellung eines Schlüssels sind zwei Gesichtspunkte zu beachten:

Ein Schlüssel muss umfassend (erschöpfend) sein. Damit ist gemeint, dass beispielsweise jeder möglichen Diagnose ein Schlüssel zugewiesen werden kann. In vielen Fällen kann dies nur durch die Hinzugabe der Klassen wie "sonstige Ursachen/Gründe/Diagnosen" oder "Wert nicht bekannt" erreicht werden.

Darüber hinaus muss der Schlüssel disjunkt sein. Ein Sachverhalt darf nur durch *einen* Code verschlüsselt werden. So könnte eine Tuberkulose mit "3" oder "4" verschlüsselt werden, wenn der Schlüssel lautet: (1: Unfälle, 2: degenerative Erkrankungen, 3: Infektionskrankheiten, 4: Tuberkulose, 5: ...). Um einen disjunkten Schlüssel zu erhalten, müsste man den Punkt "3" Infektionskrankheiten außer Tuberkulose" nennen.

Im Folgenden werden einige wichtige Schlüsselsysteme kurz erläutert. Für viele Schlüsselsysteme sind mittlerweile Computerprogramme verfügbar, die zu einer textlichen Eingabe den entsprechenden Schlüssel liefern.

13.7.1 TNM-System

Die von der UICC (Union Internationale Contre le Cancer) herausgegebene TNM-Klassifikation dient dazu, klinische und pathologisch-anatomische Parameter einer Krebserkrankung in codierter Form zusammenzufassen. Vielfach wird sowohl die Behandlungsstrategie als auch die Einschätzung der Prognose von der TNM-Klassifikation abhängig gemacht. Die TNM-Klassifikation unterstützt aber auch den Austausch von Informationen über Tumorerkrankungen auf nationaler (Krebsregister) und internationaler Ebene.

Tabelle 13.2. TNM-Klassifikation

T	Tumor	Ausdehnung der Primärtumors
N	Node = Knoten	Zustand der regionären Lymphknoten
M	Metastasis	Angabe zum Vorhandensein von Fernmetastasen

Die klinischen Klassifikationen lassen sich untergliedern in eine prätherapeutische (TNM) und eine pathologisch-anatomische (pTNM). Für die Beschreibung nach dem TNM-System kommen die in Tabelle 13.3 beschriebenen Parameter zur Anwendung. Durch das Anhängen von Ziffern wird das Ausmaß der malignen Erkrankung spezifiziert. Bei T entstehen so Angaben von T0 bis T4, bei den Lymphknotenangaben von N0 bis N3, bei der Angabe zu Fernmetastasen wird zwischen 'vorhanden' M1 und 'nicht vorhanden' M0 unterschieden. Mit "X" bezeichnet man in allen Fällen (TX, NX, MX), dass der jeweilige Parameter nicht beurteilt werden kann. Zur Unterstützung der Klassifikation werden lokale Ausdehnungen und Bezüge zu anatomischen Gegebenheiten im so genannten TNM-Atlas dargestellt. Darüber hinaus können unter anderem noch Angaben zu Certainty, Grading

Tabelle 13.3. Weitere Angaben zur TNM-Klassifikation

C	Certainty = Sicherheit	Grad der Sicherung des Befundes, C1 bis C5. Hier werden diagnostische Verfahren berücksichtigt, z. B. verschiedene bildgebende Verfahren, chirurgische Untersuchungen mit Gewebeentnahme und entsprechender Untersuchung etc.
G	Grading	Differenzierungsgrad des Tumors, d. h. Umfang der Veränderung des Gewebes im Vergleich zum normalen Gewebe auf der Basis histopathologischer Untersuchungen
R	Residualtumor	Angabe zum Vorhandensein von Resttumoren nach einer Behandlung

und Residualtumoren gemacht werden. Für maligne Lymphome kann diese Klassifikation nicht eingesetzt werden; hier wird die so genannte Ann-Arbor-Klassifikation empfohlen.

13.7.2 ICD-Schlüssel

Der ICD-Schlüssel (vgl. www.who.int/msa/mnh/ems/icd10/icd10.htm) (International Classification of Diseases, Injuries and Causes of Death) zur Klassifikation von Diagnosen wird vorrangig bei der Abrechnung von Gesundheitsleistungen verwendet. Die bisher letzte Version (ICD-10) stellt eine "internationale statistische Klassifikation der Krankheiten und verwandter Gesundheitsprobleme" dar. Mit dem ICD-Schlüssel wurde eine alphanumerische Codierung eingeführt, die sich aus einem Buchstaben und drei Ziffern zusammensetzt. Der Buchstabe und die ersten beiden Ziffern bestimmen dabei die Kategorie der Diagnose, die dritte Ziffer ermöglicht die Angabe von Unterkategorien, die allerdings keinen bindenden Charakter haben. So finden sich Infektionskrankheiten nach ICD-10 in den Katgeorien A00-B99, gefolgt von Neubildungen C00-D48 und sonstigen Allgemeinerkrankungen D50-F99 etc.

13.7.3 SNOMED

Das SNOMED-Schlüsselsystem (Systematisierte Nomenklatur der Medizin) berücksichtigt sieben Achsen (Topografie, Morphologie, Ätiologie, Funktion, Krankheit, Prozedur, Beruf) der medizinischen Sicht auf den Menschen, seine Umgebung und seine Krankheit. Durch Kombinationen der verschiedenen Achsen lassen sich Krankheiten beispielsweise mittels anatomischphysiologischer Komponenten beschreiben und zu Syndromen zusammenfassen. Zurzeit sind Bestrebungen im Gange, andere in verschiedenen Ländern verwendete Codiersysteme in SNOMED abzubilden. Die Codierung weist allerdings durch die vielen Achsen eine gewisse Komplexität auf und stellt damit eine gewisse Herausforderung für den Codierenden dar. Neuerdings gibt es Computersysteme, die Texteingaben automatisch nach SNOMED codieren.

13.7.4 Andere Schlüsselsysteme für klinische Studien

Neben den erwähnten exemplarischen Schlüsselsystemen werden im Rahmen klinischer Studien auch andere Codierungen benutzt.

- World Health Organization Drug Reference List (WHO-DRL) zur Vercodung von Arzneimitteln,

- World Health Organization Adverse Reaction Terminology (WHO-ART) zur Vercodung von Nebenwirkungen, entwickelt und gepflegt durch die WHO (siehe auch `www.who-umc.org/pdfs/ardguide.pdf`),

- Coding Symbols for a Thesaurus of Adverse Reaction Terms (COSTART) entwickelt und gepflegt durch das Center for Drug Evaluation and Research der Food and Drug Administration (FDA),

- Medical Dictionary for Regulatory Activities (MedDRA, siehe auch `www.meddramsso.com`), entwickelt als pragmatische, klinisch validierte Terminologie.

Anhang A: Formelsammlung

Algebraische Ausdrücke

Für geeignete $x_i, x, y_i, z, a_i, n, m$ und k gilt:

Summe der Zahlen x_1 bis x_n

$$\sum_{i=1}^{n} x_i = x_1 + x_2 + \cdots + x_n$$

Produkt der Zahlen x_1 bis x_n

$$\prod_{i=1}^{n} x_i = x_1 \times x_2 \times \cdots \times x_n$$

Fakultät: Produkt der natürlichen Zahlen 1 bis n

$$n! = n \times (n-1) \times (n-2) \times \cdots \times 2 \times 1$$

Potenzen – Logarithmen

$$y = x^a \leftrightarrow x = \sqrt[a]{y} \leftrightarrow a = log_x(y)$$

Rechenregeln: $x, y, z > 0$; m ganzzahlig; $m \neq 0$

$$x^m = \underbrace{x \times \cdots \times x}_{m \text{ mal}}$$
$$x^0 = 1 \text{ für } x \neq 0$$
$$x^k x^m = x^{k+m}$$
$$x^{-k} = 1/(x^k)$$
$$x^k y^k = (xy)^k$$

$$log_x(1) = 0$$
$$log_x(x) = 1$$
$$log_x(yz) = log_x(y) + log_x(z)$$
$$log_x(y^m) = m \, log_x(y)$$
$$log_z(y) = log_z(x) \, log_x(y)$$

dekadischer Logarithmus (Basiszahl 10)

$$log_{10}(x) = log(x) = lg(x)$$

natürlicher Logarithmus (Basiszahl $e = 2.718281\ldots$)

$$log_e(x) = ln(x)$$

Logarithmus dualis (Basiszahl 2)

$$log_2(x) = lb(x)$$

Lineare Interpolation

Gegeben sei eine (stetige) Funktion F mit den Werten $F(x_1)$ an der Stelle x_1 und $F(x_2)$ an der Stelle x_2.

Gesucht ist ein "näherungsweiser" Funktionswert $F(x_0)$ an der Stelle x_0, wobei x_0 ein Wert zwischen x_1 und x_2 ist. Wenn eine lineare Interpolation, d. h. eine Beschreibung des Kurvenverlaufs zwischen $F(x_1)$ und $F(x_2)$ angemessen erscheint, so ist:

$$F(x_0) = F(x_2) - \frac{F(x_2) - F(x_1)}{x_2 - x_1} \, (x_2 - x_0) \, .$$

Gesucht ist ein "näherungsweiser" Wert x_0 zum Funktionswert $F(x_0)$, wobei $F(x_0)$ ein Wert zwischen $F(x_1)$ und $F(x_2)$ ist. Wenn eine lineare Interpolation, d. h. eine Beschreibung des Kurvenverlaufs zwischen $F(x_1)$ und $F(x_2)$ angemessen erscheint, so ist:

$$x_0 = x_2 - \frac{F(x_2) - F(x_0)}{F(x_2) - F(x_1)} \, (x_2 - x_1) \, .$$

Grafische Veranschaulichung einiger Funktionen

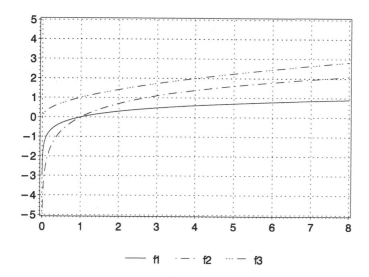

Abb. 1. Grafische Veranschaulichung der Logarithmusfunktionen $f1 = log(x)$ und $f2 = ln(x)$ und der Wurzelfunktion $f3 = \sqrt{x}$

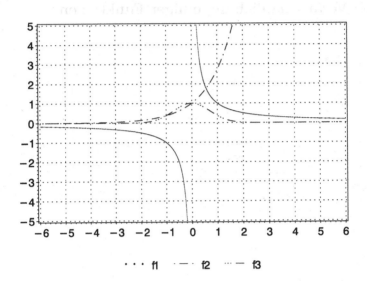

Abb. 2. Grafische Veranschaulichung der Inversen Funktion $f1 = 1/x$ und der Exponentialfunktionen $f1 = e^x$ und $f2 = e^{-x^2}$ sowie

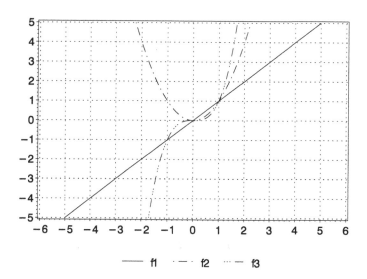

Abb. 3. Grafische Veranschaulichung der Potenzfunktionen $f1 = x$, $f2 = x^2$ und $f3 = x^3$

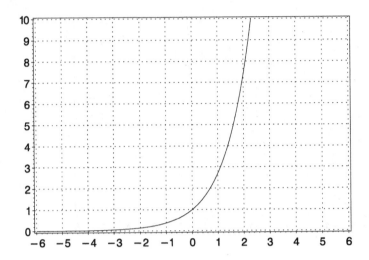

Abb. 4. Grafische Veranschaulichung der Exponentialfunktion $f = e^{x}$

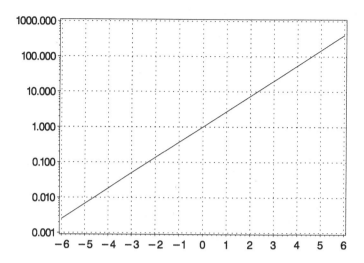

Abb. 5. Grafische Veranschaulichung der Exponentialfunktion $f = e^{x}$ aus Abbildung 4 (Ordinate in logarithmischer Skalierung)

Anhang B: Rechenblätter

Tabelle 1. Rechenblatt für die empirische Verteilungsfunktion

$x_{(j)}$ (paarweise unterschiedlich, geordnet)	absolute Anzahl $x_{(j)}$	absolute Anzahl $x_{(k)} \leq x_{(j)}$	relative Anzahl $x_{(k)} \leq x_{(j)}$

Tabelle 2. Rechenblatt: Regressionsrechnung (Vorlage 1, Teil 1)

Nr.	x_j	y_j	x_j^2	y_j^2	$x_j y_j$
Σ					

Tabelle 3. Rechenblatt: Regressionsrechnung (Vorlage 1, Teil 2)

Mittelwert der x-Werte	$\bar{x} = \dfrac{1}{n} \displaystyle\sum_{j=1}^{n} x_j$	
Mittelwert der y-Werte	$\bar{y} = \dfrac{1}{n} \displaystyle\sum_{j=1}^{n} y_j$	
Varianz der x-Werte	$s_{xx} = \dfrac{1}{n-1} \left(\displaystyle\sum_{j=1}^{n} x_j^2 - n\,\bar{x}^2 \right)$	
Varianz der y-Werte	$s_{yy} = \dfrac{1}{n-1} \left(\displaystyle\sum_{j=1}^{n} y_j^2 - n\,\bar{y}^2 \right)$	
Kovarianz	$s_{xy} = \dfrac{1}{n-1} \left(\displaystyle\sum_{j=1}^{n} x_j y_j - n\,\bar{x}\,\bar{y} \right)$	
Steigung	$b_{yx} = \dfrac{s_{yx}}{s_{xx}}$	
Intercept	$a_{yx} = \bar{y} - b_{yx}\bar{x}$	
Die Regressionsgleichung lautet:		
Korrelations-koeffizient	$r = \dfrac{s_{xy}}{\sqrt{s_{xx} \cdot s_{yy}}}$	

Tabelle 4. Rechenblatt: Regressionsrechnung (Vorlage 2, Teil 1)

Nr.	x_j	y_j	$x_j - \overline{x}$	$(x_j - \overline{x})^2$	$y_j - \overline{y}$	$(y_j - \overline{y})^2$	$(x_j - \overline{x})(y_j - \overline{y})$
Σ							

Tabelle 5. Rechenblatt: Regressionsrechnung (Vorlage 2, Teil 2)

Mittelwert der x-Werte	$\dfrac{1}{n}\displaystyle\sum_{j=1}^{n} x_j$	
Mittelwert der y-Werte	$\dfrac{1}{n}\displaystyle\sum_{j=1}^{n} y_j$	
Varianz der x-Werte	$s_{xx} = \dfrac{1}{n-1}\displaystyle\sum_{j=1}^{n} \left(x_j - \overline{x}\right)^2$	
Varianz der y-Werte	$s_{yy} = \dfrac{1}{n-1}\displaystyle\sum_{j=1}^{n} \left(y_j - \overline{y}\right)^2$	
Kovarianz	$s_{xy} = \dfrac{1}{n-1}\displaystyle\sum_{j=1}^{n} \left(x_j - \overline{x}\right)\left(y_j - \overline{y}\right)$	
Steigung	$b_{yx} = \dfrac{s_{yx}}{s_{xx}}$	
Intercept	$a_{yx} = \overline{y} - b_{yx}\overline{x}$	
Die Regressionsgleichung lautet:		
Korrelations-koeffizient	$r = \dfrac{s_{xy}}{\sqrt{s_{xx} \cdot s_{yy}}}$	

Tabelle 6. Rechenblatt: Standardabweichung

Nr.	x_j	x_j^2	$x_j - \overline{x}$	$(x_j - \overline{x})^2$
$\sum$				

Anhang C: Lösungen zu MC-Fragen

Tabelle 7. Lösungen zu den MC-Fragen

Kapitel	Testaufgaben									
	1	2	3	4	5	6	7	8	9	10
1	D	B	C	E	C	D	B	C	-	-
2	C	B	D	C	D	B	-	-	-	-
3	D	D	C	B	C	C	C	D	A	-
4	D	-	-	-	-	-	-	-	-	-
5	B	A	B	D	C	-	-	-	-	-
6	D	A	D	D	A	C	A	A	E	D
7	-	-	-	-	-	-	-	-	-
8	A	-	-	-	-	-	-	-	-
9	C	D	-	-	-	-	-	-	-
10	-	-	-	-	-	-	-	-	-
11	B	A	A	-	-	-	-	-	-
12	-	-	-	-	-	-	-	-	-
13	-	-	-	-	-	-	-	-	-

Literatur

Primärliteratur

Aids-Schnellinformation (1994): Bundesgesundheitsblatt 10, 439–442.

Altman, D. G., Gore, S. M., Gardner, M. J., Pocock, S. J. (1983): Statistical guidelines for contributors to medical journals. British Medical Journal 286, 1489–1493.

Bailar, J. C., Mosteller F. (1988): Guidelines for statistical reporting in articles for medical journals. Annals of Internal Medicine 108, 266–273.

Begg, C., Cho, M., Eastwood, S., Horton, R., Moher, D., Olkin, I., Pitkin, R., Rennie, D., Schulz, K. F., Simel, D., Stroup, D. F. (1996): Improving the quality of reporting of randomized controlled trials – The CONSORT statement. Journal of American Medical Association, 276, 637–639.

Bauer, P., Köhne, K. (1994): Evaluation of experiments with adaptive interim analyses. Biometrics 50, 1029–1041.

Biomathematik für Mediziner (1975): ed. Kollegium Biomathematik NW. Vol. 164, Springer, Berlin.

Clopper, C. J., Pearson, E. S. (1934): The use of confidence or fiducial limits illustrated in the case of the binomial. Biometrika 26, 404 ff.

Cochran W. G., Cox, G. M. (1992): Experimental Designs 2nd ed. Wiley, New York.

Cohen, J. (1988): Statistical Power Analysis for the Behavioral Sciences. Lawrence Erlbaum Associates, Hillsdale.

Cox, D. R. (1972): Regression models and life-tables. Journal of the Royal Statistical Society B 34, 187-202.

Cushny, A. R., Peebles, A. R. (1906): The action of optical isomers. II. Hyoscines. Journal Physiology 32, 501–510.

Cutler, S. J., Ederer, F. (1958): Maximum utilization of the life table method in analyzing survival. Journal of Chronical Disease 8, 699–712.

Dinghaus P., Heitmann K. U., Rehse E. (1999): Statistische Auswertungen medizinischer Studien, Mönch, Köln.

Group for critical appraisal of the medical literature (1987): A proposal for more informative abstracts of clinical articles. Annals of Internal Medicine 106, 598–604.

Fisher, L. D., van Belle, G. (1993): Biostatistics – A Methodology for the Health Sciences. John Wiley, New York.

Freiman, J. R., Chalmers, T. C., Smith, H., Kebler, R. R. (1978): The importance of beta, the type II error and sample size in the design and interpretation of the randomized control trial. New England Journal of Medicine 299, 690-694.

Gehan, E. A. (1965): A generalized Wilcoxon test for comparing arbitrarily singly-censored samples. Biometrika 52, 203-223.

Greenwood, M. (1926): Reports on public health and medical subjects. No. 33 Appendix I. The errors of sampling of the survivorship tables. H. M. Stationary Office, London.

ICH E 3 (1995): Structure and Content of Clinical Study Reports, issued as CPMP/ICH/137/95

ICH E 6 (1996): GCP: Consolidated Guideline Adopted by CPMP, issued as CPMP/ICH/135/95/Step5, Explanatory Note and Comments to the above, issued as CPMP/768/97

ICH E 9 (1998): Statistical Principles for Clinical Trials Adopted by CPMP, issued as CPMP/ICH/363/96

ICH E 10 (2000): Choice of Control Group Adopted by CPMP, issued as CPMP/ICH/364/96

Johnson, N. L., Kotz, S. (1970): Continuous Univariate Distributions I. John Wiley, New York.

Kaplan, E. L., Meier, P. (1958): Nonparametric estimation from incomplete observations. Journal of the American Statistical Association 53, 457–481.

Laaser, U. (1977): Risikofaktoren bei Jugendlichen. Indikatoren des kardio-vaskulären Risikos bei Schülern der Oberstufe in Köln. Fortschritte in der Medizin 95, 256–262.

Laaser, U., Schütt, A. (1978): The cardiovascular risk-profile of adolescents in Cologne. A representative study including 6302 pupils. Zeitschrift für Kardiologie 67, 837–846.

Lehmacher, W., Wassmer, G. (1999): Adaptive sample size calculations in group sequential trials. Biometrics 55, 1286–1290.

Mantel, N., Haenzel, W. (1959): Statistical aspects of the analysis of da-ta from retrospective studies of disease. Journal of the National Cancer Institute 22, 719–748.

McCullough B. D., Wilson B. (1999): On the accuracy of statistical proce-dures in Microsoft Excel 97. Computational Statistics & Data Analysis 31, 27–37.

O'Brien, P., Fleming, T. R. (1979): A multiple testing procedure for clinical trials. Biometrics 35, 549–556.

Pfanzagl, J. (1972): Allgemeine Methodenlehre der Statistik I. de Gruyter, Berlin.

Pfanzagl, J. (1974): Allgemeine Methodenlehre der Statistik II. de Gruyter, Berlin.

Pocock, S. J. (1977): Group sequential methods in the design and analysis of clinical trials. Biometrika 64, 191–199.

Proschan, M. A., Hunsberger, S. A. (1995): Designed extension of studies based on conditional power. Biometrics 51, 1315–1324.

Sackett, D. (1979): Bias in analytical research. Journal of Chronical Disease 32, 51–63.

Schulz, F. K. (1995): Subverting randomization in controlled clinical trials. Journal of the American Medical Association 274, 1456–1457.

Siegel, S. (1956): Nonparametric statistics for the behavioral sciences. MacGraw-Hill, Kogakuska.

Spiessl, B., Beahrs, O. H., Hermanek, P., Hutter, R. V. P., Scheibe, O., Sobin, L. H., Wagner, G. (1993): TNM-Atlas. Illustrierter Leitfaden zur TNM/p TNM-Klassifikation maligner Tumoren UICC, International Union Against Cancer. 3. Auflage Springer, Berlin.

Tarone, R. E., Ware, J. (1977): On distributions-free tests for equality of survival distributions. Biometrika 64, 156-160.

Tukey, J. W. (1977): Exploratory Data Analysis. Addison Wesley, Reading.

Wagner, G. (1993): Tumorlokalisationsschlüssel: Topographischer Teil. International Classification of Diseases for Oncology ICD-0. Arbeitsgemeinschaft Deutscher Tumorzentren. 5. Auflage Springer Verlag, Berlin.

Weltärztebund (1991): Deklaration von Helsinki – Empfehlungen für Ärzte, die in der biomedizinischen Forschung tätig sind, Dok. 17C, 1989, Deutsches Ärzteblatt 88, B 2927–2928.

Wingert, F. (1984): SNOMED – Systematisierte Nomenklatur der Medizin. Springer, Berlin.

WHO (1989): Aids in Europa – Vierteljahresbericht der WHO. Bundesgesundheitsblatt 9, 412–415.

Wiedemann, P., Hilgers, R.-D., Bauer, P., Heimann, K. for the Dounomycin Study Group (1998): Adjunctive Daunorubicin in the treatment of proliferative vitreoretinopathy: Results of a multicenter clinical trial. American Journal of Ophthalmology 126, 550–559.

Wissenschaftliche Tabellen Geigy (1985): Teilband Statistik. Ciba Geigy AG, Basel.

Wittkowsky, K. M. (1988): Wann ist ein HIV-Test indiziert? Dt Ärztebl 85, C1510–C1511.

Begleitende Literatur

Abel, U. (1993): Die Bewertung diagnostischer Tests. Hippokrates, Stuttgart.

Bland, J. M., Altman, D. G. (1986): Statistical mehods for assessing agreement between two methods of clincal measurements. Lancet i, 307–310.

CPMP (1994): Good clinical practice: Guidelines for essential documents for the conduct of a clinical trial. – In: Note for guidance. ed. Committee for proprietary medicinal products efficacy working party. Commission of the European Communities.

CPMP (1995): Biostatistical methology in clinical trials in applications for marketing authorizations for medicinal products. Statistics in Medicine 14, 1659–1682.

Freedman, D., Pisani, R., Purves, R. (1980): Statistics. W. W. Norton, New York.

Gesetz über den Verkehr mit Arzneimitteln (AMG) in der Fassung des Gesetzes zur Neuordnung des Arzneimittelrechtes vom 24. August 1976. (1994): Editio Cantor, Aulendorf.

Harms, V. (1992): Biomathematik, Statistik und Dokumentation: eine leichtverständliche Einführung nach dem Gegenstandskatalog für den 1. und 2. Abschnitt der ärztlichen Prüfung. Harms, Kiel.

Lewis, J. A., Jones, D. R., Röhmel, J. (1995): Biostatistical methology in clinical trials – a european guideline. Statistics in Medicine 14, 1655–1657.

Lipschutz, S. (1965): Theory and Problems of Probability. Schaum's Outline Series in Mathematics. McGraw-Hill, New York. (auch in Deutsch verfügbar)

Lorenz, R. J. (1984): Grundbegriffe der Biometrie. Fischer, Stuttgart.

Spiegel, M. R. (1961): Theory and Problems of Statistics. Schaum's Outline Series in Mathematics. McGraw–Hill, New York. (auch in Deutsch verfügbar)

Werner, J. (1984): Medizinische Statistik. Urban & Schwarzenberg, München.

Weiterführende Literatur

Armitage, P., T. Colton, (1998): Encyclopedia of Biostatistics. Wiley, New York.

Bland, M., J. Peacock, (2000): An Introduction to Medical Statistics. University Press, Oxford.

Fletcher, R. H., Fletcher, S. W., Wagner, E. H. (1996): Clinical Epidemiology. The Essentials. 3. Aufl. Williams & Wilkins, Baltimore.

Friedman, L. M., Furberg, C. D. und DeMets, D. L. (1999): Funda-men-tals of Clinical Trials. Springer, Heidelberg.

Hartung, J., Elpert, B., Klösner, K.-H. (1985): Statistik. R. Oldenbourg, München.

Immich, H. (1990): Paradigma Epidemiologie. Westholsteinsche Verlagsdruckerei, Heide.

Kleinbaum, D. G., Kupper, L. L., Morgenstern, H. (1982): Epidemiologic research. Reinhold, van Nostrand.

Kreienbrock, L., Schach, S. (1995): Biometrie. Epidemiologische Methoden. Gustav Fischer , Stuttgart.

Rasch, D., Herrendörfer, G., Bock, J., Victor, N., Guiard, V. (1996): Verfahrensbibliothek, Band 1. Oldenbourg, München.

Rasch, D., Herrendörfer, G., Bock, J., Victor, N., Guiard, V. (1998): Verfahrensbibliothek, Band 2., Oldenbourg, München.

Rothman, K. J. (1986): Modern Epidemiology. Little, Brown, Boston.

Sackett, D. L., R. B. Haynes, G. H. Guyatt, P. Tugwell, (1991). Clinical Epidemiology: A Basic Science for Clinical Medicine. 2d. eds. Brown, Boston.

Internetadressen

www.cochrane.de

www.consort-statement.org

www.eyenet.org/ophthalmology

www.fda.gov

www.google.de

www.ifpma.org

www.medline.de

www.meddramsso.com

www.pubmed.gov

www.spss.com

www.sas.com

www.who-umc.org

www.wma.net

Symbole

α	Signifikanzniveau, Wahrscheinlichkeit für einen Fehler 1. Art, siehe S. 120
ARR	absolute Risikoreduktion, siehe S. 148
ASE	asymptotischer Standardfehler, siehe S. 242
ASTR	altersstandardisierte Todesrate, siehe S. 265
a_{yx}	Achsenabschnitt der Regressionsgeraden, siehe S. 28
β	Wahrscheinlichkeit für einen Fehler 2. Art, siehe S. 124
$1 - \beta$	Power, Macht, siehe S. 126
$B(n,p)$	Binomialverteilung, siehe S. 56
b_{yx}	Steigung der Regresssionsgeraden von y auf x , siehe S.28
$\chi^2_{FG}(\gamma)$	γ-Quantil der χ^2-Verteilung, siehe S. 146
$E(\mathcal{X}); \mu$	Erwartungswert der Zufallsvariablen, siehe S. 58
$f(x)$	Dichtefunktion, siehe S. 57
FG	Freiheitsgrade, siehe S. 146
$F(x)$	Verteilungsfunktion, siehe S. 57
$F_{n,k}(\gamma)$	γ-Quantil der F-Verteilung, siehe S. 110
H_0	Nullhypothese, siehe S. 117
H_1	Alternativhypothese, siehe S. 117

κ	κ-Koeffizient, Übereinstimmungsmaß, siehe S. 86
LR^-	negatives Likelihood Ratio, siehe S. 88
LR^+	positives Likelihood Ratio, siehe S. 87
NNT	Number needed to treat, siehe S. 270
$\binom{n}{k}$	Binomialkoeffizient n über k, siehe S. 55
$\mathcal{N}(\mu, \sigma^2)$	Normalverteilung, siehe S. 63
Odds	Odds Chance, siehe S. 235
OR	Odds Ratio, siehe S. 236
p-Wert	p-Wert, siehe S. 121
$P(A)$	Wahrscheinlichkeit für A, siehe S. 52
PAR	populationsattributables Risiko, siehe S. 243
$P(D^+)$	Prävalenz für D^+, siehe S. 82
$P(D^-|T^-)$	negativer Vorhersagewert, siehe S. 84
$P(D^+|T^+)$	positiver Vorhersagewert, siehe S. 84
$P(T^-|D^-)$	Spezifität, siehe S. 83
$P(T^+|D^+)$	Sensitivität, siehe S. 83
PR	Prävalenz-Ratio, siehe S. 250
Q_3, Q_1	oberes, unteres Quartil, siehe S. 12
$Q_3 - Q_1$	Quartilsabstand, siehe S. 15
r	Korrelationskoeffizient, siehe S. 32
range	Spannweite, siehe S. 14
RD	Risiko-Differenz, siehe S. 240
RR	Relatives Risiko, siehe S. 238
RRR	relative Risikoreduktion, siehe S. 149

$R(x_j)$ Rangzahl des j-ten Messwertes, siehe S. 33

R_{n_1} Rangsumme, siehe S. 170

s Standardabweichung, siehe S. 14

s^2 Varianz, siehe S. 14

$s_{\overline{x}}$ Standardfehler des Mittelwertes (SEM), siehe S. 15

s_{xx} Varianz der x-Werte, siehe S. 28

s_{xy} Kovarianz der (x, y)-Wertepaare, siehe S. 28

$S(t)$ Überlebenskurve, siehe S. 190

SMR   standardisiertes Mortalitätsverhältnis, siehe S. 270

$t_{FG}(\gamma)$ γ-Quantil der t-Verteilung, siehe S. 110

TTR   Totale Todesrate, siehe S. 263

U U-Statistik, siehe S. 171

v Variationskoeffizient, siehe S. 15

$Var(\mathcal{X}), \sigma^2$ Varianz der Zufallsvariablen, siehe S. 58

$\overline{x}$ arithmetischer Mittelwert, siehe S. 12

$\tilde{x}$ Median, siehe S. 12

$\mathcal{X}$ Zufallsvariable (ZV), siehe S. 57

$x_{(k)}$ k-ter Wert der Rangliste, siehe S. 12

$z(\gamma)$ γ-Quantil der Standardnormalverteilung, siehe S. 66

Z Standardisierung von $\mathcal{X}$, siehe S. 59

Index